Collection dirigée par Philippe Pignarre

Si vous voulez être tenu au courant de nos publications, écrivez-nous :
INSTITUT SYNTHÉLABO
POUR LE PROGRÈS DE LA CONNAISSANCE
22, AVENUE GALILÉE
92352 LE PLESSIS-ROBINSON CEDEX

CHOLESTÉROL : MALADIE RÉELLE ET MALADE IMAGINAIRE

Philippe Abastado

CHOLESTÉROL : MALADIE RÉELLE ET MALADE IMAGINAIRE

Institut Synthélabo
pour le progrès
de la connaissance

SOMMAIRE

2e PARTIE : LA MALADIE OU LE MÉCHANT CHOLESTÉROL

3e PARTIE : LE MALADE OU DU COLLECTIF À L'INDIVIDU

INTRODUCTION

Sur le *Portrait de l'artiste par lui-même*, du Louvre, peut-être destiné à sa fiancée, Albrecht Dürer a 22 ans (1493). De grandes mèches blondes descendent jusqu'aux épaules, l'ovale du visage est harmonieux, le menton volontaire, les lèvres bien dessinées. Les vêtements sont luxueux, et la chemise blanche sanglée d'un baudrier offre des plis parfaits.

Ce portrait est sans concessions. Dürer s'est peint le nez gros, irrégulier, des poches sous les yeux. Agnès, sa fiancée, devait le contempler avec les yeux de l'amour. En revanche, derrière l'amateur d'art, le clinicien se réveille intrigué par les mains. Les tendons des doigts sont très visibles, trop. L'œil appelle un examen plus approfondi. Au-delà des cernes, les pupilles – surtout la gauche – semblent discrètement cerclées en périphérie. Le coin interne de la paupière supérieure droite est le siège d'une tache discrètement plus claire... Le cardiologue peut trouver dans ces détails des indices de pathologie du cholestérol. Amusé, il poursuit son examen des autres autoportraits de ce peintre.

L'autoportrait conservé à la Pinacothèque de Munich représente Dürer de face, en Christ. Barbu, de longs cheveux châtains, ondulés, dans un manteaux de fourrure, il a juste 28 ans. Sur les pupilles et les mains, les mêmes symptômes sont détectés. L'œuvre équivalente du Prado est d'un maniement plus difficile. L'élégant est ganté, mais pupilles et paupières demeurent suggestives.

Dans ces détails, l'amateur de peinture peut ne trouver qu'un aspect de la virtuosité de l'artiste. Il a probablement raison mais ces éléments sont absents de la quasi-totalité des autres portraits de Dürer. Le *Portrait du père de l'artiste* ne rapporte aucun de ces symptômes : ses mains sont fortes, elles évoquent l'artisan, le manuel. La pupille marron clair est uniforme. Une tête de *Saint Philippe* (Les Offices – Florence), le portrait de Hans Imhof (Prado-Madrid) sont suspects avec un halo clair cerclant la pupille.

Pour étayer cette intuition, nous avons recherché dans la correspondance de Dürer, et chez ses biographes, des indications révélant des symptômes cliniques, des habitudes à risque qui confirmeraient le brillant diagnostic. Dürer est mort âgé de 57 ans (1471-1528). Jordaens vécut 85 ans, le Tintoret 78 ans, le Greco 73 ans, Poussin 71 ans, Rubens et Rembrandt 63 ans, curieuse proximité. Van Dyck est décédé à 42 ans, Raphaël à 37 ans.

Dürer est mort à un âge normal pour un peintre de cette époque et à un âge habituel pour un coronarien non traité.

Les biographes du peintre rapportent peu de symptômes ; ils se limitent à nous apprendre que, au retour d'un voyage en Zélande, il souffrit durant un an avant de s'éteindre brutalement.

Déformation professionnelle ? Le cardiologue, devant ces indices, se prend à évoquer une mort cardiaque pour Dürer.

Dans les quatre dernières années de sa vie, Montaigne se consacrait à remanier les *Essais*, publiés en 1588, en insistant sur des considérations plus intimes de goût et de mode de vie. Il a alors 55 ans, sa santé est bonne et son expérience pratique vient nourrir ses conceptions morales et philosophiques. Il a connu les deuils, perdu ses enfants et son ami La Boétie, pratiqué la politique au plus haut niveau et soutenu Henri IV dans les Guerres de religion, voyagé plus qu'il n'était coutume en son temps en Suisse et en Italie.

Dans le chapitre des *Essais* intitulé « De l'expérience[1] », il développe son art de bien vivre sur le mode du bon vivre. L'homme du sud-ouest transparaît derrière le philosophe modéré et l'éloge du raisonnable n'occulte pas le goût du plaisir. Il décrit ses mœurs alimentaires, et s'attache, sous certains aspects, à une préoccupation des plus modernes : la diététique.

> « *Je croys qu'il est plus sain de menger plus bellement et moins, et de menger plus souvent. Mais je veux faire valoir l'appétit et la faim : je n'aurois nul plaisir à trainer, à la médecinale, trois ou quattre chétif repas par jour ainsi contrains... L'extrême fruict de ma santé, c'est la volupté : tenons-nous à la première présente et cognerie. J'évite la constance en ces loix de jeusne... Je bois assez bien pour un homme de commune façon : en esté et en un repas appétissant, je n'outrepasse poinct seulement les limites d'Auguste, qui ne beuvoit que trois fois précisément... Je trempe mou vin plus souvent à moitié, par fois au tiers d'eau...* »

Grand chroniqueur gastronomique de la première moitié de ce siècle, Ali-Bab est l'auteur de *Gastronomie pratique*, gros livre de « Grande Cuisine Française ». Sa formation d'ingénieur le conduit à décrire avec une extrême précision les éléments entrant dans la composition de sa chimie culinaire : pas une recette de bœuf sans corps gras (du beurre neuf fois sur dix), de même pour les poissons : sa sole grillée ou pochée à l'eau se déguste avec du beurre.

D'origine polonaise, Ali-Bab s'appelait Babinski. Il était le frère du fondateur de la neurologie moderne et, comme son prédécesseur Brillat-Savarin, s'intéressait aux liens entre gastronomie et santé. Son souci thérapeutique apparaît dans

1. Cf. bibliographie générale : Montaigne, 1962, Livre Troisième, chapitre XIII.

un chapitre consacré au « traitement de l'obésité des gourmands ». Il préconise de soigner cette dangereuse affection grâce à une diététique aux recommandations drastiques.

– Déjeuner du matin : 250 g de thé léger sans sucre et un petit croissant.

– Déjeuner de midi : 200 g de viande quelconque, préparée n'importe comment (c'est-à-dire au beurre), 300 g de légumes verts blanchis à l'eau et sautés au beurre, ou arrosés de beurre fondu. Une salade quelconque. 250 g de fruits crus ou cuits sans sucre.

– Vers 2 heures de l'après-midi : une tasse ou deux de thé, d'infusion de camomille, de tilleul, etc., et au besoin à 5 heures un verre d'eau ou de limonade.

– Dîner : deux œufs préparés d'une manière quelconque, ou un membre de poulet, ou un petit poisson, ou pendant la saison de la chasse un petit gibier : une grive, une caille, deux alouettes, la moitié d'un perdreau. 200 g de légumes verts sautés au beurre ou en salade. 250 g de fruits crus, ou cuits sans sucre.

– Dans la soirée : une tasse ou deux de thé ou d'une infusion quelconque, à la rigueur un grog, et, au moment du coucher, un verre d'eau.

Par une dernière recommandation, Ali-Bab, « bienfaiteur » des gourmands, souligne l'importance dans la « cuisine bourgeoise française » des corps gras d'origine animale : pas plus de 100 g de beurre par jour.

Le lecteur l'aura compris, ce livre revendiquera la liberté du narrateur et s'appuiera sur un certain nombre de partis pris, dont le premier et non le moindre sera celui de l'éclectisme. Le second est lié au pragmatisme et à sa cousine : la subjectivité. Malgré les progrès technologiques et l'enrichissement du savoir, la médecine n'appartient toujours pas aux sciences exactes. Si une équation pourrait résoudre un problème clinique, il faudrait la pondérer d'un faible cœfficient objectif et d'un fort cœfficient subjectif. (Pour approcher le premier terme de ce calcul, les connaissances biochimiques, épidémiologiques, cliniques se bousculent. Définir le second terme est heureusement impossible.)

Gloser sur le cholestérol à la façon des médecins de Molière nous aurait paru en effet aussi vain, barbant, prétentieux, qu'une certaine attitude médicale actuelle s'échinant à faire de cette molécule l'ennemi public numéro un de la santé. Le cholestérol tue. Personne ne dira le contraire, mais personne non plus ne s'en tiendra à cette affirmation sans y apporter des nuances, des précisions sur lesquelles personne n'est d'accord.

La théorie générale dans laquelle nous nous inscrivons repose sur quelques données simples. Le cholestérol est un facteur de risque. Le médecin moderne se doit de veiller sur cette molécule pour prévenir une pathologie considérée comme un fléau majeur : l'infarctus du myocarde ou cérébral. Des individus avec des teneurs sanguines élevées sont menacés. Il faut les traiter avec un souci d'efficacité à long terme, ce qui sous-tend de préférer le pragmatisme à la théorie. La plupart présentent heureusement des valeurs acceptables. Individuellement, ils méritent la tranquillité mais peuvent bénéficier de quelques conseils diététiques sommaires qui ne dénatureront pas la cuisine française : choix des corps gras, choix des viandes.

Notre projet n'est pas, la casquette de cardiologue vissée sur la tête, de répondre à la grande question qui agite aujourd'hui et oppose les milieux scientifiques, les cardiaques et les ménagères : que doit-on manger ? Le propos est certes de soutenir une opinion lipidologique mais surtout de trouver dans le cholestérol un moyen de visiter les mœurs en matière d'alimentation et de médecine, d'explorer divers peuples et différentes époques en nous appuyant sur un arsenal d'informations allant de la littérature à la recherche scientifique en passant par les arts plastiques, la sociologie, et les recettes de cuisine.

Par cette démarche, nous explorons les facteurs prédictifs de l'efficacité des politiques de santé publique à l'échelon de la France. Cette problématique prend dans le pays de Rabelais un goût particulier pour deux raisons. Premièrement, se nourrir en France n'est pas seulement un fait alimentaire mais un fait culturel, et toute prescription diététique peut être assimilée à un viol des libertés. Secondement, bien que notre cuisine se caractérise par son extrême richesse, les Français sont, avec les Japonais, la population la moins touchée par les maladies cardio-vasculaires. Ce particularisme ne doit pas altérer la vigilance du praticien français, le cholestérol reste un facteur de risque. Mais l'opportunité de le réduire et les méthodes de sa prise en charge sont éléments de controverses. Le débat, déjà vif dans le milieu professionnel, dépasse le cercle des initiés. Le savoir du monde médical, avec ses nuances et ses limites, est remis en question avec l'émergence du pouvoir de l'opinion du grand public, d'un monde paramédical et d'impératifs économiques. Le débat autour de la cuisine échappe au couple cuisinier-mangeur pour s'étendre au public et au monde savant des sociologues, des historiens. Les médecins, de crainte qu'on ne les oublie, donnent de la voix en adoptant parfois des positions maximalistes ou démagogiques. Il en résulte le tintamarre ambiant.

Si l'on met de côté l'efficacité terrifiante avec laquelle la moindre idée peut aujourd'hui se diffuser, il apparaît cependant que le flirt entre médecine et cuisine n'est pas très nouveau. Depuis des lustres, nos cuisiniers ont utilisé la médecine comme alibi ; les médecins, outre leur tradition de consommateurs, ont été fort diserts sur la cuisine ; la diététique est une base de la médecine hippocratique.

Surtout, au nom du cholestérol, on voit s'astreindre à des régimes à perpétuité des « malades bien portants ». La certitude de bien faire se fonde sur des études épidémiologiques, des analyses sur le grand nombre. Il en résulte un malentendu grave entre le bien individuel et le bien général qui ne se limite pas au seul domaine du cholestérol mais constitue un des défis majeurs de la médecine actuelle. Ces relations ambiguës sont une des grandes angoisses du médecin confronté à des contraintes réglementaires croissantes qui répondent à des exigences économiques visibles sous un habillage de statistique médicale.

Aujourd'hui le médecin est mal dans sa peau. Les uns mettent en avant une humanité caricaturale pour dissimuler leurs incompétences, d'autres occultent l'individu sous prétexte de certitudes scientifiques. Une conciliation entre ces attitudes s'impose ; notre conception de la médecine revendique une certaine myopie se manifestant par une approche à l'échelon individuel.

Dürer n'était pas gros, il a vécu avant la cigarette. Ses archives évoquent des achats répétés de bois de Gaiac qui, associé à du mercure, est en cette période de grande épidémie le traitement spécifique du « mal français ». Que Dürer soit mort syphilitique, d'une maladie cardio-vasculaire ainsi que je me suis pris à l'imaginer, ou d'un paludisme contracté lors d'un voyage en Zélande selon la biographie officielle, est de peu d'intérêt. En revanche, je ne trouve pas neutre, dans cet autoportrait, de voir transparaître, derrière le chef-d'œuvre, l'individu.

1re PARTIE
LA NICHE

Un médecin, superbe, un gros livre sous le bras, disserte sur les habitudes alimentaires. Calories, glucides, protéines, lipides alternent dans son discours avec régimes, vitamines. Ce jargon est devenu familier à la plupart d'entre nous. Comme le mot est cru compris, l'orateur brillant, parfois même homme de télévision, le conseil diététique semble légitime, les mœurs vont changer pour le plus grand bien des populations...

Cette noble espérance n'est pas nouvelle. Il s'est toujours trouvé depuis l'Antiquité des instances pour inspirer ou imposer la meilleure façon de manger. L'Histoire nous a appris la vanité de telles démarches. Avant de préconiser d'éventuels bouleversements alimentaires justifiés par un cholestérol et le savoir médical moderne, nous allons décrire la niche où molécule et médecins vont s'installer. Dessinée par les habitudes alimentaires, elle a déjà accueilli beaucoup de conseils diététiques, de contraintes, et le cholestérol peut lui apparaître comme une péripétie supplémentaire.

CHAPITRE I
CONTRAINTES ALIMENTAIRES ET CONTRAINTES MÉDICALES : DE L'INTERDIT COLLECTIF AUX CONSEILS INDIVIDUELS

Quinze heures, la matinée s'étire, l'estomac est noué, l'humeur irascible, le déjeuner tarde. Manger un morceau, et le bien-être réapparaît.

Trente-neuf degrés, la tête bout, les idées sont confuses, le nez coule, les sinus envahissent tout ce qui reste d'intelligence, l'humeur est encore mauvaise. Prendre un comprimé, et un soulagement transforme la journée...

Ces deux expériences triviales répondent à des impératifs individuels mais restent sous la dépendance commune de raisons collectives. Celles-ci apparaissent sous forme de contraintes et relèvent du religieux, du politique ou du social. Une revendication médicale est également un argumentaire ancien mais apparaît comme un leurre à des préoccupations d'autre nature qui ne sont plus qu'économiques. Le cholestérol est l'archétype de cette problématique située au centre des contradictions qui opposent individu et collectivité. Fabriqué en excès par le malade, il est détruit par l'industriel, il appartient au contribuable et est financé par la collectivité. En son nom, pour le bien de chacun, la nourriture, la médecine sont soumises à des lois de plus en plus contraignantes.

I-A- Alimentation et contraintes sociales

I-A-1- La sociologie en termes de cuisine

Partons d'une évidence : la teneur d'un plat en matières grasses dépend de la technique – ou de l'art – du cuisinier. Une cuisine peut être identifiée selon des critères gustatifs, possède des caractéristiques diététiques, et participe d'un langage qui dépend de la géographie ou du groupe social. Cette constatation a fait couler beaucoup d'encre. Les propos vont de la complexité rébarbative à la simplification caricaturale et sont souvent centrés sur les modes de préparation de l'alimentation carnée.

Parmi les approches sophistiquées, l'abord ethnologique est incontournable et dominé par l'œuvre de Claude Lévi-Strauss. À la recherche de concordances, il dégage des mythes, essentiellement amérindiens, des constantes universelles qu'il illustre par son fameux « triangle culinaire ». Il s'agit en fait d'un double triangle superposé (schéma n° 1). Le premier ne tient pas compte de la technique ; le cuit est le fruit d'une élaboration culturelle, le moisi d'une élabo-

Schéma n° 1 : triangles culinaires de Claude Lévi-Strauss

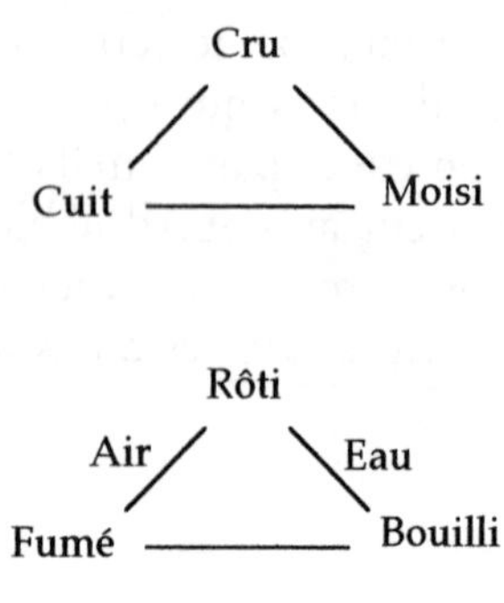

ration naturelle et le cru n'a subi aucune élaboration. Le second triangle tient compte de la technique de préparation ; le rôti se superpose au cru dans la mesure où la viande est en contact direct avec le feu, sans élaboration intermédiaire. Claude Lévi-Strauss rapproche le bouilli du pourri par similitude de l'aliment obtenu, proche de la décomposition. La prise en compte de la technique d'élaboration introduit à première vue des paradoxes. Ainsi le bouilli, méthode faisant appel à l'eau et à un récipient, est d'ordre culturel. L'inverse est observé avec le fumé qui est le résultat d'une cuisson lente, ne faisant appel à aucun outil si ce n'est à l'air. Il s'agit d'une élaboration naturelle. D'autres considérations tels les fritures (l'huile remplace l'eau), le braisage (mélange eau et matières grasses) vont enrichir le triangle et le transformer en tétraèdre.

Avec raison Claude Lévi-Strauss ne trouve pas une universalité dans l'opposition de chacun de ces thèmes (le bouilli versus le fumé). En revanche, ces différents modes de préparation sous-tendent des distinctions, non seulement de goût, mais aussi de signification selon un axe naturel ou culturel. Un mode de cuisson s'associe à des caractéristiques gustatives, diététiques, mais a également un signifié social qui varie d'un site culturel à un autre. Il s'agit en définitive d'un mode de classement culturel qui aurait une valeur aussi large que celle du génome humain prônée par Daniel Cohen. Selon les civilisations la valeur de chaque catégorie alimentaire peut recouvrir des significations différentes. Par exemple, dans la France du milieu du XXe siècle, le rôti est un plat de réception destiné à plusieurs convives, le bouilli avec notre traditionnel pot-au-feu est à l'inverse un plat de ménage. De cette signification naît un dialogue entre le proposant et le consommateur. Lorsqu'une maîtresse de maison, un restaurant, proposent un pot-au-feu, les convives perçoivent dans cette offre une intention de simplicité, parfois ostensible. S'agit-il alors des lointains descendants de Platon qui, dans son souci de rétablir la pure et dure République, préconise la grillade contre le rôti ?

Certaines limites auxquelles se heurte le raisonnement du sociologue sont à rapprocher de difficultés rencontrées dans notre enquête. L'analyse d'un plat cuisiné est plus aisée si une seule technique est employée (ex. : un rôti). L'évolution des technologies a bouleversé la classification proposée en juxtaposant plusieurs modes de préparation. Ainsi, la viande, nous le reverrons, fut longtemps bouillie avant d'être rôtie, Claude Lévi-Strauss l'avait déjà constaté. La choucroute utilise des charcuteries initialement fumées puis cuites à la vapeur. Le couscous, en particulier celui des familles juives tunisiennes, associe boulettes de viande frites et viande bouillie.

Un même mode de cuisson peut, selon sa durée, relever de comportements sociaux différents. La cuisson prolongée, qui permettait aux paysannes françaises de s'éloigner pour travailler aux champs, est à l'origine de nos « potées ». La cuisson brève, suivant la même technique, rôtie ou bouillie, nécessite une surveillance rigoureuse ; elle est plutôt le fait de professionnels et donc destinée à un groupe social plus fortuné. Le mode de cuisson n'est plus qu'un seul déterminant. Le facteur temps intervient.

L'évolution de la matière première est une autre difficulté négligée par Claude Lévi-Strauss. En France, un morceau de viande, selon qu'il est de bœuf, de porc ou de cheval, cuisiné de la même façon, simplement grillé, ne revêt ni la même signification sociale ni la même valeur nutritive. L'histoire du plat est également un paramètre de maniement délicat et peu abordé dans son œuvre. Il existe une relative uniformité d'interprétation sociale selon la technique pour les plats considérés comme autochtones. Une provenance étrangère marque davantage le signifiant d'un mets que son mode de préparation. Pour des mangeurs français, une confusion de perception existe entre les viandes fumées que sont les jambons et celles crues comme les carpaccios italiens.

Ces quelques remarques ne constituent pas une critique en règle des théories de Claude Lévi-Strauss, dont la leçon demeure intangible : la préparation des aliments est un langage, à un niveau inconscient, exprimant la structure d'une société. Ses principaux détracteurs mirent en évidence des erreurs de démonstration, en particulier en matière linguistiques, certes...

Mais je rappelle, pour en terminer avec l'analogie génétique, que Mendel a dressé sa théorie sur la transmission génétique d'un caractère avant l'ère du chromosome, en observant des petits pois... Or, le caractère phénotypique observé, le caractère lisse ou ridé de la peau, est polygénique, c'est-à-dire que la nature pour faire une peau de petits pois utilise plusieurs techniques. Le moine jardinier a dû maquiller légèrement ses observations dans son article de 1865[1] pour en déduire sa théorie. Il demeure qu'il fit considérablement avancer le savoir humain.

D'autres approches structuralistes – considérant comme essentielles les relations entre les éléments dont ils déduisent des liens de causalité – ont été développées par des esprits distingués. Une vision « sociale » que l'on peut ranger derrière Norbert Elias et sa *Civilisation des mœurs* (1939) plaide à l'inverse pour des facteurs de changements[2]. Il observe dans de nombreux modèles culturels, dont la cour d'Ancien Régime, une évolution des préférences alimentaires. Pour lui, le moteur des modifications des mœurs est un élément fixe au sein d'une société, et provient de la compétition entre groupes sociaux. Les classes supérieures s'attribuent des comportements et des goûts identitaires. Celles moins élevées tendent après un délai à se rapprocher de leur modèle. La réponse identificatrice des dominants est d'adopter de nouvelles mœurs qui seront à leur tour plagiées. La pénétration du phénomène est telle qu'elle influence les émotions, la personnalité des individus et même leurs goûts et appétits.

Notre propos est différent : nous nous attachons, non pas aux liens entre les hommes à travers l'alimentation, mais

1. Mendel, *Versuche über Pflanzenhybriden*, *Essai sur l'hybridation des plantes.*
2. Cf. bibliographie générale : Norbert Elias, 1989.

aux retentissements de cette dernière sur l'humain. Ce bref survol des incontournables en matière sociologique permet de souligner que, malgré sa banalité, l'événement alimentaire est d'observation difficile à travers les pratiques culinaires et que trouver une légitimité biologique à des faits culturels est une aventure présomptueuse. Notre approche, par exemple, se trouve bien embarrassée devant un hamburger.

I-A-2- Permanence du contrôle alimentaire : de la religion au plaisir

Très tôt, les hommes pourvoient à leurs besoins alimentaires en développant l'élevage d'animaux (la faim justifie leur fin). Dès 8000 à 6000 ans avant notre ère, la domestication du mouton a laissé des traces dans le site de Gramari dans le Vaucluse ou dans celui de Châteauneuf-lès-Martigues dans les Bouches-du-Rhône (6000 ans avant notre ère). Cela suppose une gestion consciente de l'alimentation des animaux, et le sacrifice éventuel d'une part de la nourriture consommable par l'humain. Ce rôle central de l'alimentation impose des règles qui sont fort anciennes.

Elles réalisent un lien entre individu et société. L'individu est le réceptacle de ces règles, auxquelles il réagit de façon plus ou moins consciente. Selon les époques, la société va élaborer un « bien manger ». Si ce code se développe dans un contexte nutritionnel donné, il dépend de la pensée dominante, indifférente au savoir médical, et il ignore sous nos climats tout paramètre biologique. Il prend deux formes successives qui se distinguent par le caractère impératif de leurs contraintes : les lois et les règles.

I-A-2-a- Les lois : l'Antiquité et sa mémoire

Les codes alimentaires de l'Antiquité sont régis par des lois, reposant sur une légitimité religieuse, qui dépassent l'individu dans la mesure où elles mêlent le collectif et le sacré ; on s'y soumet de façon consciente mais non totalement volontaire. Les lois de la *cacheroute*, données par Moïse aux Juifs[1] le soulignent : l'individu juif appartient à la communauté du peuple élu, la transgression d'un de ses membres ne retentit pas seulement sur ce dernier mais se répercute sur sa descendance et même sur l'ensemble de l'humanité lors du jugement dernier. Les textes sont constitués d'interdictions définies de façon quasi exhaustive. La justification de ces lois n'est pas donnée dans le Livre, elles appartiennent au révélé. Les trois passages bibliques qui donnent ces lois relèvent du sacré.

Dès le mythe de la création, les animaux sont supposés avoir un esprit localisé dans leur sang. Il en découle un interdit théorique de consommation de la chair animale.

Les premières règles alimentaires datent de Noé (Alliance noatique). Le sacrifice animal est autorisé sous des conditions strictes. La bête doit être saignée sur le sol pour permettre, en faisant couler son sang, à son esprit de regagner la terre ; il n'est pas alors fait mention du porc. Le tabou n'apparaît qu'avec Moïse lors de la sortie d'Égypte.

Dans l'établissement de ces règles les préoccupations d'hygiène[2] semblent avoir eu beaucoup moins d'importance que la mise en forme par les prêtres d'interdits hérités d'un totémisme primitif[3]. Ces lois paraissent résulter pour certaines d'une évolution de règles alimentaires plus anciennes provenant des Cananéens. Ceux-ci ne mangeaient pas la chair du poisson consacré à une déesse (Atargaty) dans la crainte d'ulcères aux jambes, interdit dont la justification a priori médicale ne se retrouve pas chez les Hébreux.

L'hypothèse totémique trouve un argument avec le porc. Cet animal consommé à l'époque pré-sémitique devient tabou pour les sémites de Syrie et plus tardivement pour les Juifs. Durant leur captivité, les Hébreux résidèrent

1. Ancien Testament, Lévitique, chapitre XI, Distinction des animaux purs ou impurs.

2. Cf. bibliographie générale : E. Renan.

3. W. Roberston, *Lectures on the Religion of the semites*, Wilcken, Stade, Joseph Jacobs, G.A. Bartou, Stanley. A. Cook.

à Tanis (Zoan dans la Bible), ville où le culte de cet omnivore était florissant.

Les motifs médicaux invoqués pour expliquer cette règle ont varié avec le temps. Le grand Moïse Maïmonide propose dans son *Guide des égarés* une version empreinte de culture hippocratique : le porc est humide et contient des substances impures. Un argument sanitaire plus moderne suppose que l'interdit du porc a permis aux Hébreux d'écarter le risque de transmission d'un parasite responsable de trichinose. Cette spéculation ne semble pas tenir car le délai entre la transmission du parasite, le contage, et la maladie est long. Par ailleurs, on ne voit pas pourquoi le bœuf, le mouton, la chèvre n'auraient pas été également interdits puisqu'ils transmettent l'anthrax et la brucellose. Les partisans de cette médicalisation de la *cacheroute* pourraient trouver des arguments dans nos préoccupations lipidiques. L'interdit du mélange entre viande et laitage (dont le beurre, le fromage ou la crème), celui de différentes graisses animales (même lorsqu'elles proviennent d'animaux autorisés) répondent aux conseils des lipidologues modernes. Le parage du boucher rituel qui doit enlever la graisse des entrailles, des reins (capsules de Glisson) et celle provenant de l'intérieur des flancs, satisferait le nutritionniste.

Ces lois alimentaires relèvent donc moins du médical que du religieux dans leur élaboration comme dans leur pratique : le *Ṭalmud*[1] confère à la *cacheroute* un statut divin, le prophète Ézéchiel justifie l'interdit de boire du sang par assimilation au péché d'idolâtrie. On admet toutefois une exception : si la vie humaine, valeur suprême, est menacée, le Juif a pour devoir, si besoin, de transgresser les 613 commandements (sauf trois : l'idolâtrie, l'inceste, le meurtre). Toutes les lois alimentaires peuvent ainsi être suspendues, et la nourriture interdite consommée.

L'analyse hygiéniste de la *cacheroute* est une présentation qui se veut rationnelle et vise à rejeter son caractère pure-

1. *Talmud*, *Yoma*, 674.

ment sacré. Une telle vision se heurte à sa propre logique. Anachronique, elle suppose que la transmission des maladies infectieuses soit comprise avant que chacune ne soit individualisée, que le cholestérol précède l'infarctus du myocarde, cette caricature justifiera leur survol historique... D'autre part, ces règles alimentaires furent édictées dans le Proche-Orient, aux régions arides et chaudes, avant que les juifs ne soient dispersés contre leur gré sous toutes les latitudes, tous les climats. Malgré des besoins physiologiques très variables, des expositions à des maladies très différentes, ils ont gardé les mêmes lois alimentaires avec, certes, des saveurs et des goûts différents.

Le rejet précoce par le christianisme de ces règles alimentaires souligne encore leur origine religieuse. Jésus assimile au vin et au pain son sang et son corps. Il commet la transgression suprême lors de la Cène, son dernier repas. D'après saint Marc [1], après avoir offert son corps sous forme de pain « il prit ensuite une coupe ; et, après avoir rendu grâces, il la leur donna et ils burent tous. Puis il leur dit : "Ceci est mon sang, le sang de l'alliance, qui est répandu pour plusieurs" ». En rejetant, dès saint Paul, les règles alimentaires juives, l'Église va marquer précocement son identité, alors même que de nombreux points théologiques demeurent flous.

Dès lors, ne persisteront comme lois que les notions de jeûnes, maigres et carême. Ce dernier (du latin *quadragesima*) est directement issu de la période de l'Omer des Hébreux. Tous deux débutent quarante jours avant Pâques. Pour être exact, l'Église catholique recommande le jeûne sur une période de 46 jours, s'étalant, les dimanches exceptés, de Mardi gras au jour de Pâques. Le carême va également comprendre la veille des grandes fêtes [2] et le vendredi en commémoration de la résurrection du Christ, vendredi veille du Shabbat chez les juifs. L'influence du repos

1. Évangile selon saint Marc, 14 : 22-24.
2. Yomtov : jour de fête chez les Juifs.

hebdomadaire sur ces pratiques est une autre convergence, chez les Juifs le jeûne s'interrompt pour Shabbat, chez les Chrétiens le carême s'interrompt pour le repos dominical. Au total, durant l'année, on compte cent quatre-vingts jours maigres où la chair est interdite, qu'elle soit d'ordre alimentaire ou d'ordre sexuel.

Cette loi de l'Église hérite donc d'éléments du sacré provenant du judaïsme que viendront renforcer des préceptes hippocratiques – la réciproque n'est pas vraie – dont les modalités pratiques vont varier avec le temps. Durant le carême, le rejet du chaud et l'acceptation du froid demeurent stables. Le poisson est autorisé car « maigre » il vit dans l'eau, il est donc « froid ». Par extension les gibiers d'eau sont autorisés. Des nuances vont apparaître...

Les lois alimentaires strictes vont persister durablement. Ce n'est pas l'école que Charlemagne rendit obligatoire, mais le carême. Le concile d'Aix-la-Chapelle de 837 prescrivait cette pénitence obligatoire à tout Lombard ou Saxon baptisé ; la décapitation devait punir tout contrevenant. Son observance est rigoureuse jusqu'à la fin du règne de Louis XIV. À Port-Royal, les Jansénistes prônent une cuisine réglée comme un « carême permanent » : l'abstinence fréquente est justifiée par la médecine – en particulier dans les écrits d'un certain docteur Hecquet pour qui « le maigre est plus naturel à l'homme que le gras ». (Une déviance curieuse en est issue : les convulsionnaires. Il s'agit d'un mouvement marginal essentiellement féminin, qui projette des problèmes religieux sur son alimentation). À la fin de l'Ancien Régime, le carême reste une loi religieuse rigoureuse dont l'importance devient source d'ironie pour les esprits libres comme Voltaire.

L'emploi du beurre est significatif de la perte de pouvoir des lois religieuses. Interdit les jours de carême, toléré les autres jours maigres, une dispense va autoriser son emploi toute l'année et faire de lui l'objet d'un petit commerce papal. Au début du XVIe siècle, l'environnement économique, culturel et religieux du gentilhomme et du bourgeois de l'Europe du Nord se modifie considérablement. Lors du schisme entre catholiques et protestants, ces derniers abrogeront ces contraintes (1520-1530) ; aussi rapidement que saint Paul avait réfuté la *cacheroute*.

À côté des évolutions sociales, il est tentant de rechercher des modifications dans l'environnement « physiologique » et de rêver que les nouvelles attitudes religieuses vis-à-vis du beurre en sont l'écho. Les besoins énergétiques se réduisent pour les aristocrates. Le climat est clément par rapport aux froidures du XIVe siècle et de la seconde moitié du XVIe siècle (Le Roy Ladurie). Le poêle est apparu en Allemagne au XIVe siècle, il se diffusera largement dans les pays froids ; Montaigne le rencontre sur la route de l'Italie. La grande révolution vestimentaire, avec le raccourcissement des robes pour les hommes et l'ajustement de celle des femmes, a eu lieu et date du milieu du XIVe siècle. Mais ces progrès écologiques ne sont que modestes pour les contemporains de François Ier. Les maladies infectieuses restent du quotidien, les grandes pestes sont passées, l'endémie persiste. Les grands voyages amènent des découvertes, mais le mode de transport des individus demeure la marche, le cheval, le bateau ou la voiture. Déjà des paramètres économiques prédominent dans ce rejet du beurre par l'Europe du Nord, nous y reviendrons ; des arguments identitaires ne sont pas à négliger avec l'opposition au pouvoir politique du Sud.

La dernière étape de l'affaiblissement de ces lois alimentaires est l'abandon progressif du jour maigre hebdomadaire dans la France du XXe siècle. Plusieurs éléments y concourent : l'accroissement des productions, la modification des idéologies, l'influence des rythmes du travail qui font du vendredi et des jours maigres des journées ordinaires. Un paradoxe apparaît entre cette involution et la résurgence du sentiment religieux. Il faut noter que dans la communauté juive le suivi de la *cacheroute* retrouve de la vigueur.

Au terme de cette promenade aux sources des lois alimentaires, dont l'origine apparaît d'ordre religieux, d'autres facteurs doivent être pris en compte pour comprendre l'importance de leur écho. Leur développement répond à une « écologie » qui mélange le sacré, l'histoire et des paramètres plus simples tels que l'économie, la production, les évolutions sociales. La poursuite de l'interdiction du porc dans l'Islam naissant au VIIIe siècle en est une illustration. Mahomet reprend le tabou juif largement connu au Proche-Orient, et se démarque de ses vrais rivaux, les Chrétiens. Il répond également aux contraintes de l'agriculture locale qui ne peut accepter un animal dont la nourriture végétale est en compétition avec celle de l'homme et qui n'apporte pas de richesses secondaires. Il est à remarquer qu'il est autorisé de consommer du sanglier, animal chassé [1].

Insensiblement, des règles représentant des contraintes moins fortes vont s'installer. Un aspect médical peut-il y trouver place ?

I-A-2-b- Les règles

S'autonomisant, perdant ses références religieuses, la cuisine va organiser l'alimentation et, progressivement, à la notion d'interdit va succéder celle de plaisir. Le mangeur se soumet de façon consciente et volontaire à ces règles qui seront des sources de satisfaction. Le plaisir provient autant de l'aliment que de sa préparation ou de sa présentation. Dans la Rome républicaine, dès le IIe siècle, apparaissent des mets rares importés. Les censeurs veillent à limiter le luxe des festins. Caton et Cicéron ont leurs recettes favorites.

Cette notion de « cuisine-plaisir » va persister jusqu'à nos jours. Une idée qui résiste vingt-deux siècles laisse supposer une légitimité qu'envieraient nombre de théories politiques. En Occident, la raison d'être de ces règles de la « cuisine-plaisir » évolue en trois étapes aux contours flous : durant la première, la cuisine se justifie par son existence même, ce serait « l'ère seigneuriale » ; la seconde serait celle du « savoir-faire » ; la troisième, l'actuelle, celle du « savoir créer ».

1. *Le Coran*, Sourate XVI, L'Abeille.

– *« L'ère seigneuriale »*

La faim appartenait aux paysages des individus. Cette faim était variable selon les époques, les lieux, les groupes sociaux et mériterait une histoire à elle seule. Soulignons seulement que, jusqu'à l'aube du XVIIIe siècle, une constante demeure : la subsistance n'est pas évidente. En conséquence, élaborer une cuisine pour le plaisir, faire pénétrer le superflu dans le fait alimentaire, constituent un signe de puissance et appartiennent au symbolisme politique.

Durant cette longue période deux tendances l'une quantitative, l'autre qualitative, se succèdent.

Avant le XVe siècle, posséder une table fournie revêt déjà une signification sociale et ostentatoire. Le seigneur est entouré de ses guerriers et tous mangent à leur faim. La fonction militaire justifie une nourriture abondante centrée sur la viande. Seuls les cavaliers ont accès à certains aliments : le gibier ne peut être chassé que par des nobles. L'église enseigne aux bourgeois la tempérance, présente l'excès alimentaire comme une transgression de l'ordre divin. Les prédicateurs fustigent les dépenses en épices trop somptueuses pour ces roturiers. Le clergé prône à cette catégorie sociale la charité, et par le biais des dons et des annonces s'établit un système de redistribution toute relative, qui passe par les ordres mendiants et les églises paroissiales.

Au XVe siècle, le luxe de la table se juge encore à la vaisselle et à l'abondance des mets. La viande est servie pêle-mêle, en pyramide, dans d'immenses plats, et à la cour des Valois, fontaines de vin et pièces montées sont synonymes de magnificence. Des divertissements sont « servis » hors la table – poètes, jongleurs et musiciens. Progressivement, au XVIe siècle, cette affirmation de la puissance seigneuriale passera par la qualité des aliments proposés. Plusieurs éléments y concourent et tout d'abord les arguments sociaux. Les classes sociales inférieures qui, des siècles durant, ont confessé leurs péchés de gourmandise, n'acceptent plus de voir les nobles oisifs se livrer à des repas abondants. Eux-mêmes ne trouvent plus dans la pléthore de viande un élément d'identité culturelle depuis que les bourgeois enrichis consomment eux aussi de la viande. Des notions politiques interviennent, le pouvoir devient le jeu de forces plus subtiles que la simple comptabilité de soldats, le rôle du noble s'est compliqué et son identification culturelle, notion chère à Mircea Eliade, passe par l'habillement, les armes, mais aussi par les arts, la mode. Enfin interviennent les progrès technologiques. Pour affirmer auprès d'un rustre la qualité d'un produit, le critère le plus simple est qu'il soit cher. Braudel rapporte des consommations de « tortues de Londres » ; de gélinottes et autres mets extraordinaires, de provenances lointaines et fort dispendieuses. Le règne des épices s'étale du Moyen Âge à la Renaissance. Ces produits de grand luxe vont jusqu'à figurer dans les inventaires des testaments (Jeanne d'Évreux) et lorsque, au début du XVIIe siècle, les marchands allemands et portugais rendent les épices accessibles aux bourgeois, les cuisiniers aristocratiques s'en détournent.

Vers le XVIIe siècle, la seconde attitude de l'ère seigneuriale s'amorce avec l'instauration du raffinement, critère purement qualitatif qui s'associe alors à l'esbroufe gastronomique. L'élaboration des plats témoigne de cette évolution. Le « dîner du roi » sous Louis XIV est la forme achevée de la fonction ostentatoire du repas de l'ère seigneuriale. Le Roi-Soleil utilise une vaisselle spécifique avec une nef (ce réceptacle en forme de navire dans lequel on rangeait les assaisonnements et les épices) royale devant son assiette. Grand mangeur, il ne lui sera jamais fait grief de son appétit. À l'inverse, les frais de bouche attribués aux courtisans demeureront un sujet constant de polémique. Ces derniers ont perdu leur légitimité politique auprès du bon peuple. En revanche, chez le noble, les bonnes manières permettent le rejet du bourgeois. Molière, dans *Le Bourgeois gentilhomme*, ridiculise Monsieur Jourdain qui, pour plaire à la marquise Dorimène, lui offre, outre un diamant, un « repas tout à fait magnifique[1] ». Le cuisinier devient un personnage dans la maison et participe au renom de son maître, c'est le cas par exemple du Prince de Condé. Cette spécialisation n'apparaît qu'au sein des grandes demeures à domesticité nombreuse. L'art de vivre dépasse l'assiette : au XVIe siècle la fourchette apparaît à Venise, plus tard la salle à manger, et enfin un code du « savoir-vivre » est établi.

Ces évolutions sont lentes. Comme en médecine, une attitude s'élabore dans l'ombre d'une autre alors toute puissante. Les historiens constatent un décalage entre le temps de l'enseignement où de nombreux documents militent pour une amélioration de l'art de vivre et l'époque où, acceptés, devenus implicites, ces raffinements ne justifient plus de défense écrite. Ainsi, durant la Renaissance, de nouveaux livres dits « de cuisine » sont publiés : J.F. Revel ne constate aucune révolution gastronomique mais, avec la réédition de recettes anciennes, leurs auteurs innovent en introduisant des considérations diététiques, en insistant sur les bonnes manières et sur l'art de recevoir.

La mort du Roi-Soleil et l'arrivée de la Régence marque une véritable articulation entre quantitatif et qualitatif. Sous Louis XV ou Louis XVI les aristocrates, faute de rôle politique, s'adonnent à une cuisine épicurienne faite de raffinements. Piron et ses amis se réunissent à la « Société du Caveau » où banquets et philosophie se marient. Les talents culinaires des Grands, comme Madame de Sablé, Hercule de Rohan, Béchameil, le Maréchal de Richelieu, Madame de Pompadour, la Duchesse de Berry, les Ducs de Villeroy et de Soubise, le Prince de Dombes, sont reconnus par nos experts contemporains tels Revel et Flandrin. Grimod de la Reynière est à la charnière entre l'ère seigneuriale et l'ère bourgeoise qui lui succède.

1. Cf. bibliographie générale : Molière, *Le Bourgeois gentilhomme*, Acte IV, Scène I.

– *« Le savoir-faire »*

Cette période bourgeoise oscille du « savoir-faire » au « savoir vendre ». Elle débute avec la Révolution française. Les cafés, qui s'étaient multipliés durant le siècle précédent, sont à la fois l'ébauche des restaurants et le témoin de leurs difficultés d'éclosion. L'émigration de nombreux aristocrates (le prince de Condé dès le 17 juillet 1789), la réduction de leur train de vie, mettent sur le carreau leur domesticité avec ses batteries de cuisine. Cette dernière accède aux étages des immeubles et ouvre des restaurants. Si le premier s'installe bravant l'hostilité des « corporations » en 1766 (Boulanger, rue du Poulier), la Révolution va entraîner leur multiplication. L'historien Vanhoutte en compte 50 en 1780 et 3000 en 1810. Le lieu, son décor, son ambiance sont des éléments du succès. La notion de concurrence apparaît, les prix déterminent la « classe » des établissements. Curieusement, cette restauration professionnelle s'est développée à partir d'une « offre » apparue au cours d'événements historiques brutaux et non à partir d'une demande plus ancienne. Dans les rues du Paris de l'Ancien Régime, les rôtisseurs, pâtissiers et autres corporations de bouche vendaient chacun leurs spécialités prêtes à être consommées. Mais, avec ce nouveau commerce, il ne s'agit plus d'un plat que l'on achète chez un rôtisseur mais d'un repas dans son ensemble.

La bourgeoisie fortunée domine. Elle conserve sa domesticité, achète et consomme des aliments de qualité mais exige des restaurants un formalisme ; elle crée ainsi la « grande cuisine » et s'évade avec la « cuisine régionale ». Le critère de cuisine-plaisir est alors le savoir-faire, l'art du cuisinier consistant à transformer les aliments en chef-d'œuvre stéréotypé. Le succès de Grimod de La Reynière en témoigne. Aristocrate ruiné, contraint d'utiliser sa plume pour remplir sa bourse, il légitime ce « savoir-faire » et annonce la rigueur d'un Escoffier. L'organisation dépasse alors l'assiette et, militaire, entre en cuisine avec grades et brigades.

I-A-2-c- « Le savoir créer » sous l'œil de la loi

Dans la « cuisine-plaisir » d'aujourd'hui, la créativité et l'authenticité sont devenues des critères prédominants pour juger un cuisinier. L'émergence de la « nouvelle cuisine » en illustre la naissance, le succès de l'industrie agro-alimentaire, les modifications des structures familiales, les modifications économiques expliquent cette évolution. Le « savoir-faire », notion conservatrice, est rejeté avec ses plats passés de mode : le tournedos Rossini devient rare. La « scientification » de la cuisine, avec ses temps précis de préparation, ses quantités répertoriées, a rendu l'apprentissage facile. Les livres de cuisine permettent à la ménagère de réaliser fort bien les grands classiques. Grâce au « savoir-faire » industriel, des plats sophistiqués de qualité pénètrent dans chaque foyer.

Le cuisinier évolue, il n'est plus un artisan mais se proclame artiste. Même s'il a pour spécialité une cuisine régionale, il se délocalise ; la diffusion des guides touristiques, la facilité des moyens de transport ont modifié son public. Ce dernier est plus vaste et plus instruit. La « grande table » d'une sous-préfecture ne maintient son prestige que si elle s'aligne sur des critères nationaux. Pour asseoir sa légitimité de professionnel ou étayer son prestige, le cuisinier doit sortir des sentiers battus, proposer quelque chose d'original, il doit créer. Ce besoin de renouvellement a conduit à bien des excès lorsque le maître queux est peu talentueux. Comme pour les cafés du XVIIIe siècle, ou les restaurants du XIXe siècle, la seule innovation est souvent le décor.

La seconde revendication est celle de l'authenticité qui se traduit par une recherche du goût de l'aliment, par une volonté d'écarter toute saveur parasite. C'est la « cuisine du marché » de Paul Bocuse. La distance séparant la production agricole du citadin-consommateur, les différences opposant les productions industrielles de celles issues de la ferme expliquent le succès de cette quête. Dans les grandes surfaces, la plupart des légumes peuvent être achetés tout le long de l'année, au prix d'une absence de goût fréquente. Les tomates, les pommes Golden en sont des exemples. Ainsi le consommateur frustré est-il satisfait lorsque, au restaurant, il retrouve des mets, parfois simples, qui ne lui sont plus accessibles.

Créativité et authenticité semblent antinomiques et sont pourtant réclamées par les mêmes gens. La quasi-cécité inhérente à l'examen des faits récents ne permet pas de déterminer quelle qualité l'emportera dans le discours des gastronomes.

Un retour à la loi, non plus religieuse mais sociale, est un autre trait distinctif de la fin du XXe siècle. Les distances entre lieux de production et de consommation, les durées de conservation prolongées, les quantités stockées, les innovations technologiques ont suscité un souci de protection du mangeur. L'implication de l'État dans les problèmes de santé publique incite celui-ci à une extrême vigilance. Des connaissances plus affinées en médecine comme en matière agro-alimentaire permettent d'apporter une base scientifique à des contraintes. Comme un texte canonique, elles sont perçues comme un bien et suivies de façon consciente et largement sans gaieté de cœur excessive. L'émergence de ce courant hygiéniste, daté du XIXe siècle, s'impose dans la seconde moitié du XXe siècle.

I-A-3- La revanche de l'alimentaire sur la contrainte sociale

Dans ce chapitre, l'alimentation est apparue comme faisant partie de la vie sociale et affirmer que le repas est une aventure collective relève de l'évidence. Pourtant, personne ne conteste que le tiraillement de la faim est une expérience individuelle que ne soulage pas le partage de cette souffrance avec son voisin. La modification de l'horaire des repas, sous l'influence de la contrainte sociale, implique un changement de réglage de la machine physiologique qui intime l'ordre de se nourrir. Suivre cette évolution permet d'observer, sur le thème de l'alimentation, une articulation entre individu et société. Le débat actuel sur le cholestérol est représentatif de cette problématique avec un conflit entre des suggestions diététiques individuelles et des habitudes alimentaires, éléments collectifs de résistance.

Si les impératifs physiologiques étaient prépondérants, l'on pourrait s'attendre que l'homme d'Amsterdam, de Paris ou de Londres absorbe la même quantité aux mêmes heures. Il n'en est rien... Si on rapproche cette diversité de la relative uniformité de l'espace-temps dans notre monde contemporain, le poids de l'histoire apparaît : le lunch léger, le thé de 5 heures appartiennent à l'identité nationale de nos amis anglais, le brunch du dimanche à celle des Américains, et la sieste digestive est un élément de bon sens latin.

Repas et temps sont en étroite interdépendance, l'un servant de repère à l'autre. L'horaire d'un repas, comme son contenu, réalise un excellent exemple d'autocontrainte. Arrive son heure, la faim apparaît, le travail s'arrête, le sujet s'attable et exige un apport alimentaire nettement défini tant en quantité que dans sa forme. Un certain nombre de ces exigences proviennent de la petite enfance. Se retrouvent pêle-mêle des goûts, des dégoûts et ce qui est qualifié comme « bon pour la santé ». Toutes les politiques de santé cherchant à modifier les comportements alimentaires rencontrent comme opposition cet « enseignement intergénérationnel » intégré dans l'identité culturelle aussi bien d'un individu que d'un peuple.

Norbert Elias souligne que ces contraintes de temps sont d'autant plus importantes que le besoin social d'organisation est aigu, que « l'interdépendance sociale est plus complexe [1] ». D'après lui, cet apprentissage dès l'enfance, influence des générations antérieures, permet une acceptation personnelle et intériorise une contrainte sociale.

Sous cet éclairage, un survol de la relation temps-repas

1. Cf. bibliographie générale : N. Elias, 1990.

nous apportera un double enseignement. Le premier consiste en l'analyse de l'opposition entre une politique de santé qui tend à modifier les comportements alimentaires et cet apprentissage venu des générations passées et intégré dans l'identité culturelle aussi bien d'un individu que d'un peuple. La recherche de conditions d'efficacité d'une telle politique est une préoccupation sous-jacente. Le second enseignement, et le plus imprévu, c'est la permanence de l'humain caché derrière les bouleversements historiques. Notre démarche sur la relation temps-repas se fera en deux temps : regard sur les faits puis sur le vocabulaire.

Il nous semble établi que, depuis des temps immémoriaux, une valse à trois temps règle la prise alimentaire. L'homme urbain, aisé, se mettrait à table trois fois par jour : au lever du soleil, au milieu de la journée et le soir avant la tombée de la nuit. En fait, ce comportement ne témoigne que de l'intériorisation actuelle d'un rythme et non d'une réalité historique. Flandrin rapporte des témoignages de deux à quatre repas quotidiens dont la répartition et l'horaire étaient très variables selon le groupe considéré. Les tondeurs de draps parisiens avaient trois prises alimentaires chez le maître et une chez eux (XIVe siècle), le règlement pour les foulons d'Orléans prévoyait quatre repas quotidiens (XVe siècle). Les comptes rendus de la Cour font état également de journées à quatre repas qui n'étaient donc pas l'apanage des ouvriers artisans.

Les pauvres et le monde du travail manuel constituent un mauvais observatoire. La composante humaine est trop importante. L'évolution de l'horaire des repas est d'abord liée aux modifications majeures de l'emploi des calories alimentaires et ils bénéficient des améliorations considérables de la qualité de la vie depuis le début du siècle. Parmi les progrès, il faut souligner la quasi-disparition des travailleurs de force grâce à la mécanisation, l'apparition d'un confort ménager avec le chauffage, l'accès à une alimentation diversifiée, la modification considérable du temps de travail. La liste de ces bienfaits ne saurait être exhaustive mais tous convergent vers une réduction des besoins énergétiques ; le fait physiologique présente une telle ampleur que son influence peut être prédominante. Enfin, les documents historiques dans ce domaine sont relativement rares. En revanche, chez les plus riches, c'est dans la mémoire d'une société antérieure que se fortifient les éléments de résistance aux changements.

Dans l'ancienne Rome déjà, les citoyens font trois repas quotidiens mais des évolutions des mœurs et du vocabulaire annoncent certaines de nos observations contemporaines. Au réveil, entre 4 h 30 (en été) et 7 h 30 (en hiver) la journée débute avec le *jentaculum*, avec sa collation de pain et de fromage. À midi, l'activité professionnelle s'arrête mais le vocabulaire va bouger. Jusqu'au IIIe siècle, donc durant les guerres puniques, la *cena* a lieu vers midi et le soir le repas s'appelle la *vesperna*, terme qui disparaîtra. Dans la République conquérante du IIe siècle, celle qui a détruit Carthage, à la mi-journée arrive le *prandium* ; de la viande froide, des fruits et un peu de vin y sont avalés de façon informelle et rapide. La *cena* est plus solennelle et plus consistante. Elle est rejetée en fin d'après-midi, après la sieste et s'achève avec le crépuscule. Tard dans la nuit, en cas de fête, apparaît la *comissatio*, collation faite de friandises et de vin. Cette structure persistera dans la mémoire. En l'espace d'un siècle, Rome a vu la triade *jentaculum-cena-vesperna* disparaître au profit du tiercé *jentaculum-prandium-cena*.

Simultanément, une réduction considérable du *jentaculum* et du *prandium* serait observée. Pline, intellectuel, respectueux des préceptes, ne boit qu'une coupe d'eau le matin. En revanche, la *Cena* s'hypertrophie : de façon caricaturale Néron s'attable à midi pour quitter la table à minuit. D'après les historiens, les hygiénistes – dont Galien – seraient parvenus à rendre unique la prise alimentaire quotidienne et leur influence aurait perduré plusieurs siècles. Cette opinion est flatteuse pour le pouvoir médical, est prometteuse pour la population : hier, un allégement des repas était obtenu, demain une diététique hypocholestérolémiante présidera aux destinées de la cuisine française ! Cette obéissance brutale aux lois de la médecine est trop surprenante pour être réelle et suscite le doute.

Il n'est guère vraisemblable que les attitudes alimentaires aient été les mêmes chez un plébéien que chez un patricien. Certaines variations sont considérées comme dignes d'être rapportées, ainsi le *prandium* aurait eu la faveur des glorieux soldats. Ailleurs, le zèle moralisateur des auteurs les conduisait à prôner ce qu'aujourd'hui nous déplorons : des repas matinaux et de mi-journées ancêtres du fast-food, non consistants et pris à la va-vite.

Il nous apparaît que si les mots *jentaculum* et *prandium* ne devaient désigner qu'un « repas » constitué d'un verre d'eau, ils auraient disparu spontanément du vocabulaire. Si leur nom s'est maintenu pendant plusieurs siècles, c'est probablement parce qu'ils désignaient bel et bien une nourriture consistante chez les groupes sociaux majoritaires. Les habitudes des individus, liées à des impératifs physiologiques, prennent le pas sur le modèle social dominant.

Une évolution proche est constatée avec trois mots de la langue française : déjeuner, dîner, souper. Alain Rey [1] fait provenir les deux premiers d'une même étymologie du bas latin : « *disjejunare* ». Le mot « dîner » est la réduction des deux premières syllabes en une seule. Littéralement, c'est rompre le jeûne, et les deux verbes signifient d'abord prendre le premier repas du matin. Progressivement, la toute première prise alimentaire est une simple collation dite « déjeuner », le premier repas consistant, alors intitulé « dîner » (début du XVIe siècle), étant celui de la mi-journée. Quant à « souper », il provient également du bas latin et est issu de *suppa*. La soupe est d'abord une tranche de pain que l'on mange arrosée d'un liquide chaud, bouillon ou vin. Souper apparaît dès la fin du Xe siècle et signifie de façon attestée, dès le début du XIIIe siècle, prendre le repas du soir. Les trois termes sont également employés pour le verbe « manger »

1. Cf. bibliographie générale : A. Rey, 1992.

sans toujours une précision d'horaire. Ainsi l'avènement de ces trois notions a été relativement lente et a suivi le rôle unificateur de l'État. Le vocabulaire, comme certains comportements déjà cités, était hétérogène autour d'un français centralisateur. Contrastant avec ce flou, le discours sur la ponctualité est une innovation relativement précoce. Le pouvoir autoritaire de l'heure pour commencer les repas est d'origine monastique. Ces hommes dont les activités sont fondées sur la prière et le travail (en particulier agricole) eurent des journées minutieusement soumises à la règle. Saint Benoît (Cl. 41, 21) précise la manière de manger et réglemente les heures des repas : « On réglera l'heure des soupers et du dîner de façon que tout se passe à la lueur du jour. » Dans ce monde où l'effort physique jouxte la contemplation, les repas ont repris une consistance solide et ne seront que peu modifiés durant les siècles.

Dans notre propos, le XIXᵉ siècle a une saveur particulière. Au XVIIIᵉ siècle, le « déjeuner » était voué au petit matin, le mot « dîner » désignait le repas de milieu de journée, le « souper » concernait celui du soir. Au XXᵉ siècle, en France, le déjeuner est passé aux alentours de 12-13 heures, les dîners de 19-20 heures et le souper a été rejeté en début de nuit, après le spectacle, vers 22 heures. Un enfant est né : le petit déjeuner. Cette transformation du vocabulaire est à distinguer de celle des faits.

Jean-Paul Aron, avec son humour habituel, aborde le thème dans *Le Mangeur du XIXᵉ siècle*[1]. Il souligne l'importance de l'apparition simultanée d'une vie publique et des restaurants. Les nouveaux praticiens se voient proposer par les restaurateurs, profession en train de naître, un repas structuré à la mi-journée. Il se crée alors un nouveau temps social, ce que l'on pourra d'emblée nommer le « déjeuner d'affaire » ou « déjeuner public » : « L'homme qui a substantiellement déjeuné vaut dix buveurs de thé ou de café. Il a plus de vitesse, d'activité, d'énergie, ses perceptions sont

1. Cf. bibliographie générale : Jean-Paul Aron, 1973.

plus nettes, plus audacieuses, et tel agioteur, qu'un coup de bourse a enrichi, n'a dû sa fortune qu'à sa hardiesse, et sa hardiesse à son déjeuner. »

Ce déjeuner se définit d'abord par une seconde prise alimentaire après un café essentiellement accompagné de lait, parfois du thé pris au saut du lit. Initialement situé vers 10-12 heures, il se décale progressivement pour dépasser discrètement le milieu de journée. L'heure se fige, son rôle de lien social impose une uniformité d'horaire et contribue à lui donner de l'épaisseur. Une assiette froide, prise à la va-vite, n'incite guère à la conversation ou aux affaires. Pour permettre aux convives de passer un temps festif en commun, il faut que la durée du repas s'allonge, que le service s'enrichisse. À quelques nuances près (absence de soupe, importance des hors-d'œuvre et des plats froids), la consistance de ce repas de mi-journée se rapproche de celle du dîner qui est refoulé après la digestion. Ce dernier migre progressivement du début de l'après-midi aux alentours de 17 heures au début du XIXe siècle et même au voisinage de 19 heures à la fin du Second Empire. Le dîner est chose privée, le bourgeois marié le prend le plus souvent chez lui. La victime de cette évolution est le souper qui sera rejeté tard dans la nuit. Si, au XVIIIe siècle, le « souper du soir » est celui des conversations aristocratiques dans les salons des grandes demeures privées, au XIXe siècle le « souper de la nuit » est celui de la courtisanerie. On soupe chez soi mais aussi dans les cabarets ou les salons particuliers des restaurants élégants. De façon caricaturale, à la fin du Second Empire, à l'aube du XXe siècle, le petit déjeuner appartient au réveil, le déjeuner aux affaires, le dîner à la vie sociale (et à la femme officielle), le souper au plaisir (et à la femme officieuse).

Ce qui est surprenant dans cette dérive de vocabulaire, c'est sa relative rapidité : un siècle. Tout aussi intéressante est la vitesse de son acceptation. En effet, s'il existe un décalage entre Paris et la province, une hétérogénéité de comportement dans la capitale et parfois dans un même milieu social, à partir du Second Empire la terminologie moderne devient prépondérante. Cette double célérité se rapproche de celle de la *cena* à Rome.

Mais le XIXe siècle français est plus proche de nous que la République romaine et explorer le vocabulaire comme baromètre de l'acceptation de nouvelles attitudes semble plus aisé. Jean-Paul Aron fait remonter le début de l'évolution française à la Révolution et la pénétration des déjeuners dans la petite bourgeoisie au Second Empire. La Révolution a été un événement bref et contesté. Elle ne me semble pas avoir été suffisamment « révolutionnaire » pour être la cause de ce bouleversement profond et consensuel. Le rôle des restaurants, souligné par Jean-Paul Aron, est également relativement anecdotique (les modifications romaines ne se sont pas associées à un bouleversement des tavernes...).

Si la langue change en un siècle, la modification effective de l'heure des repas s'insère dans une histoire plus longue. Flandrin, en suivant ce paramètre depuis le XIIe siècle chez les élites sociales, constate un mouvement de recul permanent des différents horaires dont le moteur me semble essentiellement social. De nouvelles mœurs modifient le rôle du repas et conduisent à une adaptation du contenu et de l'horaire. C'est alors qu'il convient de relever l'apparition de l'humain. Autour d'un nouveau pôle, les autres repas s'ingénient à préserver leur propre statut et à être compatibles avec des faits physiologiques (digestion) ou physiques (éclairage). Les prises alimentaires n'oscillent que dans des plages horaires relativement étroites d'environ trois heures et la distance entre deux ravitaillements tourne autour de quatre heures en période diurne. Comme nous le développerons, cette durée se superpose à un premier cycle énergétique court qui évite de recourir aux réserves. L'importance de la prise alimentaire reste en corrélation avec l'activité du mangeur ; enfin quelque chose de fixe !

Pourquoi le XIXe siècle fait-il sa révolution de langage ?

La classe dominante se modifie. Depuis la fin du XVIIIe siècle, la proportion d'oisifs s'abaisse. Les nobles vivant de leur charge disparaissent. La crise agricole diminue les rentes foncières, phénomène en nette progression durant le dernier quart du XIXe siècle. L'importance économique des grands propriétaires fonciers décroît en tant que telle. Le patrimoine représenté par le nom, les biens immobiliers, les rentes, ne suffit plus pour définir la surface sociale d'un individu homme ou femme. Les grandes demeures aristocratiques à la domesticité nombreuse vont disparaître dans le dernier quart du XIXe siècle, le phénomène s'accélérant après la crise économique de 1882.

Le bourgeois, homme d'affaires, est devenu l'exemple dominant. Si la richesse demeure l'échelle de valeur hiérarchique dans la société, la valeur ajoutée que représente le travail détermine l'influence et la réussite de chacun. Les grandes fortunes appartiennent à la banque ou à l'industrie. L'homme privilégié travaille, surtout durant la deuxième moitié du XIXe siècle, les horaires sociaux changent d'impératif. Les professions libérales, les hauts fonctionnaires, les commerçants vont représenter l'idéal bourgeois. Leur rythme de vie se rapproche de celui de la petite bourgeoisie dans la grande lignée qui va de ces privilégiés aux artisans.

Pour illustrer ce changement il suffit de rappeler que Beauvilliers, maître incontesté des cuisiniers lorsqu'il se met à son compte en 1782, est un homme de Monsieur, comte de Provence et futur Louis XVIII. Un siècle plus tard, Escoffier est employé par les Rothschild à Ferrière, il bénéficie d'un statut de cuisinier devenu exceptionnel que tous les auteurs soulignent ; ses employeurs n'ont plus rien de commun avec les princes du XVIIIe siècle.

Cette modification des acteurs économiques s'intrique avec l'évolution de la place des femmes. Elles perdent leur aura du XVIIIe siècle, la féminité semble se vulgariser et glisser vers le demi-monde. La mère des enfants, l'épouse officielle est sage et exclue de la vie publique. Par contre son rôle domestique s'accroît. Elle gère son intérieur, s'occupe de l'éducation des enfants et découvre, même dans les milieux aisés, ce que l'on peut appeler le travail domestique. Le « partage sexué du monde » (l'expression, avec une acception différente, est de Geneviève Fraisse dans *Histoire des femmes*) va se radicaliser. La plus noble conquête de la femme, l'homme, tire sa gloire, même relative, d'un monde où les femmes sont exclues. Vie publique et vie privée se sont développées de façon parallèle. L'émergence du déjeuner et du souper correspond au monde de l'homme. Plus qu'une éviction de nos chères compagnes de la table d'honneur vers l'ombre des gynécées, ces repas vont s'individualiser dans des plages horaires d'où le sexe faible est traditionnellement absent. Le dîner et surtout le souper ont dû également profiter de la nuit. En milieu urbain, dans les quartiers devenus élégants, la diminution des « gueux », l'éclairage municipal, l'accroissement de la sécurité à la fin du siècle ont rassuré bien des noceurs.

Toutes ces modifications, limitées à un groupe social restreint, ne sauraient représenter que des facteurs incitatifs. Plus intéressants sont les facteurs multiplicateurs. En matière de vocabulaire, ils font passer quelques mots du jargon d'une mode à la langue comprise par le plus grand nombre. Cette acceptation des nouveaux termes n'est pas le reflet de la généralisation des faits. Naturellement, le pouvoir d'attraction de la classe dominante sur les autres groupes sociaux a dû jouer. Cette fascination du peuple pour l'élite, du bas pour le haut, qu'Elias a décrite pour le monde de la cour, a dû être un élément de diffusion mais n'est pas déterminante pour expliquer la brutale évolution du vocabulaire.

L'élément clef est démographique avec l'intervention de la notion de seuil critique d'individus acquis aux nouvelles habitudes. L'originalité culturelle du XIXe siècle ne réside pas dans ce Paris brillant des riches, modèle évident, mais dans la petite bourgeoisie parisienne. C'est elle qui figure le moule inconscient de la société. La ville s'adapte à ses rythmes, l'organisation familiale est la sienne. Une perméabilité sociale théorique permet l'évolution de la langue. Sous l'Ancien Régime, malgré le recul progressif de l'heure des repas, la distance entre la cour et les acteurs économiques réels, le petit nombre de ses représentants n'ont pu permettre de légitimer les nouveaux horaires. La stabilité culturelle a empêché l'éclosion d'un nouveau vocabulaire.

Établissons un rapprochement entre Rome et Paris et négligeons les commentateurs qui évoquent, avec Pline le Jeune, le rôle des hygiénistes comme facteur d'évolution. Le IIe siècle romain semble le reflet dans un miroir du XIXe siècle français. Rome sort des guerres puniques, étend son influence sur l'Espagne à l'ouest, sur la Grèce à l'est. Les Romains deviennent oisifs. Même les plus pauvres des citoyens libres vivent de la charité, ou d'une forme de redistribution publique de la richesse. Les plus riches s'occupent le matin de leurs affaires et de leur clientèle avant de se rendre aux bains publics ou privés. La femme, absente des repas de la première Rome républicaine, apparaît. Qu'observe-t-on d'abord qui serve notre propos ? La *cena* passe de la mi-journée au soir. Ensuite cette *cena* tardive s'hypertrophie, les femmes y apparaissent. À l'inverse se produit une involution du *jentaculum* et du *prandium* à la fin de la demi-journée de travail. Le contexte social présente de nombreuses analogies avec celui du XIXe siècle.

Si l'élite est à l'origine de ces changements, il n'en reste pas moins qu'une large population de citoyens libres et pauvres devient moins industrieuse. Les petits propriétaires, les chevaliers pauvres constituent une large classe sociale vivant du clientélisme au contact des Romains fortunés. Les femmes apparaissent dans la vie urbaine. Le proportion d'individus concernés par les nouvelles habitudes a franchi un seuil critique.

Durant notre XXe siècle, le vocabulaire n'a guère changé en France. Le brunch n'appartient qu'au jargon d'une mode et le lunch n'a pas remplacé le déjeuner. Les privilégiés que nous avons jusqu'à présent suivis sont devenus moins repérables. L'impôt sur les grandes fortunes est un critère fiscal et non social. Les favorisés du capital sont discrets, les cadres supérieurs et les professions libérales se rapprochent des employés. Tout le monde travaille. Cet exemple moderne permet de rendre une certaine justice à la théorie de Norbert Elias. Un groupe social, qu'il qualifie de supérieur, est nécessaire comme initiateur. Aujourd'hui, il se distingue en France par sa discrétion, ce qui n'est pas moteur de changement.

Dans d'autres pays francophones comme la Belgique ou la Suisse, l'ancienne terminologie demeure. Leur absence d'évolution sémantique renforce l'hypothèse sociale dans l'émergence du déjeuner. Dans ces deux pays, même aux XVIIe et XVIIIe siècles, le groupe dirigeant – commerçants ou banquiers – s'est montré industrieux. Cette société a été plus stable tant en matière de familles que d'activités. L'oisiveté de grands propriétaires terriens, la vie de cour d'une population rentière ne se sont pas développées. La situation au Québec est analogue, bien que répondant à une description inverse. Dans la Belle Province, déjeuner, dîner et souper ont gardé leur horaire. Les Canadiens français n'ont pas eu de classe sociale susceptible de jouer un rôle moteur, la classe dominante anglophone est rejetée dans un souci de préservation culturelle.

Ce court survol historique nous a permis de relever un certain nombre de conditions probablement nécessaires pour obtenir des modifications des habitudes alimentaires. Si ces changements peuvent être provoqués par une élite, ils ne peuvent s'installer qu'à la condition d'être admis par une masse critique suffisante. Phénomène plus curieux, dissimulé parfois par le vocabulaire, la permanence des contraintes physiologiques borne l'évolution des mœurs. Il nous plaît aujourd'hui de nous interroger sur l'influence de facteurs « culturels » sur ce même comportement physiologique. Les médecins sont-ils en train d'amorcer une prise de conscience hygiéniste qui, pénétrant par le relais des médias, enjoindrait une masse minimale critique d'individus du XXIe siècle à se créer de nouvelles habitudes dans le sens d'une meilleure diététique. Si c'est le cas, le mot prévention disparaîtra du vocabulaire.

I-B- Alimentation et conseil individuel pour la santé

I-B-1- L'aliment comme source d'énergie

Tout conseil devrait reposer sur des faits. Avant de parcourir les discours sur la diététique, il est utile de rappeler que la fonction énergétique est la raison officielle de l'alimentation. Un impératif semble guider notre organisme : l'appel de la faim.

De même qu'une automobile ne peut parcourir qu'une certaine distance avec un plein d'essence, l'organisme humain doit s'alimenter régulièrement. Mais, dans son cas, il faudrait envisager des réservoirs à débits variables et l'emploi de plusieurs carburants.

La multitude des réservoirs est liée à la digestion. Les éléments ne progressent pas tous à la même vitesse ni ne sont absorbés au même endroit. Dans l'estomac, les matières solides subissent un broyage à la fois chimique (l'acide chlorhydrique et la pepsine) et mécanique (le puissant péristaltisme antral). De nombreux facteurs interviennent sur la vidange gastrique. L'importance de la masse calorique l'accélère, la durée des repas (plus courte le matin que le soir) intervient, mais aussi des médicaments, des pathologies l'influencent. Les lipides sont retenus longtemps, qu'ils proviennent d'un assaisonnement ou qu'ils soient constitutifs d'un aliment solide (viande, légume...). Surtout cette vidange gastrique est ralentie par la réplétion de l'intestin grêle où la motricité est complexe : la mécanique est même différente à jeun (« complexe migrant actif ») et après un repas. Dans cet intestin grêle, outre la progression des aliments se produisent une digestion et une absorption. À l'exception des fibres, l'intestin grêle digère et absorbe les glucides tout au long de son trajet. Il en est de même des protéines qui, arrivées au stade de dipeptides, voient leur digestion s'achever dans l'entérocyte. Leur absorption est essentiellement duodéno-jujénale. Enfin, nos chers lipides sont absorbables sur toute la longueur de l'intestin grêle à l'exception des sels biliaires qui ne le sont que dans l'iléon.

La seconde différence avec le monde de l'automobile réside dans le nombre de carburants : le glucose, les lipides avec les acides gras, les dérivés du glycérol et surtout les corps cétoniques provenant de la ß-oxydation des acides gras et enfin les acides aminés. Ces carburants ont chacun des formes de réserves.

Le carburant le plus sensible est le glucose. Il s'agit du nutriment quasi exclusif du cerveau. Il se polymérise sous forme de glycogène dans le foie et les muscles, lors d'un processus de « glycogenèse ». Ce stock représente une réserve de consommation d'environ 24 heures. Les acides gras avec le glycérol sont mis en réserve dans les adipocytes difficilement mobilisables : il s'agit du recours pour les temps de disette prolongés. Ces cellules, sensibles aux charmes d'hormones, tels l'adrénaline, le glucagon, l'ACTH ou l'insuline, réalisent un capital énergétique souvent considérable.

Le système nerveux central est rendu vulnérable par l'absence de stockage sous forme de glycogène. Les corps cétoniques n'y sont que des aliments de substitution qui n'interviennent qu'après quelques jours de jeûne. Le cœur, que l'on peut croire fragile en raison de son travail incessant, est bien nourri par les corps cétoniques et les acides gras lors d'une faible activité, par le glucose lors d'une augmentation des besoins et même par l'acide lactique lors d'efforts très intenses.

Le maintien d'un apport glucidique minimal pour le cerveau lors du jeûne va déterminer des cycles biologiques successifs. Immédiatement après le repas, les glucides sont présents dans le sang. Alors tout le monde se sert, le cerveau, mais aussi le foie et les muscles qui l'emmagasinent sous forme de glycogène. C'est l'insuline qui fait le service. Cette hormone pancréatique est sécrétée dès que l'on envisage de manger, dès que l'on voit les aliments, permettant ainsi d'anticiper l'apport glucidique brutal. La glycémie et le taux de sécrétion d'insuline reviennent à la normale au bout de deux heures.

La faible efficacité des sucrettes et autres ersatz du sucre dans les régimes amaigrissants est une illustration amusante de l'importance du cortex dans la sécrétion d'insuline. En effet, ils stimulent la commande céphalique de cette sécrétion, l'absence de glucides favorisera les manifestations d'hypoglycémie et gênera la survenue d'une sensation de réplétion ce qui concourra à favoriser l'appétit...

À une distance proche du repas (environ 4 heures), la glycémie tend à baisser ; le glycogène se décompose alors en glucose, c'est la glycogénolyse, surtout hépatique. L'organisme est avare de ces économies, il réclame sous la forme de « faim ». Si l'on ne répond pas à cet appel, à partir de la vingt-quatrième heure environ, le foie récupère des acides aminés venus des protéines de structures et les transforme en glucose par la néoglucogenèse. Mais cet autocannibalisme ne peut être indéfiniment poursuivi.

À ce cycle court, de 4 à 6 heures, se surimpose un cycle plus long, nycthéméral sous dépendance hormonale. La sécrétion de ces substances est sujette à des variations avec un zénith au petit matin et un nadir le soir vers minuit. Le cortisol, le glucagon, les hormones hyperglycémiantes ont ce rythme. Cela explique, associées à la faible activité, l'absence de faim nocturne et la glycémie relativement haute au réveil permettant une activité minimale.

Si l'on isolait, comme un animal de laboratoire, « l'homme », on constaterait que la consommation d'énergie après un repas provient, pendant une phase de 4 à 6 heures, directement de l'alimentation. À son terme apparaît la faim. À défaut de réponse à ce stimulus, le foie puiserait pendant 24 heures dans ses stocks en glycogène avant d'aller chercher des réserves dans d'autres organes.

Ce rythme biologique schématique est très variable : la phase initiale enzymatique présente des cinétiques variables avec l'âge du sujet, la prise d'inducteur enzymatique (médicaments, alcools...), l'état du foie ; la médiation hormonale est sous la dépendance d'une régulation d'origine hypothalamique, en rapport direct avec le système nerveux central, lieu de résonance de nombreuses afférences.

Au total, on pourrait juxtaposer des cycles. Le premier, court, marche sur environ 4 heures et ne fait appel ni aux réserves sucrées ni aux métabolismes de synthèse ; le second plus long, embauche pour le maintien de la glycémie les réserves de glycogène, enfin le troisième, tardif, prélève aux autres métabolismes pour assurer une glycémie optimale. Dans ces courses, le métabolisme lipidique est hors du temps car il participe au stockage énergétique de long terme. Les conséquences de son désordre sont retardées.

Ces cycles biologiques s'entrecroisent avec les contraintes sociales. Nous avons vu dans le chapitre précédent que dame nature continue à imposer ses exigences en dépit des bouleversements sociaux ou des conventions du bien-manger. La diététique prétend répondre à la physiologie et être l'articulation entre médecine et alimentation.

I-B-2- Diététique : hygiène de vie

Diète[1] : n.f., est emprunté au bas latin *diatea* « régime, abstinence alimentaire », et aussi au grec *diaitea*, dérivé de *diaitasthai*, « suivre tel ou tel régime », au sens large « vivre de telle ou telle façon », l'origine de ce dernier verbe étant discutée.

Le sens large de « manière de vivre » s'est spécialisé en médecine (1575), restreint au régime alimentaire prescrit. L'usage courant réserve « régime » à ce sens et emploie « diète » comme un quasi-synonyme de « jeûne ».

Diététique[1] : adj. et n., est emprunté (1549) au latin impérial *diaeteticus* « relatif a un "régime alimentaire" », substantivé au féminin *diatetica* (1575) ensemble des règles à suivre

1. Cf. bibliographie générale : A. Rey, 1992.

pour un régime équilibré. Les mots latins calquent le grec *diaitêtikos*.

Diète et diététique se rejoignent aujourd'hui pour diriger le quotidien des bien portants. Fischler y voit presque une caractéristique de notre statut d'omnivore : « La cuisine des origines n'est probablement pas distincte de la diététique et toutes deux peuvent être considérées comme le processus cognitif et culturel par lequel l'homme parvient notamment à surmonter le paradoxe de l'omnivore et à régler ses comportements vitaux. »

Très tôt les anciens eurent une perception différente du pathologique et de l'« indéfinissable » bonne santé. Asclépios, fils d'Apollon, eut entre autres enfants deux charmantes filles : Panacée, déesse qui guérit toutes les maladies, et Hygie, déesse de la santé – guérison et santé étant deux notions différentes.

La présence de diététiciens est attestée dans la vie publique avant même la dynastie des Hippocrate. Ils devaient établir, pour les bien portants comme pour les malades, une règle de vie comprenant des impératifs alimentaires. Dans les *Épidémies*, Hippocrate le Grand cite l'un d'entre eux : Herodicos.

Les Hippocrate de Cos (île du sud de l'archipel des Cyclades), maîtres de la médecine, sont reconnus comme les pères fondateurs de la diététique. Le succès persistant de leur œuvre revient essentiellement au troisième de la famille (460 env.-377 avant J.-C.) et tient à deux éléments : l'importance quantitative de ce qui nous est parvenu (la « Collection hippocratique » comprend soixante ouvrages dont le fameux *Du régime*), l'élaboration d'une théorie médicale cohérente. Un troisième élément, extrinsèque à l'œuvre, est son utilisation, des siècles durant, pour légitimer toute connaissance médicale. Cette encyclopédie n'est peut-être que l'écho, la mise en forme, d'un savoir plus ancien qui s'est perdu. Une influence babylonienne est probable, surtout celle d'Empédocle d'Agrigente (v. –495-v. –435) à qui l'on doit la notion de maladies putrides reprise par Hippocrate dans les *Épidé-*

mies III. Empédocle organise le monde matériel et sa théorie médicale autour des quatre éléments : l'air, l'eau, le feu et la terre (Aristote y adjoint l'éther, plus mobile que le feu...).

Hippocrate structure sa pensée médicale autour de quatre humeurs : le sang, la pituite, la bile et l'atrabile ou bile noire. Chacune de ces humeurs est liée à un élément de l'univers, à une des saisons de l'année, à un organe où elle siège. Le sang humide et chaud réside dans le foie. La bile jaune ou la colère est sèche, chaude, et se tient dans le cœur. La bile noire ou mélancolie est froide, sèche, et loge dans la rate. Enfin le flegme ou pituite est froid et humide, et se localise dans la tête et l'estomac (cf. tableau). Autour de ce principe humoral fondamental s'articule le principe des tempéraments qui module, avec la chaleur, l'équilibre des humeurs (notion de crase retrouvée dans les fragments du pré-socratique Alcnéon de Crotone).

Polybe, gendre d'Hippocrate, expose vers 390 avant J.-C. la formulation définitive de ce qui va devenir un dogme. « Le corps de l'homme a en lui sang, pituite, bile jaune et bile noire (ou atrabile), c'est ce qui en constitue la nature et ce qui crée la maladie et la santé. Il y a essentiellement santé quand ces principes sont dans un juste rapport de crise, de force et de quantité et que le mélange est parfait. Il y a maladie quand un des principes est soit en défaut, soit en excès, ou s'isolant dans le corps n'est pas combiné avec tout le reste[1]. »

Dans la pensée hippocratique, la maladie est une désorganisation des humeurs que les aliments peuvent corriger. Chacun d'entre eux se distingue selon son degré de chaleur et d'humidité, caractéristiques qui varient pour un même produit selon les époques et les auteurs utilisant ces principes. La diététique doit apporter ce qui est bon, ce que nécessite l'équilibre instable des humeurs. Instabilité liée à de multiples facteurs, chaque saison est marquée par une

1. Cf. bibliographie générale : Hippocrate de Cos, « De la nature de l'homme », 1994.

Schéma de la théorie hippocratique

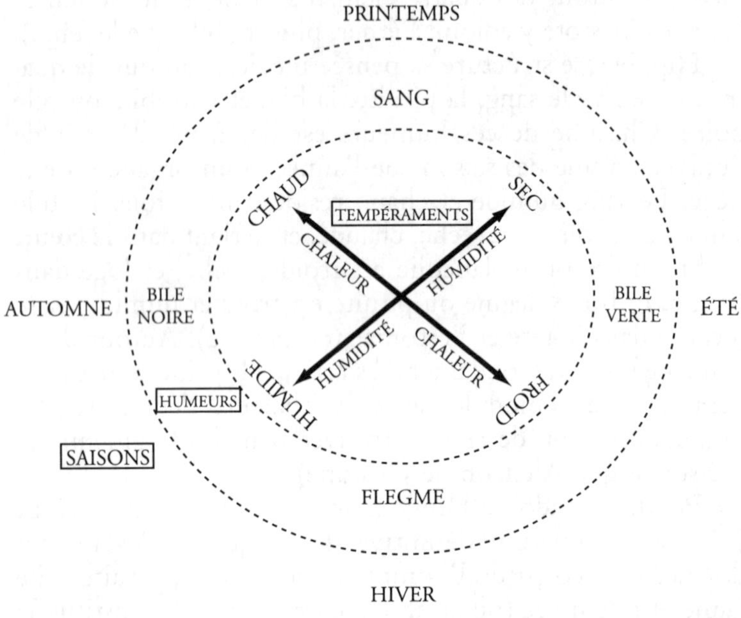

Humeurs	*Caractère*	*Siège*	*Personnalité*
Lymphatique	Humide et froid	Digestif	Calme
Sang	Chaud et sec	Respiration	Nervosité
Bile verte	Sec et froid	Muscle	Colère
Bile noire	Chaud et humide	Cérébral	Mélancolie

Tableau des humeurs

humeur. Le printemps s'associe au sang, l'été à la bile jaune, la colère, l'automne à la bile noire, la mélancolie, enfin l'hiver à la pituite, au flegme. Ce système permet une superposition entre humeur et évolution climatique : printemps chaud et humide, été chaud et sec, automne sec et froid, et enfin, hiver froid et humide. Parmi les autres éléments d'instabilité interviennent l'âge (les enfants sont plus chauds et humides que les vieillards, froids et secs) et le sexe (les femmes sont plus froides et humides que les hommes).

Le goût est l'expression des tempéraments, le moyen

cognitif de déterminer les besoins ; les diététiciens l'utilisent et préconisent au bien portant de le suivre. Cette conception humorale dépassait l'alimentation et s'étendait à de nombreux aspects de la physiologie, en particulier à la procréation [1]. Le mâle et la femelle émettent chacun une semence qui est un extrait de toutes les parties du corps. Les deux semences se mélangent dans la matière pour former un germe d'embryon. La masse éjaculée doit tout entière former l'enfant, la perte d'une seule goutte pouvant être responsable de la perte d'un bras, de la tête... La vie naît d'une alternance d'esprit chaud (chaleur du corps maternel) et d'esprit froid (évacuation de l'air chaud, pénétration d'air froid lors de la respiration maternelle). Dans ce schéma, le rôle de l'alimentation est conservé. Il faut y voir l'origine des « envies » des femmes enceintes, encore perçues deux siècles après la fin du règne de la médecine hippocratique comme un besoin physiologique...

Cette théorie hippocratique aura valeur de vérité durant des siècles. L'école de Salerne diffusera la bonne parole. Cette faculté du sud de l'Italie (Campanie), fondée au IXe siècle, sera l'héritière de la Grèce par le truchement de la médecine arabe et juive et ne disparaîtra que dissoute par Napoléon en 1811. Elle publie en 1066 le *Régime de santé de l'école de Salerne*, traité d'hygiène et de diététique. Dans l'édition de 1649, Michel Le Lang en rappelle les principes fondamentaux dans le *Régime de santé de l'école de Salerne* : « Le dire d'Hippocrate là-dessus est tout commun : que le boire et manger est agréable, quoiqu'un peu plus mauvais, est préférable à d'autre meilleur de sois, mais moins agréable à celui qui doit s'en nourrir. Surquoy je dis en passant, que plusieurs se trompent lourdement, qui faisans bouclier de cet aphorisme, rebutent les aliments salubres pour se repaistre qui ne valent rien du tout... »

L'écho réel en matière culinaire de ces sages préceptes est difficile à évaluer. Les premiers ouvrages traitant de l'ali-

1. Cf. bibliographie générale : P. Darmon, 1981.

mentation, les premiers recueils de recettes de cuisine ont des finalités médico-diététiques où la justification gustative n'apparaît pas. Même l'emploi des épices, les temps de cuisson, interviennent sur les humeurs et tempéraments. Dans cette logique, des éléments étrangers à l'alimentation comme la saison, l'habillement, le rythme des saignées sont pris en compte.

Flandrin voit dans les descriptions de l'art culinaire une application des principes diététiques : « Ne croirait-on pas que l'art culinaire avait moins pour fonction de rendre les aliments bons au goût que bons pour la santé ? Qu'il n'était qu'une application des principes de la diététique ? » Il rapporte un texte démonstratif datant du Xe siècle : « Au mois d'avril, on ne mange aucune racine, parce qu'alors elles provoqueraient des démangeaisons. Au mois de mai, ne bois pas d'eau à jeun et ne mange pas la tête, ni les pieds d'aucun animal, parce qu'en eux, alors de mauvais venins descendent du ciel et que d'autres surgissent de la terre. Au mois de juin, bois de l'eau à jeun pour dissoudre la colère [1]. » Fischler, quant à lui, évoque « une congruence symbolique entre les usages culinaires et les représentations dominantes du corps et du fonctionnement ».

L'adhésion au dogme hippocratique dépasse le milieu médical. Dès l'Antiquité les calendriers diététiques diffusent la bonne parole. Les moines du Moyen Âge recopieront ces manuscrits. Gutenberg, après sa grande Bible (1456), se fit quelque argent en imprimant ces almanachs diététiques ; le sujet faisait déjà vendre ! Et si le grec et le latin furent jusqu'à la fin du XVIIIe siècle les langues d'enseignement de la médecine, dès la fin du XVIe siècle des ouvrages de diététique sont rédigés par des médecins et publiés en langue vulgaire. L'emploi du français est très précoce : *La première et seconde partie des erreurs populaires touchant le régime de santé...* de Laurent Joubert date de 1587 ; le *Gouvernement nécessaire à chacun pour vivre longuement en santé...* de Nicolas Abra-

1. Cf. bibliographie générale : Jean-Louis Flandrin, 1992.

ham est rédigé en 1601. Le discours de la servante Toinette dans *Le Malade imaginaire* de Molière est un exemple célèbre de la pénétration populaire du monde hippocratique (1673)[1].

Progressivement, malgré la persistance du dogme hippocratique, les médecins préconisent d'aller contre les tempéraments chez les malades, ce qui reste logique, mais également chez les bien portants. Les historiens de l'alimentation rapportent le fait avec étonnement. Le médecin moderne y voit un élément d'importance. En effet, la diététique, les conseils donnés aux sujets bien portants reposent actuellement sur la notion de « facteurs de risque ». La distinction entre « facteur de risque » et « maladie », concept dominant de la médecine d'aujourd'hui, s'établissait déjà de manière intuitive avant le XVIIe siècle. La confusion, au XVIIIe siècle, entre les conseils prodigués aux bien portants et les traitements aux malades, semble a posteriori bien excusable. Mais son interprétation mérite une brève spéculation historique.

Durant cette période, où la Contre-Réforme catholique rigidifie les dogmes, l'idée de salut dans la contrainte est au goût du jour. Ensuite l'enrichissement du savoir est brutal. L'anatomie renaît (1543 Vésale : *De humani corporis fabrica*, 1561 Fallope : *Observation anatomicae*, Paré : *Anatomie universelle*) ; la circulation pulmonaire (Colombo 1558) puis la grande circulation (1628 Harvey : *de Motu cordis*) sont décrites ; les maladies infectieuses sont isolées (1530, syphilis ; 1533, scarlatine ; 1578, coqueluche ; 1635, fièvre jaune). Et si le système hippocratique n'est pas consciemment remis en cause, un éloignement du raisonnement dialectique ancien est vraisemblable. Le médecin n'exploite des « Collections » que les chapitres utiles à son rôle de soignant et néglige progressivement la théorie dans son ensemble. Cette vision rétrécie modifie la valeur de chaque aliment dans l'argumentaire figé de la théorie humorale.

1. Cf. bibliographie générale : Molière, *Le Malade imaginaire*, Acte III, Scène X.

Enfin la pratique médicale change : les médecins s'attachent à leur patient – personnalité aristocratique – sur de longues périodes (Herouard, médecin de Louis XIII, nous a laissé ses Mémoires. Vautier, Vallot, Daquin puis Fagon se succèdent auprès de Louis XIV ; plus modestement, Bourdelot s'occupe du duc d'Enghien, Morin de Mademoiselle de Guise...). Cette prise en charge favorise la mutation du patient bien portant en malade qui s'ignore.

À cette articulation entre XVIIIe et XIXe siècle, l'émergence des concepts de la médecine moderne relègue la diététique au rang de savoir mineur. À la pensée hippocratique qui intègre l'individu dans une globalité, succèdent des théories qui ambitionnent de faire passer la médecine d'un art à une science. Pour prendre des repères, dès 1761, Morgagni entrevoit la méthode « anatomo-clinique » *(« De sedibus et causis morborum par anatonem indagatïs »).* Magendi présente la pathologie comme la conséquence d'une perturbation de la physiologie (leçons sur les phénomènes physiques de la vie, 1836-1838). Cette dernière doit être explorée scientifiquement en se fondant sur la physique et la chimie. Elle repose sur une analyse des faits obtenus entre autres par la physiologie expérimentale. L'évolution de cette pensée se retrouve chez son « modeste » élève Claude Bernard qui théorise une médecine scientifique dans son *Introduction à l'étude de la médecine expérimentale* (1865). Il introduit une méthode de recherche partant d'une hypothèse de travail définie a priori.

À côté de ces théories, des progrès techniques considérables se multiplient. La médecine change de structure et la médecine hospitalière apparaît. Bien que très anciens, les premiers hôpitaux n'avaient pas les soins pour finalité. Les médecins y sont rares, appelés occasionnellement ou régulièrement comme consultants. Vers 1800, de grands établissements à fonction de soins sont construits. Un corps de médecins y est attaché avec pour raison d'être, théorique, le patient, et pour axes scientifiques la sémiologie et l'anatomie pathologique. Dans ce milieu privilégié, les idées hippocratiques résistent surtout en matière de sémiologie. L'autre particularité de cette médecine hospitalière est le regroupement de malades, ce qui amène deux découvertes : l'existence des pauvres et celle des grands nombres. Avant même la bactériologie, l'hygiène apparaît vers 1840. Le surpeuplement ouvrier dans des quartiers insalubres, les épidémies qui s'ensuivent, favorisent son essor. L'hygiène devient individuelle sous l'impulsion de Max von Pettenhofer avec une approche expérimentale et une étude de l'influence de l'environnement sur la santé des individus (habitations, nourriture). L'apparition de la bactériologie rend cette hygiène prophylactique : pasteurisation du lait (tuberculose bovine), épuration de l'eau (bacilles typhiques ou cholériques).

La naissance de la nutrition se déroule dans ce contexte. Dès 1880, Lunin attire l'attention sur les sels anorganiques dans l'alimentation animale, ce qui annonce le concept de vitamine, et Biedert aborde l'alimentation artificielle du nourrisson. La notion de calorie alimentaire date de 1842, celle de vitamine est proposée par Funk en 1912 ; Hopkins, la même année, montre qu'il s'agit d'éléments exogènes apportés à l'organisme par l'alimentation.

La diététique, conseils au sujet bien portant, ne tire qu'un bénéfice modeste des découvertes successives. Les plus grands noms de la médecine sont des fourchettes redoutables (ainsi Trousseau)[1]. Les tableaux diététiques proposés ne doivent toujours rien à la chimie, à la physique, ni à aucune méthode rationnelle validée. La finalité est d'obtenir une digestion agréable. Des notions de légèreté et de lourdeur apparaissent au hasard des convictions de l'auteur : « Ainsi l'épinard, la chicorée, l'endive, la scarole vous sont propices, méfiez-vous de la scorsonère, de la carotte jaune et surtout des petits pois verts : ils vous seraient fatals si vous veniez à en abuser. Parmi les volailles et gibiers, choisissez dans l'ordre le poulet, le lapereau, le perdreau, le pigeonneau, fuyez la pintade, le caneton, le levreau et, comme la peste, le chevreau de six mois[2] ».

1. Cf. bibliographie générale : J.-P. Aron, 1973, p. 196.
2. N.A. Hebert (1855) : « Des substances alimentaires et des moyens d'en régler le choix et l'usage », Paris, German, Curmer.

D'autres paramètres plus « scientifiques » sont utilisés mais le choix du critère demeure arbitraire, les conséquences réelles de ces conseils sont inconnues, les raisonnements confus. Les conseils diététiques hérités du temps où régnait la pensée hippocratique perdurent dans les ouvrages pour le grand public. Au début du XIXe siècle, Brillat-Savarin rapporte les résultats d'un essai thérapeutique avant la lettre, « arithmétiquement prouvé dans un mémoire très bien fait, dernièrement, à l'Académie des sciences par le docteur Villerme ». Ce dernier compare la mortalité de divers arrondissements de Paris et départements français selon leur niveau d'aisance et constate que l'espérance de vie s'allonge chez les plus favorisés. Ignorant les lois du double aveugle et autres clefs des essais thérapeutiques de la fin du XXe siècle, notre confrère du début du XIXe siècle conclut que « la mortalité diminue dans la même proportion que les moyens qu'on a de se bien nourrir augmentent ».

Les almanachs conservent les conseils et argumentaires de la période précédente. Ce sont d'excellents témoins de la pénétration populaire d'idées vieilles de plusieurs siècles. Les journaux du XIXe siècle vont progressivement relayer les almanachs et développer ces notions dans les premières rubriques culinaires.

La diététique va rester dans cet endroit préservé où médecine officielle, officieuse et recettes de grand-mère se rejoignent jusqu'au milieu du XXe siècle. À ce moment apparaît la « diététique scientifique ». Malgré quelques découvertes expérimentales (lésion artérielle chez le lapin gavé avec du jaune d'œuf, Anitschkow, 1909), quelques descriptions cliniques (polynévrites alcooliques, Magnus Huss, 1852), il faut attendre la Seconde Guerre mondiale pour qu'un lien soit établi entre pathologie et alimentation en terme de mortalité. Le fameux adage du XIXe siècle « la table tue plus de monde que la guerre » est battu en brèche pendant quatre ans dans des proportions dramatiques. Si la diététique est un problème de temps de paix et d'opulence, la démonstration du rôle de l'alimentation en matière de pathologie cardio-vasculaire date de ce conflit.

Après un accroissement progressif (de 1927 à 1940) de la mortalité cardio-vasculaire en Norvège, celle-ci chute considérablement durant la guerre pour augmenter à nouveau une fois la paix revenue. Un lien direct avec les consommations de beurre, de lait et d'œufs est établi. Des constatations analogues sont faites en Finlande. À l'inverse, les États-Unis, qui furent préservés de toute modification alimentaire, conservèrent durant cette même période une mortalité coronarienne stable. Rapidement va se créer une trilogie cholestérol-alimentation-mortalité cardio-vasculaire.

La diététique se dote à son tour d'une méthodologie rigoureuse. L'étude de populations, avec des habitudes alimentaires variables dans le temps ou l'espace, l'analyse du devenir de deux échantillons de sujets avec des différences permet de justifier un conseil diététique : les statistiques valident une attitude. De ces analyses est issue la notion de « facteur de risque ». Il s'agit d'un paramètre (cholestérolémie, consommation de tabac, alcool) dont l'augmentation (ou la baisse) au-delà d'une certaine valeur chez le sujet sain, indépendamment de tout autre facteur, s'associe à un risque accru de la survenue d'une pathologie (insuffisance coronaire, cirrhose du foie). À côté de cette « scientification » de la diététique, apparaît un engouement du grand public autour du sujet. De nombreux journaux, en particulier féminins, en font une chronique régulière, inaugurée en 1920 par notre confrère Édouard de Pomiane (chronique poursuivie dans le magazine *Elle* jusqu'en 1960). Aux buts classiques de la diététique s'ajoutent des demandes multiples du public comme le souci de la silhouette, l'exigence de la forme, la crainte du vieillissement. Il en résulte une confusion où le rationnel fréquente le fantasme, où tout aliment naturel se pare de vertus médicinales. Ce tintamarre ne doit pas pour autant conduire au rejet de l'aliment comme médicament.

I-B-3- L'aliment comme médicament

L'aliment incorporé (*incorporare*, « introduire dans le corps ») a tenu durant vingt-deux siècles une place importante dans les conceptions curatives de la médecine.

> « *De tes aliments, tu feras ta médecine.* »
> Hippocrate

Rappelons que la conception hippocratique de la maladie se fonde sur le résultat d'un déséquilibre humoral (dyscrasie) avec des états de manque (cacochymie) et d'autres d'excès (pléthore). L'ingestion alimentaire représente un moyen de rétablir cet équilibre. Dans cette perspective, le goût est perçu comme l'expression du tempérament. Il convient donc de le suivre chez le sujet sain. À l'inverse, chez un malade, le deuxième principe fondamental de la thérapeutique hippocratique s'applique : combattre le mal par son contraire ou énantiothérapie *(contraria contrariis curantur)*. Pour rétablir le fragile équilibre, le médecin peut évacuer les humeurs en excès avec la saignée, les diurétiques, la sudation, les vomitifs et autres purgatifs. Il peut aussi fournir les humeurs manquantes ; dans ce cas l'alimentation joue le premier rôle.

À cette époque reculée, les médicaments sont fabriqués à partir de substances comestibles. Le principal excipient est alors l'huile d'olive pure où est broyé le principe actif. Hippocrate préconise comme diurétiques l'ail, l'oignon, le poireau, le concombre, le melon, la citrouille, le fenouil ; comme narcotiques la mandragore, la jusquiame, l'opium, la belladone. La médecine moderne dote la jusquiame et la belladone d'une forte action atropinique qui pouvait entre autres favoriser les délires et les songes de la Pythie de Delphes. Nul besoin de souligner l'effet narcotique de l'opium. Il existe également des purgatifs, vomitifs et autres produits pour faire baisser la fièvre. La sudation est provoquée par une sauce associant farine cuite et vin pur. Ces remèdes issus de l'empirisme devaient posséder une certaine efficacité thérapeutique.

Dans un contexte où la médecine rivalisait avec la philosophie (« de l'ancienne médecine »), cet empirisme se retrouve dans les autres écoles médicales grecques. Il va même constituer à Alexandrie la base d'une doctrine qui tombera dans l'oubli faute de substratum théorique suffisant : L'École des empiriques, fondée par les élèves d'Hérophile.

Le médecin actuel ne peut résister à citer des traitements dont l'efficacité est vraisemblable. Ainsi la scille, dont est issue la trinitrine, est utilisée ; la colchique d'où est extraite la colchicine, est déjà administrée aux goutteux ; l'écorce de saule, riche en acide salicylique, est employée pour abaisser la température. Durant cette longue période, le médecin prépare lui-même les produits. Des herboristes apparaissent. L'instauration de cette pharmacopée ne se fait pas au détriment de l'alimentation. Hippocrate a une préférence pour les thérapeutiques simples. Aux purgatifs violents (ricin, ellébore noire), il préfère le chou et le melon. Cette sagesse repose sur une modestie (relative) du rôle du médecin : « la nature est le premier médecin et ce n'est qu'en favorisant ses effets que l'on obtient quelques succès ». Cette attitude favorise la principale prescription alimentaire : la diète.

Les théories humorales demeurent prédominantes jusqu'au XVIIIe siècle. La tempête de Paracelse (1493-1541) avec, entre autres, sa doctrine des trois éléments (soufre, mercure, sel) et son plaidoyer pour les substances chimiques [1] n'ébranlera même pas ces croyances. De même dans l'ancienne Europe, la première thérapeutique était souvent le vin. Le premier cordial employé était alcoolisé. Hippocrate a donné l'exemple en l'employant comme émétique. Selon les patients, il mélange les alcools, les coupe d'eau en particulier pour soigner les femmes et les enfants [2]. L'athlète

1. *De gradibus et de compositionibus receptorum* (Des doses et de la composition des recettes), 1526.

2. Cf. bibliographie générale : Hippocrate de Cos, « Fondements », « Du régime salutaire », 1994.

lui reconnaît des vertus fortifiantes sous réserve d'en surveiller les quantités. Parmi ces usages, le plus classique est celui de diurétique[1] et le plus surprenant, le vin pur pour les traitements ophtalmologiques[2].

Les illustrations en sont multiples et sont le fait des médecins comme du public. Mémoires et journaux foisonnent d'exemples à travers les siècles, tant chez les ascètes comme le peintre Pontormo, selon son Journal, que chez les viveurs comme Casanova[3]. Même Descartes, militant précoce de l'automédication, se gorgea d'eau-de-vie pour traiter la pneumonie qui l'emporta[4].

Le rôle de l'aliment comme arme thérapeutique s'est profondément modifié avec l'avènement de la médecine moderne que l'on peut dater, avec Lichtenthaeler, à la « Révolution » de Magendie (1783-1855). Ce dernier, cartésien, nie la médecine comme science autonome et prétend qu'elle doit s'appuyer sur d'autres sciences – la chimie et la physique – ainsi que sur des faits et des expériences. Paradoxalement, il annonce la médecine scientifique. Outre des apports personnels en physiologie, pathologie, il inaugure la pharmacologie expérimentale en comparant les effets de substances chimiques sur les êtres vivants.

Progressivement, l'aliment sort des théories médicales. Son intérêt se limite jusqu'à ces dernières années à un rôle supplétif d'un déficit global spontané (dénutrition, cancer), iatrogène (post-opératoire) ou d'une carence partielle (vitaminothérapie). Chez le sujet malade, il participe à la thérapeutique mais ne participe plus au concept de traitement. Il ne devient qu'exceptionnellement le traitement étiologique, c'est-à-dire actif sur le mécanisme de la pathologie. Perdant son rôle positif de traitement, l'alimentation va jouer un rôle en miroir dans la médecine moderne. Le régime « curatif » va s'installer et repose sur le retrait d'un aliment consi-

1. Cf. bibliographie générale : Hippocrate de Cos, Section 6, Aphorisme 48, 1994.
2. Cf. bibliographie générale : Hippocrate de Cos, Section 6, Aphorisme 31, 1994.
3. Cf. bibliographie générale : G. G. Casanova Di Seingalt, 1993.
4. Cf. bibliographie générale : A. Baillet, 1691 rééd. 1992.

déré comme dangereux. Les deux exemples les plus démonstratifs sont le régime diabétique clairement exposé dès 1875 par Bouchardot et le régime sans sel, prôné dès 1903 dans l'insuffisance cardiaque par Merklen, et, dès 1909, dans l'hypertension artérielle par von Noocten.

C'est la lipidologie qui va remettre à l'honneur une fonction curative, positive, de l'alimentation. Pour améliorer la répartition des différentes fractions des corps gras, l'apport d'huile de poisson a une vertu thérapeutique démontrée ; les industriels proposent d'ailleurs un médicament qui n'est que la réplique de ce qui se trouve dans la nature. Différents domaines de la cardiologie explorent les pouvoirs de ces huiles de poisson mais certains espoirs semblent déçus (prévention de la resténose des artères coronaires après dilatation...).

Un effet de mode élargit le rôle de l'alimentation comme médicament. Certaines attitudes relèvent parfois d'un écologisme puéril : presser des kilos d'oranges plutôt que prendre un comprimé de vitamine C témoigne d'une foi militante en dame nature. Ces enfantillages ne doivent pas occulter l'avenir prometteur des thérapeutiques alimentaires. Des missions d'exploration sont financées par l'OMS et le CNRS afin de recueillir les traitements empiriques de la culture populaire, d'analyser et répertorier les aliments-médicaments. De façon plus anecdotique, des vertus sont découvertes dans des aliments traditionnels. Ainsi le Tabasco, sauce d'Amérique centrale à base de piments macérés dans du vinaigre, aurait des propriétés antibactériennes. L'huile de colza, riche en acide alphalinolénique, pourrait faciliter le développement pulmonaire des bébés et surtout des prématurés. Les fibres alimentaires (pommes, haricots...), reconnues pour leur action intestinale, font l'objet au Japon d'efforts considérables ; présentées sous forme d'aliments de grande consommation, elles ont été discrètement modifiées grâce à la génétique pour exprimer des propriétés curatives.

Ce tour d'horizon historique démontre que d'interdits

en conseils, de règles en obligations, que l'argumentaire soit religieux, culturel ou médical, l'individu n'a jamais été libre dans ses choix alimentaires. L'attitude actuelle, caractérisée comme nous l'avons évoqué par le retour en force de l'aliment-médicament, s'inscrit dans cette tradition. État-médecin ou religion-médecine, c'est aujourd'hui l'alibi scientifique et le pouvoir économique qui pèsent sur le bien-manger. Aux États-Unis, une même administration s'occupe à la fois de l'alimentation et des médicaments : la Food and Drug Administration (FDA). Encore un souvenir d'Hippocrate ?

I-C- Acceptation et refus de la contrainte médicale à travers le langage alimentaire

Pour clore cette partie consacrée aux contraintes alimentaires et pour entamer le débat sur la médecine préventive, retournons à l'individu. Comment perçoit-il ces règles collectives qui viennent aliéner sa liberté de se nourrir comme il l'entend ? Ancêtre des régimes et privations actuels, la diète, parée de vertus médicales depuis l'Antiquité, offre à notre étude tout le panorama des réactions du public au discours médical.

Les écrivains sont les chambres d'écho de leur époque. Il est intéressant d'explorer ce thème dans l'œuvre d'auteurs ayant des connaissances médicales, certains ayant même flirté avec le métier de médecin. Les malades célèbres sont exclus de cette étude : pour eux se soigner est une évidence, voire une obsession. Ainsi Voltaire occupe-t-il la moitié de son abondante correspondance avec sa délicate mais résistante santé, il n'est pas invité et devait être un mauvais compagnon de table. Dans le « Dîner chez le comte de Boulainvilliers », la conversation est rythmée par le repas mais la seule nourriture évoquée est philosophique.

I-C-1- L'observance observée

Cette notion de « diète » provient de la diététique des humeurs[1]. Hippocrate y définit ces quatre « commandements » : ne pas nuire, combattre le mal par son contraire, réaliser chaque chose en son temps, et enfin respecter mesure et modération. La mesure est également importante chez Galien qui, à la suite d'Aristote, est un adepte du juste milieu (en grec *mesou*). L'acception moderne du mot diète, restriction alimentaire, semble issue de la pratique clinique. En cas de maladie, la diète comme la saignée étaient des prescriptions médicales. Cette acception est relativement récente car l'*Encyclopédie* de Diderot et d'Alembert évoque la théorie des humeurs dans l'article « Diète ». La notion que nous allons suivre est également distincte de celle de régime amaigrissant qui règne depuis les années cinquante-soixante. Elle consiste simplement à modérer les apports alimentaires qui répondent aux simples besoins de l'appétit. « Ne se doit jamais saouler de viandes, mais se lever toujours de table avec appétit » (Nicolas Abraham de la Framboisière).

Cette idée simple a joui d'un consensus médical sans faille du premier siècle avant notre ère jusqu'au XIXe siècle, lorsque le dogme hippocratique a perdu de sa consistance. L'impact d'Hippocrate est tel que Jésus se nourrit d'après Huarte selon la diététique la plus rigoureuse[2]. Ainsi, le péché de gourmandise, en déséquilibrant les humeurs, va atteindre l'individu ; la tempérance est utile pour le bien de l'âme comme pour celui du corps (Louis de Grenade) et en toute logique Bouny juge comme un péché mortel le fait de nuire « notablement à sa santé » par des excès de table[3].

1. Cf. bibliographie générale : Hippocrate de Cos, *Épidémies*, Livre III, 1994.
2. Cf. bibliographie médicale : Actes du colloque de Tours, 1979. J. Céard, « La diététique dans la médecine de la Renaissance », p. 34.
3. Cf. bibliographie médicale : Actes du colloque de Tours, 1979. R. Sauget, « Discours cléricaux sur la nourriture », p. 250.

Pour lutter contre le péché de gourmandise, l'argumentaire religieux accorde une large part aux notions de diététique, témoignant à la fois de leur écoute favorable et de leur faible efficacité auprès de leurs ouailles. Pour répondre aux théories hippocratiques liant les humeurs aux saisons, l'Église va prôner durant la saison chaude un jour de jeûne mensuel supplémentaire.

Cette adhésion à la vision hippocratique est particulièrement nette chez Érasme. L'auteur de l'*Éloge de la folie* devait être un sage à table. Cet homme qui « préfère suivre les grands théologiens gros et gras », qui nous propose dans ses *colloquia* un festin digne de Lucullus plutôt qu'un repas à la Diogène, était un piètre mangeur. Il insistera à plusieurs reprises sur l'importance de la modération (*Enconium medicinae*) et la nécessité de se plier aux humeurs et tempéraments (*institutio Christiani matrimoni*). Modération ne veut pas dire privation, il trouvait que la pratique du jeûne était abusive et dénaturait le jeûne du Christ.

L'apparition de la Réforme, l'émergence de la Contre-Réforme, vont s'associer à quelques thèmes alimentaires au gré d'un débat qui n'est plus diététique. Calvin voit dans le carême une pratique hypocrite, marquant une continuité avec Érasme. C'est l'un des nombreux sujets que le Concile de Trente eut à résoudre. Mais la diète n'est pas contestée, et même Paracelse qui, au début du XVIe siècle, attaqua avec rage les humeurs, ne s'emporta pas sur ce thème.

Malgré la conjonction d'un consensus médical et d'une exploitation religieuse, la pratique de la modération alimentaire ne semble guère avoir été respectée. Elle est en désaccord avec les souvenirs collectifs des Français. Le Moyen Âge est même présenté comme une succession de ripaille et de périodes de disette ; les difficultés d'approvisionnement, leur irrégularité sont censées en être la cause. Cette vision est contestée par l'analyse de documents qui, en dehors des périodes politiquement troublées, font état d'une suffisance de nourriture. La matière première est abondante. Le poisson est d'accès facile dans les rivières. Les féculents, base de l'alimentation rurale, sont produits sur place. Les difficultés alimentaires sont moins nettes dans les masses rurales que dans le prolétariat urbain qui n'a alors qu'une faible influence sociale. Les classes dominantes de l'Ancien Régime n'ont pas connu la disette depuis la Renaissance et leur préoccupation est plus dans l'organisation de banquets et de festins que dans l'observance des textes religieux prônant la modération. Ces débordements furent-ils le fait d'un refus, ou d'une négligence de la pensée médicale de l'époque ? Ce n'est pas chez les cuisiniers que l'on trouvera des rebelles : ils suivent sagement les propos bien pensants. Deux grands noms sont associés aux plaisirs de la table, deux grands écrivains qui décrivent avec raffinement de monstrueux banquets : Rabelais et Sade.

I-C-2- Transgression alimentaire considérée comme un art : Rabelais et Sade

Élève de l'université de Montpellier, docteur en médecine de la faculté de Lyon en 1537, religieux, Rabelais connaît parfaitement les œuvres d'Hippocrate et de Galien. Il publie la même année 1532 son *Pantagruel* en français et les *Aphorismes* d'Hippocrate avec ses commentaires en latin.

Le chapitre XXI de *Gargantua* (1535) fait l'exposé d'une bonne diététique selon les normes universitaires de l'époque. Le titre est explicite : « L'étude de Gargantua, selon la discipline de ses précepteurs sophistes ». Le sophiste remplace ici le théologien des premières éditions et les règles de la diététique y sont exposées par l'action. Rabelais reprend en français la tradition de vulgarisation d'Hippocrate et de Galien.

Au travers de l'écrivain, un médecin scrupuleux du dogme hippocratique transparaît dans toute l'œuvre. Il lie alimentation et saison [1] ou alimentation et horaires [2]. L'orga-

1. Cf. bibliographie générale : F. Rabelais, *Gargantua*, chap. XXI, 1994.
2. Cf. bibliographie générale : F. Rabelais, *Gargantua*, chap. XXIV, 1994.

nisation du temps[1] permet la bonne éducation de Gargantua et relève de la diététique à la grecque. Rationalisée, elle dirige le jeune élève mais également le lecteur. Son importance se manifeste à la simple lecture des titres de chapitres exprimant un emploi du temps. Même la naissance de Gargantua[2] répond au schéma des humeurs. Dans le chapitre IV, la procréation est évoquée, la grossesse de Gargamelle dure onze mois. Pour conforter cette longue grossesse, Rabelais cite celle de douze mois d'une nymphe porteuse d'un cadeau de Neptune. Il cite avec exactitude les grands anciens comme Hippocrate, Pline, Plaute. La naissance est provoquée[3] par un excès alimentaire et les difficultés de défécation de Gargamelle qui se bâfra de tripes de bœuf malgré le conseil de pondération de Grandgousier. De nos jours, nous ne percevons plus que le lien comique entre traitement astringent et accouchement ; mais pour les médecins de l'époque, la génération est un mélange d'humeurs : les tripes apportées en excès, sans besoin ressenti, « n'estoit viande moult louable » et ont entraîné un déséquilibre humoral et intestinal responsable du déclenchement de l'accouchement. Dans *Pantagruel*, on retrouve de multiples références aux théories humorales. Dans le chapitre XVI, lors de la discussion sur la grosse couille des « frères », le mécanisme invoqué « estoit qui eu ce tibullement les humeurs du corps descendent au dit membre... ».

L'importance de la diététique en matière alimentaire est à la fois exprimée et illustrée dans le chapitre XXIII de *Gargantua* : « Parlons, pour les premiers moys, de la vertu, propriété, efficace et nature de tout ce que leur estroit servy à table : du pain, du vin, de l'eau, du sel, des viandes, poissons, fruictz, herbes, racines et de l'aprest d'icelles » ; « parachevant leur repas par quelque confection de cotoniat ». Cette gelée de pomme au courq devait à la fois peser

1. Cf. bibliographie générale : F. Rabelais, *Gargantua*, chap. XXIII, 1994.
2. Cf. bibliographie générale : F. Rabelais, *Gargantua*, chap. III à VI, 1994.
3. Cf. bibliographie générale : F. Rabelais, *Gargantua*, chap. IV, 1994.

sur les aliments et comprimer le ventre, favorisant ainsi la digestion.

Dans cette conception hippocratique, l'aspect quantitatif ne doit pas être oublié, il n'est jamais isolé mais s'associe à une activité. L'importance d'un repas correspond avec une certaine proportionnalité à celle de l'événement qui est évoqué. La gourmandise gratuite est absente et même condamnée. Le plaisir résulte d'une harmonie entre besoins et consommations et ne provient pas de l'abondance [1]. Malgré ces beaux principes, l'homme Rabelais transparaît : *Pantagruel*, œuvre écrite avant *Gargantua*, est plus marqué par l'excès.

L'alimentation, bien qu'exploitée très largement pour elle-même, est une façon d'éluder la sexualité. Les deux thèmes procèdent de conceptions communes avec, selon l'approche médicale de l'époque, un plaidoyer pour la tempérance. Dans « La guerre des andouilles » (*Quart Livre*), les allusions sexuelles émaillent un texte d'une gastronomie militaire. La réplétion alimentaire est clairement associée avec la mort (apologue de Gaster) et est incompatible avec érotisme et génération, brièvement mais clairement distingués (consultation de Rondibilis dans le *Tiers Livre*).

Panurge va être un excellent lien entre ces deux domaines. Ce personnage échappe à l'impossibilité de réaliser le désir sexuel. Son histoire, avant sa rencontre de Pantagruel, est celle de la survie alimentaire et du sort de l'aliment [2] ; la rencontre est placée sous le double signe du polyglottisme et de la faim [3].

Ce constat de sagesse contraste avec les banquets mémorables qu'évoque l'œuvre. Il faut souligner leur nombre restreint, le propos s'articulant sur deux générations. Gargantua ne bénéficie d'un amélioré alimentaire qu'une fois par mois [4] ; les banquets sont souvent synonymes de festivités

1. Cf. bibliographie générale : F. Rabelais, *Gargantua*, chap. XXIV, 1994.
2. Cf. bibliographie générale : F. Rabelais, *Pantagruel*, chap. XIV, 1994.
3. Cf. bibliographie générale : F. Rabelais, *Pantagruel*, chap. IX, 1994.
4. Cf. bibliographie générale : F. Rabelais, *Gargantua*, chap. XXIV, 1994.

et la nature de l'alimentation ne fait pas l'objet de descriptions particulières.

Chez Rabelais, la pensée hippocratique demeure incontestée. Humaniste, il s'attaque à la scolastique et non à sa culture médicale qui lui sert d'outils. Les banquets et orgies qu'il évoque sont des moteurs poétiques de transgression autres qu'alimentaires – notamment sexuelles – mais le consensus médical n'est pas attaqué en tant que tel.

Sade est marquis et non médecin. Dans son œuvre, les descriptions de repas sont abondantes. Il y multiplie le nombre de plats allant jusqu'à en proposer cent quatre-vingts à la voracité de Chici, Bracciani, Olympe et Juliette. Alimentation et sexe ne sont plus successifs mais intriqués. L'un participe de l'autre, la table remplace le lit.

L'article 16 des statuts de la Société des Amis du crime stipule : « Tous les excès de table sont autorisés. » Avons-nous trouvé dans cet aristocrate un opposant au dogme médical ?

Chez Sade, deux groupes de mangeurs sont à distinguer : le libertin et la victime. Le libertin est un aristocrate. Ses goûts sont ceux de sa classe et de son époque : volailles, gibier, en particulier à plume, poisson. Les festins faits de mets rares, abondants et chers, sont classiques au XVIIIe siècle ; l'aspect qualitatif, raffiné, du repas est privilégié. Les excès de table apparaissent pour ses contemporains comme une transgression, presque un archaïsme. Ils s'inscrivent néanmoins dans une logique. Les attitudes déviantes soulignent la force de la pensée hippocratique, sa pénétration dans le savoir inconscient de l'homme du XVIIIe siècle.

Le libertin, angoissé d'une diminution de ses performances sexuelles, toujours menacé d'épuisement en se vidant de sa substance, est une fourchette hors pair. L'éjaculation est dans sa conception hippocratique, une émission de substance d'humeur ; l'acte sexuel est synonyme de perte. La gourmandise pour l'éjacula, les tendances coprophagiques, la récupération alimentaire de toutes les déjections humaines est le thème des scènes érotiques. Ces ingestions sont les échos directs de la théorie des humeurs et Hippocrate fait le lien entre sexe et alimentation. Ces constatations se retrouvent dans l'usage d'alcools forts pour renforcer la cruauté des libertins. Le repas est le prélude à l'amour, son apéritif en quelque sorte. La quantité ingérée est le fruit d'un savant calcul entre l'apport nécessaire à la réparation physique et l'excès qui endort. La qualité se devra d'associer épices, sophistications et richesses, ainsi dans *Le Pied de Franchette* de Restif de la Bretonne.

La victime chez Sade, souvent anonyme, est un simple outil pour le plaisir du libertin. Elle n'a pas de vrai statut humain. Son alimentation n'intervient pas dans l'élaboration de son tempérament : il ne s'agit que d'une simple matière première que la physiologie va travailler. Son corps, ses déjections ne sont que des objets destinés au plaisir du héros. Son lien avec la quantité de nourriture ingérée n'est que l'écho négatif de la nourriture du jouisseur. La gourmandise de ce dernier peut entraîner la privation et la mort de ceux qui l'entourent et le nourrissent. Il ne s'agit alors que d'un plaisir supplémentaire [1].

Sade est fasciné par la médecine, il évoque certaines théories médicales de son temps et fait en particulier référence à la conduction nerveuse suivant la conception de Lacaze qui suppose des phénomènes électriques. Ainsi Sade utilise comme Rabelais le savoir médical comme outil de transgression malgré un affaiblissement du pouvoir des Anciens à son époque.

Le thème alimentaire est largement présent dans les mémoires de Casanova rédigés entre 1789 et 1798. Cette forme littéraire suppose un point de vue rétrospectif. La précision du détail, la richesse du texte suggèrent une longue prise de notes, la tenue d'un journal. Ce Vénitien n'est ni médecin ni noble, mais reste une excellente fourchette. Ses repas servent de ponctuation dans l'écriture, leur évocation

1. Cf. bibliographie générale : Sade, 1987.

est bien plus importante que celle des femmes mentionnées. Mais ils sont des occasions de rencontre sociale plus que de prémices à l'amour. Si les dîners galants sont mentionnés, le descriptif alimentaire reste flou. Notion qu'il a en commun avec Sade, il s'agit de trouver dans des aliments aux goûts relevés les ressources pour renforcer sa vigueur.

La diète est un remède usité par notre amoureux impénitent. C'est le traitement miracle des maladies vénériennes. La restriction alimentaire s'associe alors à l'abstinence. A posteriori, cette thérapeutique devait en fait permettre d'attendre la régression des anomalies cutanées. Elle sert également à lutter contre l'indigestion. Lorsqu'un médecin viennois souhaite compléter la cure et recourir à la saignée, Casanova s'échappe à coups de pistolet.

Ainsi, chez les écrivains décrivant des excès de table, le dogme hippocratique, le pouvoir médical n'est pas mis en cause. Il est même utilisé à la fois consciemment et inconsciemment. En dépit des orgies évoquées par leur nom, Rabelais et Sade témoignent, à deux siècles de distance, de la permanence de la pensée du médecin jamais remise en question.

I-C-3- Les opposants : Molière et Descartes

À côté des écrivains qui semblent prôner l'excès, il existe des opposants purs et simples au corps médical. Les deux grands rebelles furent Descartes et Molière. Le premier refusa les médecins à son chevet, le second fit pratiquement une mort subite (dans sa définition médicale). Leur aversion pour les médecins et certaines attitudes permettent de jauger les pratiques médicales de leur époque et contrastent avec une assimilation inconsciente du dogme hippocratique.

Descartes précède Molière d'une génération. Si l'on prend les intitulés de ses « règles pour la direction de l'esprit », et qu'on les rapproche des débats lipidiques, les scientifiques modernes ne semblent guère cartésiens.

Règle I

Le but des études doit être de diriger l'esprit pour qu'il porte des jugements solides et justes sur tout ce qui se présente à lui.

Règle II

Il ne faut s'occuper que des objets dont notre esprit paraît capable d'acquérir une connaissance certaine et indiscutable.

Ces scientifiques sont même décrits par anticipation : « mais, ayant cru qu'il est indigne d'un homme docte d'avouer qu'il ignore quelque chose ; ils se sont habitués à embellir leurs fausses raisons, si bien ensuite qu'ils ont fini par se convaincre eux-mêmes et qu'ils les ont données pour vraies ».

Descartes, comme nos autres grands témoins, est passionné de médecine. « La conservation de la santé a été de tout temps le principal but de mes études et je ne doute point qu'il n'y ait moyen d'acquérir beaucoup de connaissances, touchant la médecine, qui ont été ignorées jusqu'à présent [1] ». À quarante et un ans, il étudie la médecine [2]. Son intérêt se porte essentiellement sur la physiologie, dans les domaines d'application les plus variés : l'optique avec les lunettes, la circulation, et ce que nous appellerons la neurologie... Une de ses préoccupations est le siège anatomique de l'âme, qu'il situe dans la glande pinéale, plus communément appelée de nos jours épiphyse.

Ces préoccupations apparaissent dès le *Discours sur la méthode*. Elles justifient même un ouvrage autonome, le *Traité de l'homme*, publié en 1664. Hormis son adhésion

1. Cf. bibliographie générale : Descartes, Lettre au Marquis de Newcastle, octobre 1645, p. 1217.
2. Cf. bibliographie générale : Descartes, Lettre à ***, 30 août 1637, p. 970.

précoce à la théorie de Harvey [1], Descartes n'est guère novateur en matière médicale ; les données expérimentales lui paraissent secondaires par rapport à l'observation [2] et à la spéculation intellectuelle [3].

Descartes n'aborde pratiquement pas la pathologie. La position du philosophe-physiologiste vis-à-vis des médecins annonce celle de Molière : une franche méfiance, presque de l'animosité. Il « craint seulement que l'ignorance des médecins ne leur fasse faire des fautes qui lui nuisent [4] ». Suivant cette logique, il est « de l'opinion de Tibère, qui voulait que ceux qui ont atteint l'âge de trente ans, eussent assez d'expériences des choses qui leur peuvent nuire ou profiter, pour être eux-mêmes leur médecin [5] ». À son agonie, il commence par refuser la visite des médecins pendant deux jours, puis refuse le troisième jour la saignée qui ne sera possible que le septième jour ; et il injurie le médecin requis par la reine Christine de Suède, de Weulles, qui était un de ses adversaires. « Il mourut le onzième jour de février à quatre heures du matin, âgé de cinquante-trois ans, dix mois et onze jours » (Relation de Baillet, *La mort de Monsieur Descartes*). Voltaire, mort après quatre-vingt-quatre ans de bonnes et loyales maladies, considérait que Descartes était mort jeune, il notait d'ailleurs que son ami était mort « avec un médecin qui le haïssait [6] ».

Naturellement cette réticence pour le monde médical comporte sa part d'ambiguïté. Descartes n'omet pas de rapporter dans sa correspondance les quelques reconnaissances qu'il obtient du monde médical. Les débats scientifiques

1. Cf. bibliographie générale : Descartes, Lettre au Marquis de Newcastle, avril 1645, p. 1179.
2. Cf. bibliographie générale : Descartes, Lettre à Mersenne, 13 novembre 1639, p. 1061.
3. Cf. bibliographie générale : Descartes, Lettre à Huygens, 5 octobre 1637, p. 971.
4. Cf. bibliographie générale : Descartes, Lettre à Mersenne, 23 novembre 1646, p. 1252.
5. Cf. bibliographie générale : Descartes, Lettre au Marquis de Newcastle, octobre 1645, p. 1217.
6. Cf. bibliographie générale : Voltaire, 1973. Quatorzième lettre philosophique sur Descartes et Newton.

auxquels il participe[1], l'utilisation de ses œuvres pour l'enseignement[2] sont mentionnés. Il suit les arguments du bon sens et vante les eaux de Spa.

Quelle est l'attitude de cet auteur né à La Haye, qui se définit, face à l'alimentation, comme gentilhomme poitevin ?

Descartes garde de sa jeunesse certains goûts alimentaires. Dans sa correspondance, les détails domestiques sont exceptionnels, il note pourtant qu'il avait « déjà fait provision, d'un garçon qui sut faire la cuisine à la mode de France[3] », il craint pour son ami un voyage en Italie « pays fort malsain pour les Français ; surtout il faut y manger peu[4] ». Dans son approche physiologique, seules les viandes méritent dissertation. Il tente même d'expliquer comment leur goût est agréable (*Traité de l'homme*, avril 1664).

Ces conceptions médicales sont en fait fort classiques. Il conserve les raisonnements hippocratiques, et estime que la diète est le meilleur des traitements en bien des circonstances[5]. Le raisonnable demeure la règle sacrée, l'aliment peut être convenable ou à l'inverse nocif[6].

Si Molière n'a pas théorisé comme Descartes, la médecine est un de ses thèmes privilégiés et se trouve au centre de quatre de ses dix-sept pièces – elle apparaît même dans deux titres : *Monsieur de Pourceaugnac* (1669) et *Dom Juan ou le Festin de pierre* (1665), *Le Malade imaginaire* (1673), *Le Médecin malgré lui* (1666).

Dans *Le Médecin malgré lui*, la satire porte sur les mœurs de la gent médicale avec allusions à la jargonophasie, à l'appât du gain, à l'incompétence, à la concupiscence de certains confrères.

1. Cf. bibliographie générale : Descartes, Lettre à Mersenne, 30 juillet 1640, p. 1080.
2. Cf. bibliographie générale : Descartes, Lettre à Mersenne, 11 novembre 1640, p. 1095.
3. Cf. bibliographie générale : Descartes, Lettre à Mersenne, 18 mars 1630, p. 922.
4. Cf. bibliographie générale : Descartes, Lettre à Mersenne, 13 novembre 1639, p. 1061.
5. Cf. bibliographie générale : Descartes, Lettre à Élisabeth, juillet 1647, p. 1280.
6. Cf. bibliographie générale : Descartes, Lettre à Chanut, 1er février 1647, p. 1257. (Lettre, en fait, destinée à Christine de Suède.)

Dans *Dom Juan*, le héros et, avec lui, l'auteur, opposent la croyance en la médecine et le savoir en arithmétique, associant logiquement médecine et religion [1]. L'attaque est frontale et Sganarelle, déguisé en médecin [2] ne parvient pas à défendre les médecins que raille son maître. Le repas, évoqué dès le titre, est utilisé comme ressort dramatique et sert à Dom Juan pour provoquer la mort.

Huit ans après *Dom Juan*, Molière se désigne dans *Le Malade imaginaire* et, parlant de lui, déclare [3] : « ce ne sont point les médecins qu'il joue mais le ridicule de la médecine ». Dans cette pièce, M. Diafoirus voue un attachement caricatural aux Anciens [4]. Molière connaît les traits généraux du « divin vieillard Hippocrate [5] » ; il développe des concepts de la théorie des humeurs [6], il nomme dans la même pièce Galien, Hippocrate et Esculape. Dans le débat sur la circulation, il se range, comme son royal protecteur, du côté des théories modernes – (sans citer Harvey) dont il était pourtant partisan [7]. Il milite pour une approche expérimentale [8]. En somme Molière pense que c'est folie de se confier aux médecins et que le bon sens est de les fuir [9].

S'il refuse d'octroyer aux Anciens le privilège de la vérité absolue, en matière de santé, comme en matière de mariage [10], c'est qu'il a subi l'influence des matérialistes du XVIIe siècle, en particulier celle de Gassendi – il s'oppose en cela à Descartes, qui méprisait cet auteur. Cependant, bien qu'il s'éloigne du dogme d'Hippocrate, le comportement de Molière en matière alimentaire demeure classique.

Aucune pièce, aucun vers, ne plaide pour l'excès alimen-

1. Cf. bibliographie générale : Molière, *Dom Juan ou le Festin de Pierre*, Acte III, Scène I.
2. Cf. bibliographie générale : Molière, *Dom Juan*, Acte III, Scène I.
3. Cf. bibliographie générale : Molière, *Le Malade imaginaire*, Acte III, Scène III.
4. Cf. bibliographie générale : Molière, *Le Malade imaginaire*, Acte II, Scène VI.
5-6. Cf. bibliographie générale : Molière, *Monsieur de Pourceaugnac*, Acte I, Scène XI.
7-8. Cf. bibliographie générale : Molière, *Le Malade imaginaire*, Acte III, Scène III.
9. Cf. bibliographie générale : Molière, *Monsieur de Pourceaugnac*, Acte I, Scène XIII et *Le Malade imaginaire*, Acte III, Scène III.
10. Cf. bibliographie générale : Molière, *Le Malade imaginaire*, Acte II, Scène VII.

taire. On trouvera quelques allusions au plaisir de boire, et dans *Le Bourgeois gentilhomme*[1] une glorification du raffinement de la table. Sganarelle, vedette du *Médecin malgré lui*, est présenté comme un ivrogne. Le fait qu'il boive trop n'est plus un trait aimable mais participe à la réprobation que doit provoquer le personnage. Il s'agit d'un des éléments négatifs de sa personnalité, notion que l'on retrouve chez Tartuffe qui « mange autant que six[2] » et dont le comportement à table dévoile la prétendue piété[3]. Le repas sert de ponctuation à l'auteur classique soucieux d'unité de temps. *Les Fourberies de Scapin* se termine sur un souper ; la nécessité de manger est évoquée dans *L'Étourdi*[4].

Molière, qui se méfie des médecins, prône une diététique pratique légitimée par le bon sens, et, en fait, superposable à celle de la Faculté. Les repas qu'il décrit suivent les goûts aristocratiques de son époque, indifférents aux effets de mode comme le rejet affecté de la viande[5].

L'intérêt de ces observations réside dans le constat de puissance du savoir médical. Qu'il y ait transgression comme chez Rabelais et Sade, ou refus du corps médical comme chez Descartes et Molière, le savoir en lui-même est intériorisé, exploité. Dogme médical juste, bon sens et culture religieuse, convergèrent des siècles durant. Cependant combien de festins, combien de soûleries, combien d'orgies eurent lieu ? Beaucoup ! Une dissociation apparaît entre le groupe et l'individu. Le premier édicte des contraintes, vise le bien. Le second, même convaincu du bien-fondé de cette médecine préventive, est rebelle à son autoritarisme. Sa résistance peut être proclamée avec Descartes et Molière, plus souvent, elle est insidieuse, voire inconsciente, et se révèle par la persistance d'un terme de vocabulaire, de l'horaire d'un repas malgré les diktats du

1. Cf. bibliographie générale : Molière, *Tartuffe*, Acte IV, Scène I.
2. Cf. bibliographie générale : Molière, *Tartuffe*, Acte I, Scène II.
3. Cf. bibliographie générale : Molière, *Tartuffe*, Acte I, Scène IV.
4. Cf. bibliographie générale : Molière, *L'Étourdi*, Acte IV, Scène III, 1991.
5. Cf. bibliographie générale : Molière, *Le Bourgeois gentilhomme*, Acte I, Scène II.

groupe social dominant. La généralisation d'une attitude nouvelle, que ce soit en matière alimentaire ou en matière médicale, suppose une acceptation par l'individu de la règle du groupe.

CHAPITRE II
LE CHOLESTÉROL DE L'ALIMENTATION À TRAVERS L'HISTOIRE OU DE L'INVISIBLE À LA DÉNONCIATION

Parler de cholestérol dans l'alimentation appartient au langage médical moderne. Aujourd'hui, malgré le succès d'audience de cette molécule, elle reste du domaine de la santé.

Le cuisinier ou la ménagère ne voient pas les lipides derrière le fromage, les glucides dans les pâtes ou les protéines à travers un filet de sole. Pourtant ce sont ces deux acteurs qui ont façonné à travers l'Histoire notre alimentation et, par voie de conséquence, nos apports exogènes en cholestérol. Le médecin ou le biochimiste ne sont guère plus convaincants pour calculer cet apport. Munis de leur tables diététiques, ils ne perçoivent pas clairement la succession des recettes, sous un même intitulé de plat. Devant ces difficultés, un espoir a été placé dans le statisticien. Depuis les années 60, des indices relient alimentation et cholestérolémie à l'échelle d'une population. Il fut même établi qu'il existe de bonnes et de mauvaises graisses, de bons et de mauvais régimes. Des conseils sont élaborés à partir de l'observation du plus grand nombre. Nous reviendrons ultérieurement sur ces notions.

Notre préoccupation est le mangeur et son dangereux ingesta. Pour repérer ce qui parvient dans cette bouche, il faudra suivre les principaux aliments, les techniques culinaires et identifier cette spécificité française où triomphe l'heureux coup de main de nos cuisiniers.

II-A- Matières premières : histoire et rôle

La constitution biochimique des aliments est un sous-marin repéré par le biochimiste ou le médecin, qui n'apparaît pas ou presque pas dans l'évolution culturelle de notre alimentation. Sous un même mot comme derrière un même produit, se succèdent des définitions et des chimies différentes.

De façon manichéenne, le dogme en vigueur ces dernières années préconisait une « suppression de toutes les graisses animales alimentaires ». Quelle que soit la vigueur du conseil et du conseilleur, ce projet est irréalisable ; le cholestérol et les graisses saturées sont quasiment ubiquitaires, et le choix ou le conseil d'un type d'aliment est surtout affaire de mesure.

D'autre part, le risque que représente un aliment est lié à sa teneur moyenne en cholestérol et en acides gras saturés mais aussi à sa place dans l'alimentation : l'intérêt pratique d'interdire les œufs n'est pas le même selon qu'ils proviennent d'une poule ou d'un esturgeon.

S'il existe bien des aléas pour jauger les teneurs en lipides, glucides, calories d'un morceau de bœuf cru, la forme cuite qui intéresse le plus souvent le consommateur constitue une source de complications supplémentaires.

Aussi évoquerons-nous les principales techniques culinaires en distinguant une « spécificité française » et en évaluant l'éventuel bénéfice de l'heureux coup de main de nos cuisiniers. Les recettes sont pauvres en renseignements sur les modes et les temps de cuisson jusqu'à la fin du XIXe siècle. Pourtant quelques indices sont repérables car, entre des ères de consensus et de mutisme, il y a eu des périodes de débats autour des recettes de cuisine : l'Antiquité, le XVIIe siècle, la fin du XIXe siècle et les vingt dernières années. Les périodes intermédiaires, temps de stabilité probable, étaient davantage propices aux récits de voyageurs traitant des différences qu'ils relevaient avec leur pays d'origine. Montaigne, dans sa traversée de l'Allemagne vers l'Italie, en est un exemple : il note l'emploi des œufs durs et la consommation de vin non coupé d'eau.

II-A-1- Les œufs

En l'absence de renseignements concernant les œufs d'oie et de paon largement consommés dans l'Antiquité et au Moyen Âge, nous bornerons notre étude aux œufs de poule.

En France, l'œuf est depuis les Carolingiens de consommation courante. En dehors d'une brève période de crise entre 1694 et 1710, nous n'avons jamais été en rupture de poulailler (ni de poules, même à Paris...). Cette facilité d'approvisionnement, à peu près uniforme en Europe et dans le monde chrétien, a fait des œufs l'un des aliments du pauvre. Considéré par le christianisme comme une viande, il fut interdit de consommation en période maigre et de carême. Durant cette pénitence de quarante-six jours, l'Église catholique prescrivait la prière et recommandait, à l'exception du dimanche, le jeûne. En pratique les gens firent « maigre » c'est-à-dire exclurent les produits animaux, comme les œufs, durant les périodes de restriction. Le délai entre ponte et consommation pouvant alors être long, des stocks furent constitués et des œufs laissés à couver, permettant à Pâques un accroissement de consommation de poulets. Mais la crainte du pourrissement se faisant constante, de nombreuses recettes sont préconisées pour conserver la fraîcheur des œufs. En 1784, l'Église adopte la pratique du temps et autorise l'œuf durant le carême.

Les diététiciens lui ont été longtemps favorables. Les médecins répétèrent à l'envi les préceptes de l'École de Salerne qui classe les œufs parmi les aliments salubres. En

1772, dans *L'art de conserver sa santé par l'École de Salerne*, il est préconisé : « Choisissez une nourriture simple, et conforme à la nature, mangez de bons œufs frais ; n'en perdez point le lait ; prenez de forts bouillons ; buvez du vin clairet ; fine fleur de froment, et mets de cette espèce, vous feront arriver à l'extrême vieillesse. » La cuisson recommandée est brève, l'œuf devant être à peine mollet : *Si sumas ovum, molle sit atque novum...*

Cette appréciation a persisté jusqu'au début de ce siècle, alors même que quelques ouvrages de vulgarisation commencent à rapprocher diététique et artériosclérose. Marcel Labbé, dans *Régimes alimentaires* (1910), consacre un chapitre à l'angiosclérose et à l'athérome, pathologies qu'il pressent comme différentes. Il préconise dans ces cas un régime « lacto-ovo-végétarien » avec peu de viande et peu de sel. Cette recommandation des œufs se retrouve sous la plume de Charles Fiessinger dans le *Larousse médical* de 1912 [1]. Cet auteur propose en 1913, dans le traitement de l'angine de poitrine, un régime lacto-végétarien avec quatre œufs quotidiens...

Si le jaune d'œuf a sauvé de nombreuses vies humaines, c'est en application locale ! Durant la Renaissance, les blessures de guerre étaient soignées par application d'huile bouillante ou du fer rouge. Après avoir ravivé la plaie, cette méthode favorisait la surinfection et la mort du patient. Ambroise Paré, dans son *Traitement des plaies par arquebuse et boulet de canon*, propose l'application de jaunes d'œuf mêlé à de l'essence de térébenthine. Il invente ainsi la cicatrisation dirigée : le corps gras favorise la cicatrisation, l'essence est antiseptique.

Consommé à la coque, mollet, frit, en omelette, l'œuf intervenait également en cuisine, en particulier pour la confection de la pâtisserie (*Ménagier de Paris*, fin XIVe siècle). Son emploi pour les sauces, connu depuis les Romains – en

1. Ce gros succès de vulgarisation médicale fut tiré à 201 000 exemplaires lors de la première édition.

particulier chez Apicius –, demeure marginal jusqu'au XIXe siècle pour des raisons de stabilité.

Le nombre d'œufs ingurgités au cours d'un même repas semble avoir été élevé. Des omelettes de huit œufs par personne étaient usuelles ; les statuts de monastère prévoyaient une consommation de huit à seize œufs par moine les jours de fête.

La consommation globale d'œufs dans la population française a crû régulièrement de 1965 à 1985 avec, pour l'année 1980, une consommation annuelle de 259 œufs par habitant. Si la France est le premier producteur européen d'œufs, le Français n'est pas le premier consommateur.

Évolution de la consommation des œufs en France

	1955 1960	1960 1965	1965	1970	1975	1980	1985	1990	1992
œufs Kg/an/hab.	10,2	10,9	11,2	12,4	12,6	14,25	15,6	14,34	14,42
œufs/an	185	198	203	225	229	259	283	261	263

Données OCDE – INSEE

Le jaune d'œuf détient tous les records de cholestérol avec environ 1 500 mg/100 g de jaune. Les autres lipides contenus dans le jaune se répartissent par ailleurs en 4,25 g/100 g d'AG polyinsaturés, 13,4 g d'AG monoinsaturés et 10 g/100 d'AG saturés. Le blanc est essentiellement fait d'albumine, mais contient comme le jaune de fortes teneurs en acides gras saturés. Faisons le calcul : les œufs des poules françaises pèsent environ 55 g (de 30 à 70 g), ce qui représente environ 300 mg de cholestérol par œuf.

II-A-2- Le lait, le beurre, les fromages

La dynastie des laitages avec ses trois générations, lait, beurre, fromage, est un élément capital de la culture alimentaire française. Malgré leur filiation, ces trois éléments ont des teneurs en lipides et des rôles tellement différents qu'il est nécessaire de les évoquer séparément.

II-A-2-1- Le lait

a/ Le lait n'est cité qu'une fois chez Apicius. Il sert à dessaler la viande. Les Romains, amateurs de sauces à base de vinaigre, d'huile et de poisson – le garum –, ne savaient pas l'accommoder. Les sauces blanches d'alors sont à base de farine. Depuis le Moyen Âge, il occupe une place confidentielle dans la cuisine. Il faut attendre le XVIIIe siècle et ses nouvelles sauces blanches, dont la fameuse béchamel, pour que ses vertus et sa saveur soient reconnues par la grande cuisine.

Ses propriétés thérapeutiques sont citées déjà sur les papyrus égyptiens. Ces premiers textes médicaux en précisent l'origine (vache, ânesse, chèvre, petit bétail) et la présentation (lait, peau du lait). Son usage à la fois interne et externe se retrouve également dans la tradition hippocratique. Réputé comme adoucissant il est largement utilisé en dermatologie, sert à nourrir les nourrissons (le lait d'ânesse est d'ailleurs préféré à tout autre) et, avec la découverte des vitamines, des acides aminés essentiels de la caséine, il devient un aliment complet.

Dans les conceptions diététiques du début du siècle, le lait de vache est perçu comme un élément favorable dans la lutte contre l'angiosclérose. Dans le *Larousse médical* de 1925, il est préconisé, pour lutter contre l'artériosclérose, d'injecter en sous-cutané du lait entier. Il est rapporté que l'injection intravasculaire de lait peut entraîner un état de choc (colloïdoclasie).

En France, malgré d'importantes campagnes de propagande, le lait pur est cantonné au petit-déjeuner. Aux États-Unis, au Canada ou en Scandinavie, le lait est la boisson qui accompagne chaque repas.

Le travail du lait et ses techniques de conservation ont

connu plusieurs révolutions. Conservé tiède dans des cruches ou des sacs en cuir, il se coagule. Il entre alors dans le domaine du fromage par le caillé. Jusqu'au début du XXe siècle, pour permettre aux citadins de boire du lait, les marchands promenaient leurs chèvres en ville et trayaient l'animal à la demande. La vache restait l'animal de choix ; des étables étaient installées en ville et ces « vacheries » livraient leurs clients tôt le matin, immédiatement après la traite, à l'heure du laitier. À partir du XIXe siècle, le premier élément qui va faciliter la consommation laitière est l'accroissement de la production. Jusqu'au XVIIIe siècle, le labourage prime sur l'élevage, le lait comme la viande de boucherie demeurent des productions marginales. L'élevage laitier devient très dynamique au XIXe siècle, avec un accroissement du nombre de vaches et de leur rendement. Celui-ci, en 1852, est estimé à 9 hectolitres par an, en 1882, à 15 hectolitres par an[1] et, en 1902, il a encore augmenté de 24 %. 3300 établissements laitiers sont recensés, 12 millions d'hectolitres de lait sont produits.

Dans la seconde moitié du XXe siècle, cette production de lait s'accroît encore sous l'influence de la politique agricole européenne jusqu'à l'ère des quotas.

Le second élément de la révolution du lait réside dans les progrès techniques qui rendent possible sa conservation par la pasteurisation (1887) et par la concentration. Les glacières permettent le stockage, la collecte s'est organisée et le lait quitte son statut de boisson de proximité. Il voyage sous l'effet conjugué de l'accroissement des villes, de l'élargissement du réseau ferroviaire, de l'emploi de wagons réfrigérés. Au XXe siècle, l'emploi d'ultra haute température (UHT) est le terme de cette technologie.

Au gré des années, le lait a subi d'importantes modifications qualitatives. Le lait entier contient environ 35 g de matière grasse par litre dont 10 mg de cholestérol pour 100 g. En fait, ces valeurs sont largement dépendantes de l'espèce

1. Cf. bibliographie générale : Fernand Braudel, 1980.

de vache, de son état de lactation, de son alimentation. L'évolution empirique du cheptel a abouti aux races actuelles avec des spécialisations comme la pie noire, grande laitière, qui fournit moins de matière grasse que les races à fromages (Normandes...). Mais les modifications les plus importantes en matière lipidique sont le fait de l'industrie laitière. Depuis la fin du XIXe siècle, le lait peut être écrémé ; actuellement, on l'homogénéise, c'est-à-dire que les gouttelettes lipidiques sont brisées empêchant ainsi la constitution de la crème. Il en résulte un enrichissement lipidique des laits et fromages ainsi obtenus. Le lait demi-écrémé est à 15,45 g de matière grasse par litre, le lait écrémé à 3,09 g/l et possède une teneur en cholestérol de 3 mg/100 g. De nos jours, des laits sont pratiquement dépourvus de corps lipidique. À côté de ces éléments, le lait contient un sucre (le lactose), une protéine (la caséine), mais aussi des sels minéraux (calcium), de l'acide citrique et des vitamines.

II-A-2-2- Le beurre

« Et de la cuisine arrive
La chanson vive du beurre
sur le feu.
Un rayon traverse un verre plein
de vin mélangé d'eau. »
« Le repas », in *Poèmes retrouvés*
Apollinaire

Le beurre, crème du lait, est le concentré en graisse de ce produit d'origine animale. Son mode de préparation, même industriel, repose sur six étapes immuables : écrémage du lait, pasteurisation des crèmes obtenues, maturation pour développer l'arôme, barattage pour souder par agitation énergique les grains de beurre entre eux, lavage pour éliminer le babeurre et enfin malaxage qui assure une homogénéité, une humidité, une consistance optimale au beurre.

À côté des dénominations traditionnelles entre beurre

cru (pas de traitement thermique du lait), beurre fin (possibilité de 30 % de crème conservée par congélation ou surgélation), beurre extra-fin (fabriqué 72 heures après la traite), apparaissent des étiquettes qualifiant le beurre en fonction de sa teneur en graisse (cf. tableau). La différence entre beurres gras et sec est liée à leur richesse en acides gras saturés. Le beurre gras, synonyme d'onctuosité, en est riche ; le beurre sec pauvre.

L'apprenti cuisinier, le gourmet, le maître queux, ont comme base culturelle le beurre blanc, le beurre clarifié, le beurre travaillé à froid, le beurre manié, le beurre noisette, le beurre noir, voire la sauce hollandaise. Actuellement, cette utilisation du beurre cuit s'est un peu modifiée. Sous l'influence de jeunes chefs, il est simplement chauffé et intervient en fin de recette pour lier et donner velouté et saveur.

Bien que fort ancien, le beurre n'a eu en France qu'une pénétration relativement lente. Des témoignages sur la fabrication du beurre remontent à plus de 3500 ans avant J.-C. chez les peuples nomades des plaines eurasiatiques qui se fixèrent à Sumer. Nos parents culturels que représentent la Grèce et la Rome ne furent pas des grands consommateurs de beurre. Il n'existe pratiquement pas en France avant le XIVe siècle. Il n'apparaît pas dans les redevances en nature perçues par les agents fiscaux, et l'aristocratique *Viandier* de Taillevent (fin XIVe siècle) ne l'évoque que rarement (8 % des recettes). Il est peu adapté à la cuisine des nobles lorsqu'elle était faite, au Moyen Âge, de rôtis et de fritures car il brûle à des températures plus basses que le lard, le saindoux ou l'huile. Taillevent, dans une recette de galimafrée (ragoût de restes de viande cuite), place le beurre, au même type que le gingembre, dans la marmite et préconise une cuisson à l'étuvée. « Prenez un gigot de mouton que vous venez de cuire à point. Hachez-le menu-menu et mélangez avec des oignons émincés. Mettez le tout à étuver avec du verjus, du beurre, du gingembre, salez. » Il est significatif qu'il soit plus fréquent dans le *Ménagier de Paris*, ouvrage anonyme qui se déclare bourgeois (1393).

Progressivement, d'ouest en est, sous l'influence des Vikings, la crème de lait s'installe en Normandie, descend vers le Val de Loire et va jusqu'en Suisse. Il se dessine une ligne de partage entre les pays du beurre au nord, régions riches en élevage bovin, et les pays de l'huile au sud. Cette vision schématique nécessite des aménagements. Au sud, l'huile est déjà prédominante avant le XIVe siècle ; la consommation du beurre est réservée aux gens riches. Les pauvres du Nord connaissaient mieux le saindoux, le lard fondu ou la graisse d'oie que le beurre.

Le beurre s'installe dans la cuisine aristocratique par le truchement des sauces. Ainsi que le note Flandrin, le *Viandier* de Taillevent inaugure leur rôle dans la cuisine française. Le beurre est représenté dans un tiers des recettes du « livre fort excellent » (XVIe siècle). Il est constant dans les sauces du XVIIIe siècle. En même temps que la progression de fréquence, les recettes évoluent. Au XVIe siècle, le beurre sert à faire « revenir ». Il s'agit là d'une des bases de la cuisine française qui va perdurer jusqu'à ces dernières années.

L'Église catholique, sous la domination de la papauté domiciliée en pays d'huile, interdit le beurre en période de carême mais l'autorise dans les autres périodes maigres. L'importance de la durée du carême (quart de l'année) et la place capitale du beurre dans l'alimentation quotidienne ont entraîné de nombreuses réticences. Un commerce de dispense s'installa permettant à certains seigneurs de transgresser cet interdit. Brantôme rappelle la démarche de son père pour obtenir une telle faveur en échange de bons services. Casanova, lors d'une entrevue sans formalisme avec le Pape, obtient également ce privilège. Dispense donnée de façon uniquement orale, sans témoin, obtenue dans sa jeunesse, qu'il revendiquera toute sa vie. Les pays du Nord, producteurs de lait, abandonnèrent immédiatement cette règle lorsqu'ils devinrent protestants.

Les propriétés médicales du beurre suivent cette géographie. Les peuples du Sud le rejetaient, le considérant comme « propre à multiplier le nombre de lépreux », ceux du Nord lui reconnaissaient de nombreuses vertus. Il fut utilisé comme beaume : en 1649, il a la préférence de Michel Le Long : « ... et que l'on nous vante tant que l'on voudra les bonnes huiles dont on use dans les pays secs au lieu du beurre : pour moy ie le preferay tousiours celuy-ci ». Louis Lemery, dans le *Traité des aliments*, ajoute en 1750 qu'il est « ... propre à apaiser les douleurs et les inflammations, étant appliqué extérieurement... ». Par extension, son rôle d'onguent s'applique à l'intérieur et favorise le glissement des organes les uns sur les autres.

Administré par la bouche, comme un médicament, les médecins lui attribuent de nombreuses propriétés. Nicolas Lemery, auteur de la *Pharmacopée universelle* (1697, Paris), est presque un inconditionnel : il le trouve « nourrissant et pectoral ; il lâche le ventre ; il adoucit l'âcreté des poisons corrosifs ; il est résolutif, digestif... ». Malgré tous ces compliments, il voit des risques aux excès : « L'usage trop fréquent du beurre relâche et débilite l'estomac, ôte l'appétit, excite des nausées et des envies de vomir, et échauffe beaucoup, principalement quand il est vieux battu. » Sa recommandation est encore très proche des principes hippocratiques : « Il convient en tout temps, à toute sorte d'âge et de tempérament ; cependant, les personnes qui ont un estomac faible et débilité doivent en user modérément, aussi bien que les jeunes gens d'un tempérament chaud et bilieux, parce qu'il s'enflamme et qu'il se tourne facilement en bile de ces derniers. »

Cette perception du beurre va demeurer durant le XIXe siècle. Ainsi en 1812, dans le Dictionnaire des sciences médicales, « le beurre est un aliment très sain, nourrissant et qui convient à la plupart des estomacs, même à ceux qui ne peuvent pas, dans les maladies de foie où la sécrétion de la bile est suspendue ou diminuée [...]. Il ne convient pas également chez les convalescents et chez les enfants disposés aux engorgements lymphatiques [...]. Il est nuisible aussi à ceux qui sont disposés au pyrosis. » Le dictionnaire encyclopédique des sciences médicales propose en 1868 de « s'abstenir de beurre, autant que possible, dans les affections hépatiques, dans l'ictère et dans les dyspepsies qu'on a lieu de considérer comme liées à l'insuffisance du suc gastrique ». Le *Larousse médical* de 1925 voit dans le beurre l'aliment le plus nourrissant que l'on connaisse... et il constitue la plus digestible des graisses à condition toutefois d'être frais, cru et non salé.

Le beurre, si ancré dans notre culture française, est aujourd'hui atteint d'une maladie contagieuse aggravée par notre européanisation progressive. Industrialisé, il perd nombre de ses vertus gustatives, il s'uniformise et oublie le goût des champs. En surproduction chronique, ses excédents ne peuvent plus être digérés ni par l'économie ni par le consommateur. Au grand dam du cardiologue, l'ingesta de beurre a crû après la Seconde Guerre mondiale et a été maximale durant la décennie 70-80.

Évolution de la consommation de matières grasses en France

	1955	1960	1965	1970	1975	1980	1985
Total	19,4	21,6	23,5	25,4	25,8	30	27
Beurre	6,2	6,7	7,4	7,5	7,7	7,7	7,6
Graisses végétales - Huiles	9	10,5	9,1	10,2	9,7	12,9	11,8
Margarines	2,1	2,8	3,1	3,2	3,5	3,4	3,5

Exprimé en contenu gras en Kg/an/hab.

Concentré en graisse d'origine animale, le beurre, compte tenu de la grande variété des modes de préparation, présente « par définition » au moins 82 % de matières grasses, dont 250 mg de cholestérol pour 100 g.

II-A-2-3- Les fromages

Au terme de cette dynastie des laitages, le fromage, comme le vin avec lequel il se marie si bien, est pour les

Français un pilier du patrimoine national. Lorsqu'à Bruxelles le dossier du fromage est ouvert, toute la France est en émoi. La cause n'est pas l'approche économique, qui semble ici favorable. La plupart de nos concitoyens s'en moquent et négligent de consulter les textes ou les articles de journaux abordant cet aspect du sujet. La rébellion relève de l'affectif. Les eurocrates s'intéressent à un sujet qui doit demeurer franco-français. Encore plus que le franc qui, monnaie, n'est qu'un élément d'échange, le fromage est une histoire intérieure comme le drapeau tricolore ou la *Marseillaise.*

La France se flatte d'être le premier producteur mondial de fromages, le premier consommateur par habitant, et d'en compter plus de 350 variétés ce qui explique pour de Gaulle la difficulté de gouverner notre pays. Devant une telle richesse, il est difficile de déterminer une composition chimique standard. Plusieurs tentatives de classification ont été proposées à partir de la fin du XIXe siècle. Les spécialistes, en utilisant les procédés de fabrication comme paramètre, réduisent les 350 variétés à environ 120. Ainsi, au-delà des différences technologiques, l'individualisation d'un fromage est affaire de goûts, critères d'identification pour le consommateur. Naturellement un aliment aussi présent dans notre culture a une longue histoire. Où la faire débuter ?

En Suisse ! C'est là que fut découvert le premier outil compatible avec le travail du lait caillé, des débris de poteries percées de trous. Il s'agirait d'une passoire destinée à égoutter le lait, ancêtre de la faisselle. Elle date de six mille ans avant notre ère, à une époque où la domestication de la chèvre (et davantage de la brebis) était balbutiante et où la vache était absente. On trouvait du fromage au Proche et au Moyen-Orient, 2 500 ans avant notre ère ; il en est fait mention chez les Sumériens dans des comptes portés sur des tablettes d'argile et dans des fresques polychromes illustrant leur fabrication. Toutes les civilisations l'ont ensuite mentionné, dans la Bible, dans *L'Odyssée*... Marco Polo le retrouve chez les Mongols, les Tibétains en consomment.

Et Zarathoustra, d'après Pline l'Ancien, devint logorrhéique après avoir mangé exclusivement du fromage pendant 20 ans... ce qui lui assura une vie de 120 ans !

Il n'est point question ici de faire l'historique du fromage. Pourtant à la lecture des ouvrages qui s'y sont attelés une conclusion s'impose. Le fromage est un reflet de l'organisation sociale. Sa taille est directement liée à la quantité de lait qui peut être collectée. Les gros fromages du Jura, de Suisse ou d'Italie sont probablement les témoins de collectivités paysannes précoces. Le choix du lait (vache, chèvre, brebis...) est également un reflet de l'activité pastorale. Enfin, le fromage participe aux éléments d'échanges. Au Moyen Âge, il intervenait dans les dîmes et redevances. Surtout, transportable, il se vend dans les villes et les ports.

Sa consommation est considérable. À Rome, il s'appelle *caseus* et constitue l'aliment de base du légionnaire comme de l'athlète. Apicius ne l'oublie pas et précise – le détail est rare dans ses écrits – si le fromage est de vache, salé ou non, frais. Les gastronomes et un cortège d'amateurs éclairés et royaux se succèdent pour vanter leur fromage favori. Charlemagne apprécie le brie et le roquefort, Philippe Auguste est amateur de brie et notre dernier empereur, Napoléon III, de camembert.

Paradoxalement, le fromage est victime de son succès. Trop quotidien, il n'apparaît pas sur les tables de fêtes, il est à peine cité et de façon collective sur les menus. Au XVIIIe siècle, rares sont les variétés qui parviennent sur les grandes tables. Le roquefort, le brie, le parmesan, le gruyère, le chester ou le neufchâtel sont déjà là. Les connaisseurs réclament les maroilles ou le port-salut. Dans la pratique, il affirme pourtant ses droits sur les meilleures tables. Brillat-Savarin le couronne et affirme qu'un repas sans fromage est comme une belle à qui il manque un œil. Le XIXe siècle déchoit les aristocrates mais anoblit les fromages. Ce siècle où s'est promené Jean-Paul Aron apporte, avec les progrès de communication, de nouvelles variétés sur les tables des gourmets, comme notre camembert devenu national.

Le Français est en toute logique le premier consommateur de fromage dans le monde (22 kg/an/habitant) alors que le Grec en consomme 21 kg/an/habitant, l'Italien et le Suédois 15 kg/an/habitant. Entre 1970 et 1993, sa consommation a pratiquement doublé.

Il est curieux de noter qu'un aliment aussi ordinaire n'a pas suscité un discours médical abondant. Sa diversité en est peut-être la cause.

Un fromage est un mélange d'eau, de protides, de lipides, de calcium et parfois d'un peu de glucides. Lorsque l'on évoque les teneurs d'un élément, en particulier les matières grasses, cela s'entend « extrait sec », c'est-à-dire après élimination complète de l'eau contenue. Pour repère, la teneur en lipide des fromages oscille autour de 25 g pour 100 g d'extrait sec de fromage. Cette valeur est une indication sans grande réalité. En effet, elle varie considérablement selon que la matière première est du lait entier, du lait plus ou moins écrémé, du lait homogénéisé, voire du lait enrichi en crème. Naturellement, l'espèce animale intervient, vache, chèvre, brebis, mais également la race de la vache, son activité, ses pâturages. Pour que le consommateur s'y retrouve, les fromageries industrielles qui brassent de grandes quantités de lait doivent indiquer sur leur produit le pourcentage de matière grasses et le titrage de l'humidité. Les « fromages fermiers » produits par de petites structures n'ont pas cette contrainte, leur produit présente de fortes variations dans le temps. À l'écart de nos préoccupations lipidiques, il convient de souligner l'apport que représentaient pour la santé de nos aïeux ces protéines à bon marché et cette source de calcium.

II-A-3- Les huiles

Les huiles sont multiples et hétérogènes. Dans notre culture française, l'huile d'olive est la favorite et alimente le débat avec le beurre. Des concurrents de l'olive ont surgi à différentes époques : le colza au Moyen Âge, les noix, le tournesol, mais aussi de façon plus récente les arachides, le maïs, voire le pépin de raisin.

Qu'est-ce qu'une huile ? Un corps gras, liquide à température ambiante. Essentiellement constituée d'acides gras, ses éléments monoacides se caractérisent par des chaînes normales d'atomes de carbone. Ils se distinguent les uns des autres par leur longueur liée au nombre d'atomes de carbone et à leur caractère saturé ou non. Les acides gras sont sous forme solide à basse température, sous forme liquide au-delà de leur point de fusion. Ce dernier est d'autant plus élevé que l'acide gras est saturé et qu'il est long.

Les premières consommations de l'huile semblent remonter à la Mésopotamie, 2000 ans avant notre ère. Il s'agirait d'huile de sésame obtenue par concassage de la graine et enrichie d'essences d'arbres. Des usages médicaux sont d'emblée rapportés ; on s'en enduisait le corps pour lutter contre le froid. Produit précieux et transportable, elle intervient rapidement dans les échanges commerciaux.

L'histoire de l'huile d'olive suit celle du bassin méditerranéen, bien que l'aire de l'olivier dépasse largement ce périmètre. Présent à l'état sauvage dans une large bande climatique, couvrant les deux hémisphères avec pour bornes des latitudes comprises entre les 25e et 40e parallèles, son territoire est celui des régions ensoleillées de faible altitude. Fragile des bronches, il redoute à la fois les froids trop rigoureux, les sécheresses excessives ; rustique, il dépasse le siècle.

Sa large diffusion est d'autant plus intéressante à souligner que plus de 90 % de la population mondiale d'oliviers proviennent de la seule Méditerranée : fait de civilisation !

La culture de l'olivier a sans doute débuté en Asie Mineure (Syrie, Liban, Israël actuels), pour se diffuser en Égypte (invasion des Hyksos en 1600 avant J.-C.), en Grèce et gagner plus tardivement Rome. L'importance de cet arbre dans les religions de ces régions est évidente. Pour les Hébreux, l'olivier provient du paradis. Ainsi, à plus de

900 ans, Adam, sentant sa fin proche, envoie son fils Seth au Paradis pour que la promesse divine de miséricorde et de pardon s'accomplisse. Trois graines prélevées de l'arbre du bien et du mal lui sont données. Il en naîtra l'olivier, le cèdre et le cyprès.

Miséricorde et pardon se retrouvent dans l'histoire de Noé. À la fin des pluies la colombe, libérée par Noé, rapporte dans son bec un rameau d'olivier, marquant ainsi la fin du déluge [1].

Pour les Grecs, la création de l'olivier serait issue d'un concours entre Poséidon et Athéna qui se disputaient l'Attique. Zeus fixe les règles du jeu olympien : le vainqueur sera celui qui offrira le don le plus utile à l'homme. Poséidon, d'un coup de trident sur l'Acropole, crée le cheval. Athéna, déesse de l'intelligence, lui oppose l'olivier et remporte la compétition après arbitrage du tribunal des dieux. Elle devient la déesse protectrice d'Athènes et un olivier est planté devant l'Erechtheion, le temple d'Athéna et de Poséidon. En Gaule, l'olivier de Phénicie entre par Marseille.

Devant une telle force symbolique, les chrétiens ne demeurèrent pas en reste. La recette de l'huile sainte, d'inspiration divine, confectionnée par Moïse, apparaît dans l'Exode (30 : 22) ; elle comporte naturellement un setier d'huile d'olive. Ainsi le saint chrême comprend de cette huile, elle est bénite le Jeudi saint et doit apporter guérison de l'âme et du corps. L'onction, son application rituelle, va parcourir notre civilisation. Elle sacralise la dynastie messianique de David et Salomon, participe à la légitimité de Jésus (mais l'onction du Christ n'apparaît pas dans les évangiles catholiques). Donnée par l'archange à Clovis, elle confère le droit divin aux rois de France. Ironie de l'histoire, la sainte Ampoule est perdue durant la Révolution lors d'une expédition commandée par le vicomte de Beauharnais. Napoléon, pour son sacre et celui de Joséphine, recherchera ce qu'a fait disparaître le premier époux de sa femme.

1. Genèse, 8 : 10.

L'huile s'obtient à partir des fruits par une simple pression à froid. Sur ce principe, les olives étaient d'abord foulées aux pieds dans un mortier de pierre, puis apparut le pilon pour les écraser, et enfin la meule. Le plus ancien pressoir découvert reposait déjà sur ce principe. Il apparaît sur les fresques d'un monument funéraire égyptien datant d'environ 2500 ans avant J.-C. (IVe ou Ve dynastie).

Les archéologues ont retrouvé des cruches pouvant atteindre 2 mètres de haut qui servaient au stockage et au commerce. Durant l'Antiquité, un commerce maritime florissant sillonnait *Mare Nostrum* et se perpétua à grande échelle pendant toute la paix romaine *(Pax romana)*. Des régions se spécialisèrent dans cette activité comme l'actuelle Tunisie ou l'Espagne. Les cours étaient fixés par l'empereur (Dioclétien, – IV avant J.-C.) en fonction de la qualité de l'huile. Les déchets de cette industrie, c'est-à-dire les débris d'amphores, ont formé à Rome une colline artificielle : le mont Testaccio.

Depuis les Grecs, trois qualités d'huile sont consommées. La meilleure était celle faite à partir d'olives noires de bonne qualité ; une seconde, intermédiaire, provenait d'olives vertes ; la dernière qualité était le produit des olives tombées de l'arbre ou d'une huile vieillie. Parmi les huiles issues d'olives noires, on distinguait l'huile vierge de première pression, le nec plus ultra *(olei flos)*, celle de seconde pression *(oleum sequeun)* et enfin l'ordinaire *(oleum ciborium)*. Durant cette longue période, l'huile avait certes un usage alimentaire, mais elle était également utilisée comme onguent, médicament, élément de chauffage et de lumière. Elle était parée de toutes les vertus.

Lorsque l'Empire romain s'effondre, le commerce est rendu difficile et l'usage de l'huile d'olive change. Son rôle médicinal et cosmétologique persistera, en usage externe ou interne. Sa diffusion comme huile alimentaire se limite au pourtour méditerranéen. Même dans ces régions, concurrencé par l'élevage, l'olivier a longtemps été menacé en France. Il semble que le paysan provençal du Moyen Âge ait surtout utilisé des graisses animales (lard), l'huile n'ayant alors qu'une utilisation restreinte. D'après Mistral, l'étendue de la forêt d'oliviers en 1878 se limite au bord de mer[1]. L'huile d'olive conserva une aura, en devenant d'abord un produit de luxe. Plus onéreuse que les autres productions locales d'huile, elle ne s'échangea que dans son meilleur cru.

Dans les recettes, seule l'huile d'olive était spécifiée. Elle garda aussi son caractère religieux et fut l'huile du carême chrétien ; l'autorisation papale pour l'emploi d'une autre matière grasse ne fut délivrée que tardivement et répondit à des contraintes économiques, les pauvres ne pouvant s'offrir cette huile.

Le véritable renouveau alimentaire de l'huile d'olive date de la fin du XVIIIe siècle. Elle s'associe alors à un goût pour le régionalisme. La renommée de l'huile d'olive devient internationale grâce à Madame de Sévigné, et surtout à Brillat-Savarin. La Révolution est bénéfique pour l'huile d'olive : les provinciaux tiennent le haut du pavé de la restauration parisienne. « Les Trois Frères provençaux », un restaurant installé au Palais Royal, au Perron n° 3, est un des meilleurs établissements de la capitale jacobine mais les propriétaires, trois beaux-frères marseillais, rayèrent progressivement de leur carte les plats où l'huile évoque leur région d'origine. Leurs autres recettes sont au beurre.

Schématiquement l'huile d'olive contient 70 % d'acide oléique (C18 H34 O2). Cet acide, fait de dix-huit atomes de carbone, est monoinsaturé et a pour point de fusion 16 °C[2].

Le cholestérol sanguin dépend, pour partie, des apports alimentaires d'acides gras. Les acides gras insaturés, comme l'acide oléique, semblaient ne pas intervenir et n'apparaissaient pas dans les premières formules. L'expérience a finalement démontré leur rôle favorable[3].

Pour les déjà initiés à la culture lipidique, l'acide oléique

1. Cf. bibliographie générale : M. Toussaint-Samat, 1987. À propos du Trésor du Félibrige.

2. L'huile d'olive a pour formule : $(CH_3 - CH_2)_7 - CH = CH - (CH_2)_7 - COOH$ abrégée sous la forme C18H34O2.

3. Cf. bibliographie médicale : C.D. Gardner, H.C. Kraemer, 1995.

améliore le profil lipidique par diminution du cholestérol total, du LDL-C, de l'apo-ß et augmentation du HDL-C et de l'Apo A1 ; elle accroît l'activité du récepteur aux LDL, permettant ainsi un ménage métabolique. Curieusement, les HDL-C provenant de l'huile d'olive ont une efficacité plus grande dans le transport inverse du cholestérol que les HDL issus des acides gras polyinsaturés.

Les 30 % restant se partagent entre l'acide palmitique (de 8 à 14 % – C16 H32 O2 – acide gras saturé à 16 Carbones), l'acide linoléique à 15 % (C18 H32 O2), les acides gras biinsaturés à 16 Carbones et l'acide stéarique, très accessoires, de 3 à 6 % (acide gras saturé – C18 H36 O2). De sa composition découlent des propriétés diététiques intéressantes.

Les acides gras saturés tendent, à l'inverse des insaturés, à accroître la cholestérolémie. Dans l'huile d'olive, ils sont en faible quantité, représentés par les acides palmitique et stéarique. Ce dernier est en fait, dans l'organisme, un précurseur de l'acide oléique et a comme lui un effet direct hypocholestérolémiant. D'autre part, l'acide linoléique est un acide gras essentiel, c'est-à-dire qu'il n'est pas synthétisé par l'homme sans un apport exogène. Enfin, l'acide oléique est un monoinsaturé, ce qui le rend peu sensible à l'oxydation.

Dans un des premiers essais thérapeutiques, conduit par l'OMS (World Health Organisation), pour évaluer l'efficacité d'un médicament, l'huile d'olive fut utilisée comme placebo – par suffisance de l'Organisation ou par mépris pour cette huile « folklorique ». Au total, 15 000 hommes y participèrent dont 10 627 avec une cholestérolémie élevée. La surveillance a duré 5 ans, et, si la mortalité cardio-vasculaire est plus basse dans le groupe traité par le médicament (clofibrate), la mortalité globale est inférieure dans le groupe dit « placebo », celui soumis à l'huile d'olive. Les commentateurs ont rarement expliqué ces résultats en s'appuyant sur les effets thérapeutiques de l'huile (Committee of Principal Investigators, W.H.O., 1980).

Malgré cet intérêt biochimique évident (présence de monoinsaturé, pauvreté en AG saturé, présence en AG essentiel), les études épidémiologiques ont mis en évidence des bénéfices qui dépassent ces simples arguments.

Il est à souligner qu'en France, malgré la permanence d'une production régionale, l'huile d'olive n'est largement utilisée dans l'alimentation que lorsque les échanges commerciaux sont aisés.

Durant de longues périodes, l'huile d'olive a laissé libre place à ses concurrents. Dès le Moyen Âge, des huiles de faîne (fruit du hêtre), de chenévrier, de navette, de colza et de noix furent utilisées. À partir du XIXe siècle, l'huile d'arachide provenant d'Amérique est arrivée en Europe. Ces huiles méritent un regard dans notre perspective historique. En effet, celles de colza ou de noix ne sont pas dépourvues d'attraits culturels et gustatifs mais n'ont jamais atteint le rayonnement de l'huile d'olive. Quant à leur intérêt diététique réel, il n'a jamais été un argument.

Par préférence personnelle, je commencerai par l'huile de noix. Comme sa grande concurrente, elle présente une agréable saveur. Elle est constituée de 22 % d'acide oléique, 63 % d'acide linoléique et 8 % d'acide alphalinoléique, autre acide gras essentiel, mais dont l'action hypocholestérolémiante est moins nette. Elle est dépourvue d'acide gras saturé dont on connaît l'influence délétère sur le cholestérol. Aucune étude épidémiologique réelle n'est cependant possible en raison de son absence de zone d'emploi électif et de la régression de son usage.

Le noyer est originaire de Perse et il s'est répandu par voie de terre dans toute l'Europe et en particulier en France où existent de grandes forêts dans l'Isère et dans le Périgord. Il côtoie l'olivier et est présent sur les collines à partir de 600-700 mètres dans le bassin méditerranéen. L'huile de noix a ses partisans : le roi René, dès son arrivée en Provence, plante des noyers pour respecter carême (le bon roi René n'appréciera l'huile d'olive que plus tardivement). Il semble que l'huile de noix, de faible stabilité, soit demeurée une huile de proximité diffusée surtout dans les campagnes productrices jusqu'au XIXe siècle. La mauvaise réputation du noyer lui ajoute un handicap. De nos jours, la crainte superstitieuse de manger sous cet arbre persiste. De ses feuilles sourd une substance chimique qui gêne la pousse de l'herbe sous le feuillage, explication possible de cette crainte populaire.

D'un point de vue gustatif et médical il est dommage que l'huile de noix soit peu consommée. Jusqu'au XIXe siècle, les médecins la trouvaient peu digestible, puis l'avis de la profession s'est transformé pour devenir favorable. L'huile de noix est un mélange heureux d'acide oléique et de deux acides gras essentiels, propriété qu'elle partage avec l'autre huile produite dans le Moyen Âge français : l'huile de colza.

Le colza est un cousin du chou vert, il est issu d'un croisement de ce dernier *(Brassica oleracea)* et de la navette *(Brassica campestrus)*. Il appartient à la famille des crucifères. Son fruit contient des graines qui, après pressage, fournissent de l'huile. Cette huile est également un heureux cocktail d'acide oléique, d'acides linoléique et alphalinoléique. Enfin, elle peut contenir de faibles quantités d'acide érucique et d'acide ganoléique, sujet de polémiques sur lesquelles nous reviendrons.

L'origine du colza est fort lointaine, certains historiens la faisant remonter au néolithique tandis que d'autres en trouvent la trace dans des textes en sanscrit datés de 2000 ans avant Jésus-Christ. Son influence en Europe débute par les pays du Nord, en particulier la Hollande. La culture de cette plante herbacée va se diffuser vers la Scandinavie, mais aussi vers l'Allemagne, la Belgique et le Nord de la France. Actuellement, il persiste une très large consommation de cette huile en Pologne et en Inde.

Elle aurait pu être une concurrente sérieuse de l'huile d'olive. La zone de culture du colza est très distincte de celle de l'olivier, plus tempérée, permettant aux pays du Nord d'accéder au carême. Un avantage d'ordre économique favorisait le colza. Sa récolte se produit en fin de printemps et au début d'été, entre fenaisons et moissons, en une période où les travaux des champs sont relativement réduits ; les produits dérivés de la plante étaient utilisés dans la préparation des sols et la paille comme literie.

L'huile de colza a été largement consommée en France jusque dans les années 70, derrière les huiles d'arachide. À cette date, une polémique « biochimique » s'est développée à son propos. Des rats nourris essentiellement avec cette huile ont développé une maladie musculaire cardiaque, différente des conséquences de l'athérosclérose. Il en a été déduit une toxicité directe sur le myocyte de l'acide érucique. Les associations de consommateurs, à l'époque de leur toute-puissance, se sont bruyamment émues, ce qui a conduit à l'interdiction de cette huile. Les industriels ont écarté les acides éruciques et ganoléiques. Ainsi les nouvelles variétés produites en France, celles dites Canadian Oil (ou Canadian Low Acid, ou huile de Canola), ne peuvent être suspectées de cette toxicité. Celle-ci a probablement été surévaluée, le raccourci intellectuel entre expérience et application humaine ayant joué en leur défaveur. L'huile de colza non modifiée est encore largement utilisée en Pologne et en Inde sans qu'un effet pathologique puisse être constaté chez l'homme. Mais la consommation a chuté et lever ces doutes ne lui a pas rendu son audience. En 1987, le colza est passé en troisième position : 334 000 tonnes/an d'arachides, 119 000 tonnes/an de tournesol et 70 000 tonnes/an de colza.

Dès le XIXe siècle, les huiles tropicales se substituèrent à elle, déplaçant son emploi vers un usage essentiellement industriel ou pré-industriel : huile d'éclairage, lubrifiant, confection de savon.

Proche de l'huile de noix, mais actuellement disparue, est l'huile de faîne, fruit du hêtre, qui garda toujours pour territoire les régions de forêts.

Si des médecins ont aujourd'hui une tendresse biochimique pour ces huiles, des huiles de sésame et de palmier, des huiles américaines avec celles de maïs ou d'arachide (cacahuètes) sont largement utilisées depuis un siècle.

Ces huiles d'arachide sont les ennemis du lipidologue et de son filleul le cardiologue. En effet, elles sont riches en acides gras saturés, les pires. Elles n'ont pas non plus la faveur de nos historiens car, d'origine étrangère, elles ne hantent pas nos mythologies. Seuls les économistes y trouvent un intérêt. En France, leur consommation s'est considérablement accentuée dans la seconde moitié du XIXe siècle pour devenir l'huile prépondérante jusque dans les années 70. À partir de cette période, des contraintes économiques plus que l'hostilité des milieux médicaux ont entraîné une baisse de leur consommation.

Terminons avec les huiles de poisson, chéries des médecins modernes. Nos grands-mères sont d'accord, elles avaient déjà découvert l'huile de foie de morue. De nombreuses qualités lui sont attribuées. Au XIXe siècle, elle était préconisée pour prévenir la tuberculose et pour ses vertus tonifiantes.

II-A-4- De l'huile ou du beurre, le choix du cœur

Après de longs débats entre partisans du beurre et partisans de l'huile, qu'il faut entendre d'olive, les épidémiologistes et les biochimistes apportèrent leurs opinions. L'étude fondamentale menée par Ancel Keys a débuté en 1957, portant sur 12 770 hommes âgés de 40 à 59 ans à l'inclusion. Elle se prolongea sur quinze ans avec un suivi d'environ 90 % des patients enrôlés. La mortalité cardio-vasculaire y est étudiée en fonction de la consommation des graisses alimentaires et du cholestérol sanguin dans des cohortes de patients réparties dans sept pays :

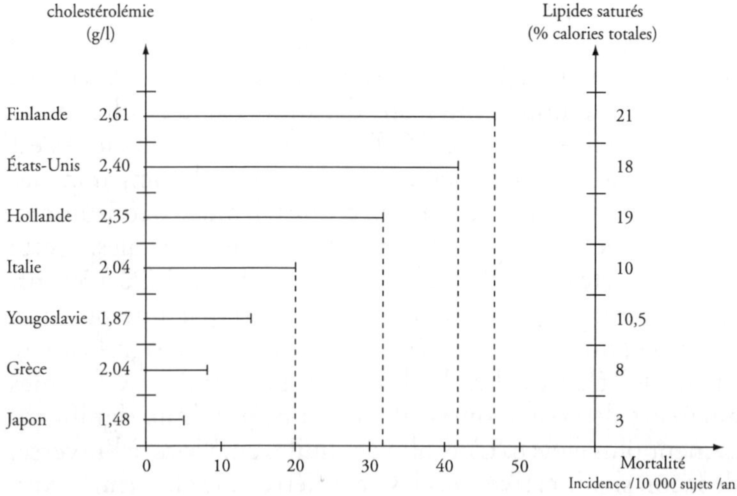

Après les cinq premières années, de fortes différences de mortalité cardio-vasculaire sont déjà observées avec pour extrême la Finlande, pays le plus dangereux, et la Grèce, le plus heureux. D'après cette étude, ces deux pays ont des apports quantitatifs en graisse équivalents (37 % de la part énergétique totale des aliments), contrastant avec des taux de cholestérol moyen très différents (2,04 g/l en Grèce, 2,6 g/l en Finlande). L'analyse a d'emblée montré que les Finlandais étaient de grands consommateurs de graisses animales. Il en résulte que 21 % des calories totales se présentent sous forme d'acides gras saturés et 13 % sous forme d'acides gras mono-insaturés. Les Grecs, consommateurs d'huile d'olive, n'ont que 8 % de leurs calories qui proviennent d'acides gras saturés et, à l'inverse, ont 25 % d'acides gras monoinsaturés. Les polyinsaturés sont en quantité équivalente dans les deux sous-groupes. La mortalité des trois pays méditerranéens est ainsi plus faible que celle des pays du Nord.

Au bout de quinze ans, ces données s'affinent : Keys et

ses collaborateurs mettent en évidence que l'élément déterminant est le rapport acides gras saturés et acides gras mono-insaturés. Ce paramètre est corrélé avec la mortalité cardio-vasculaire et la variation de la cholestérolémie moyenne d'une population. De cette étude phare a pu être tirée une équation que nous utiliserons dans les chapitres ultérieurs.

Une équipe italienne (M. Trevisan et collaborateurs) s'est polarisée sur ce thème et a publié un travail comparant les effets sur les facteurs de risque coronarien de la consommation d'huile d'olive, de beurre et d'huiles végétales. Cette analyse porte sur 4 903 Italiens des deux sexes de 20 à 59 ans. La consommation de beurre est marquée par une pression artérielle, une cholestérolémie et une glycémie significativement plus élevées chez les hommes. Par contre, les femmes amateurs de beurre ont seulement une glycémie significativement plus élevée. L'emploi des huiles améliore, à l'inverse, de façon significative tous les paramètres chez les deux sexes. Le beurre apparaît donc comme un excellent coupable.

Un débat passionné autour du choix des huiles apparaît, avec des argumentations biochimiques et épidémiologiques occultant les enjeux économiques. Les Esquimaux ont une très faible mortalité cardio-vasculaire. Ces peuples, qui ne connaissent ni l'huile d'olive ni la douceur du climat méditerranéen, sont de gros consommateurs de poissons gras sous forme de viande de baleine, de phoque, crue ou bouillie. Ainsi absorbent-ils une forte charge calorique sous la forme d'acides gras polyinsaturés en oméga 3 [1]. Le rôle de l'alimentation dans la faible incidence de la pathologie cardio-vasculaire a été démontré par H.O. Bang et son complice Dyerbey qui ont écarté un facteur génétique. Lors d'une première expédition vers 1960 au Groenland, ils prélèvent des échantillons sanguins sur 130 Esquimaux de quarante ans qu'ils compareront à ceux d'une population appariée de Danois. Ils constatent chez les Esquimaux un plus faible taux de LDL cholestérol et un plus fort de HDL cholestérol.

1. Acide eicosapentaenoïque CHO ; acide docosahescanoïque CHO ou DHA.

Lors d'une expédition ultérieure, le régime alimentaire des Esquimaux sera analysé et Bang soumettra des volontaires danois à un régime riche en foie de morue ; la transformation de leur bilan lipidique le rendra superposable à celui des Esquimaux.

À côté des ces actions purement lipidiques, les huiles de poisson présentent des vertus antiagrégentes médiées par les prostaglandines ainsi que des actions sur les parois vasculaires (EDRF).

Que choisir, huiles d'olive ou huiles de poisson ?

Les études déjà réalisées ne sont guère probantes et portent essentiellement sur des paramètres biologiques. L'épidémiologie est de peu de secours : les deux types d'alimentation concernent des populations très éloignées les unes des autres, de conditions de vie opposées (froid chez les unes, chaleur chez les autres). Leurs zones d'influence sont ainsi très distinctes, et seules les techniques modernes qui ont mondialisé certains produits peuvent les mettre en concurrence.

Dans ce débat, une révolution technologique dans le traitement des lésions coronariennes a permis de développer des arguments objectifs lors d'études qui restent des modèles « expérimentaux ». Les sténoses des artères coronaires peuvent être dilatées par voie endo-vasculaire. Le bénéfice de ces angioplasties est limité par les récidives locales de la lésion ou « resténose ». Des travaux préliminaires ont montré un effet, pouvant porter à l'enthousiasme, des acides gras polyinsaturés sur ce phénomène (G.-J. Dehmer et collaborateurs) et ont eu droit à publication dans le *New England Journal of Medecine*. Devant ces résultats, Reis a monté un travail rigoureux, en double aveugle, opposant un acide gras polyinsaturé à l'huile d'olive chez des patients subissant une angioplastie, et sous une médication homogène (anticalcique, antiagrégent, dipyridamole) pendant 6 mois. Les résultats font état d'événements (resténose, infarctus du myocarde, mortalité) plus fréquents dans le groupe acides gras polyinsaturés sans pour autant atteindre un seuil significatif. La tolérance de l'huile d'olive est nettement meilleure (G.-J. Reis et collaborateurs).

Pour le cardiologue, les huiles seraient l'avenir de l'homme. Leurs bénéfices par rapport au beurre et leur souplesse d'emploi sont des atouts. Les cuisinières utilisent les mêmes techniques, que leur huile soit d'arachide, d'olive ou de tournesol. Si chacun de ces produits a un goût spécifique, les progrès de l'industrie font que certaines ne sont plus identifiables même pour un goûteur averti. Ainsi, la substitution d'une huile à une autre est-elle aisée. Les importantes modifications observées dans le choix des ménagères depuis vingt ans en sont la démonstration.

S'il est nécessaire d'améliorer la diététique de notre population, l'espoir peut provenir de la substitution des huiles végétales composées d'acides gras insaturés à des graisses animales et huiles riches en acides gras saturés. Cette évolution serait alors indolore, se glisserait dans nos habitudes anciennes et se réaliserait pratiquement à l'insu du mangeur.

II-A-5- Les viandes

La viande est dans la tourmente et subit des attaques en règle de la part de certains diététiciens ou médecins. Elle pâtit souvent d'une dérive de la vulgarisation, de notions trop simplifiées, et de niveaux d'écoute primaires. Cette confusion gêne l'information sur le cholestérol et maintenant sur la « vache folle ». En France, pays du rôt, l'alimentation carnée est demeurée un signe de réussite sociale et a abouti à une consommation biquotidienne dans les années 70.

Si une ration calorique à base de protéines et de lipides caractérise le régime des pays riches, les viandes ont la fâcheuse réputation d'être porteuses d'acides gras cachés, mais leur statut lipidique réel est des plus variables.

Première difficulté : décrire les lieux c'est-à-dire la répartition des graisses dans la viande. Le constat d'huissier est impossible tant l'aménagement est changeant.

Du point de vue simplement descriptif, le tissu adipeux peut recouvrir le morceau (gras de couverture) ou s'interposer entre les chefs musculaires (marbré). À cette graisse facilement individualisable, s'opposent le persillé qui est de la graisse incluse dans le morceau et surtout les lipides intramusculaires, non visibles, qui appartiennent à des gouttelettes lipidiques intracellulaires ou aux membranes cellulaires.

Dès que l'on veut dépasser l'analyse optique et apprécier les teneurs lipidiques des différents morceaux, l'affaire se complique. Car, chez un animal d'une espèce donnée, de multiples facteurs interviennent : l'âge, le sexe, la saison ou l'alimentation. L'espèce est également en cause. La sélection des espèces animales est la première expérience de génétique appliquée sur une grande échelle. En 1776, Turgot importe 500 moutons Mérinos d'Espagne et développe la ferme modèle du château de Rambouillet. À partir de 1787 et jusqu'à aujourd'hui, 160 animaux provenant de cette ferme sont vendus chaque année pour favoriser la diffusion de cette race en France.

Devant ces espèces très variées, la volonté de classification a été précoce. À partir de la fin du XVIIIe siècle, deux techniques se disputent la préférence des éleveurs. La première est celle du croisement avec l'importation d'animaux étrangers pour améliorer les races locales. La seconde passe par la sélection qui consiste à ne retenir pour la reproduction que les meilleurs éléments. Cette dernière méthode a permis de répondre aux besoins des éleveurs. L'apparition d'une alimentation plus contrôlée grâce à l'émergence des prairies artificielles a favorisé ce progrès.

Ainsi, la couleur de la robe et les aptitudes dominantes permettent d'établir des cartes de races (Demole 1881) ; d'autres agronomes utilisent des critères osseux pour les distinguer (Grandeau 1905). Mais la finalité des éleveurs est économique avec une volonté d'obtenir soit des vaches laitières (ex. : Holstein, Lacaunes), soit des animaux de boucherie caractérisés par l'obtention rapide (3 ans) d'un poids élevé (ex. : Charolais, Durham d'Angleterre), voire des races mixtes comme la Normande.

Cette distinction des races de vache, fonction de leur production, n'est pas réellement respectée. Près de 40 % de la viande bovine proviennent de l'abattage de laitières malmenées par les cours du lait. Les impératifs économiques favorisent également l'abattage d'animaux jeunes dont les chairs sont pauvres en lipides. Le souci de sélection des animaux en fonction de critères diététiques est récent et porte sur toutes les races. Les tables diététiques reflètent cette évolution. Ainsi, pour les entrecôtes et la côte d'agneau, les teneurs en lipides dans les tables successives décroissent avec respectivement 21 % et 30 % dans les tables de Lucie Randoin (années 60), 17 % et 32 % dans celles de Soucis (années 80), 13 % et 14 % dans l'étude SSHA (années 90).

Après l'animal, le grand responsable de la teneur en lipides d'une viande est le boucher. Ce dernier ôte, durant le parage, une quantité variable du tissu adipeux sous-cutané, puis, en enlevant les aponévroses lors de l'épluchage, il écarte encore du tissu adipeux. À l'inverse, si le boucher ajoute du lard, il augmente la teneur en lipides.

Le complice du boucher, c'est le cuisinier. Ce dernier choisit son morceau, élément déterminant dans la composition biochimique. La teneur en lipides passe chez un bœuf de 20 % pour un plat de côtes à 2 % pour un tende de tranche, chez un poulet de 17 % pour un haut de cuisse à 1,2 % pour du blanc. L'autre arme du cuisinier est son art dont nous verrons plus loin les conséquences biochimiques.

II-A-6- Les poissons

Appréciés des gastronomes, chéris des cardiologues, adulés des lipidologues, les poissons, malgré la faveur dont ils bénéficient, n'occupent qu'une part réduite dans notre alimentation.

Présent dans de nombreux mythes, dès l'Égypte antique, le poisson est associé aux notions de fécondité et de multitude. Issu des profondeurs inconnues, émergeant d'un au-delà du visible, il prend dans la tradition judéo-chrétienne une connotation de régénérescence. C'est ainsi que, dans le mythe de Jonas, le châtiment et le pardon divin s'expriment à travers une baleine ; utilisé par les chrétiens, ce passage de l'Ancien Testament se fait annonciateur de la résurrection du Christ. Et lorsque ce dernier réapparaît aux apôtres, le poisson est sa première nourriture (Évangile selon saint Luc, 24 : 42). Emblème de l'Église primitive, son nom grec, *Iktus*, est constitué des cinq initiales s'appliquant au Christ (Iesus Kristus Theou Vios Soter : Jésus l'Oint, fils de Dieu, sauveur).

Issus de la Méditerranée, de l'océan, des rivières, les poissons furent toujours abondants en France, représentant un apport protéique non négligeable pour nos aïeux – apport d'autant plus important que la période maigre, durant laquelle seule la consommation du poisson était autorisée, s'étalait sur 170 jours par an. Ce régime forcé devait présenter des bénéfices diététiques dont nos ancêtres n'avaient pas conscience.

Beaucoup voient dans la consommation de poisson un signe de pénitence et de mortification avec une notion d'uniformisation sociale. Il était accessible aux pauvres et la viande, alimentation préférée des nobles, était interdite. Cette explication habituelle ne me semble guère convenir pour l'Église primitive. Le poisson se prête mal à une dévaluation par une Église dont il est à la fois l'emblème et l'idéogramme du nom du Sauveur. La pénitence par l'égalité sociale surprend : nous avons vu qu'en matière d'alimentation l'Église du Moyen Âge portait un regard différent sur la viande selon que le consommateur appartenait à la classe guerrière ou à celle des bourgeois. J'aurais tendance à voir dans le poisson du carême non pas un pis-aller qui compensait l'interdit des viandes, mais au contraire une exploitation des vertus de régénérescence prêtées à cet animal dans des circonstances sacrées. Cette sacralisation du poisson transparaît à travers le calendrier avec le carême qui précède la fête de Pâques, et les vendredis, jours maigres.

La consommation du poisson serait alors liée au bref passage dans l'au-delà, analogie avec la baleine de Jonas, avec la résurrection et le premier repas du Christ qui fut de poisson grillé. Par ailleurs, d'après Henri-Irénée Marrou (1985), l'organisation des jeûnes liée aux temps de pénitence serait plus tardive et n'apparaîtrait que vers le IVe siècle, argument supplémentaire. S'intriquant avec cette consommation de contrainte qui durera du début de la chrétienté au milieu du XXe siècle, il existe une consommation de plaisir.

Si Homère le dédaigne, les Grecs, à partir du Ve siècle, en deviennent friands. Archestrate (IVe siècle avant J.-C.) leur consacre de nombreuses recettes. Les Romains leur emboîtent le pas. Lucullus part en voyage gastronomique pour satisfaire ses exigences pisciphiles ; Apicius achète aux enchères un rouget de 4 livres et demie mis en vente par Tibère...

La consommation de poisson a été abondante dans l'ancienne France. Les poissons sont les mêmes qu'aujourd'hui : jusqu'au Moyen Âge, nos rivières étaient très riches en saumons, carpes, brochets et truites ; à propos des poissons de mer, il faut noter le goût pour le turbot, pour la morue, le bar ou loup de la Méditerranée, alors que la sole était relativement peu chère et que les harengs étaient les poissons des pauvres. En fait, jusqu'au XVIIe siècle, la taille des poissons comptait plus pour l'amateur que son espèce. Ces gastronomes raffinés appréciaient plutôt les parties grasses et blanches, et raffolaient des joues et de la langue. En règle générale, malgré leur prix moindre, il semble que les poissons de mer furent préférés à ceux de rivière. Les premiers arrivaient sur les tables selon le rythme des expéditions de pêche. La fraîcheur des derniers était plus surveillée. Suspects, les poissons de rivière sont rares lors des repas de gala. Il s'agit là d'un débat d'esthète, où même notre illustre Brillat-Savarin n'ose trancher. Il place de toute façon le poisson, car moins nourrissant, derrière la viande. Son chapitre « du poisson » est typique de son art avec des propos mêlant à sa faconde de gourmet ses talents d'observateur médical.

Un animal aussi disert, bien que muet, ne pouvait laisser les confrères d'Hippocrate indifférents. En termes d'humeurs, sa chair est considérée comme froide et humide et s'oppose à celle de la viande considérée comme chaude. L'engouement ne va pas décroître avec l'avènement de la médecine moderne. Tel le soleil sur l'empire de Charles Quint, la cardiologie s'étend sur toute la terre. L'épidémiologie constate de faibles mortalités cardio-vasculaires chez les Esquimaux et les Japonais, deux peuples grands consommateurs de poissons et qui ne connaissent pas l'huile d'olive. Au Groenland, la démonstration du rôle bénéfique de l'alimentation à base de poisson est même quasi expérimentale : les Danois (peuple à forte mortalité cardio-vasculaire) qui vivent au Groenland, à côté des Esquimaux, mais en conservant les habitudes alimentaires de leur contrée d'origine, sont plus touchés par les maladies cardio-vasculaires que ces derniers. En revanche, les Esquimaux souffrent de nombreuses complications hémorragiques, en particulier cérébrales, souvent mortelles. Le poisson passe ici du rôle de bienfaiteur à celui d'accusé devant le tribunal alimentaire ; les acides gras des huiles de poisson ont un effet lipidique favorable, mais ils agissent sur la coagulation en la déprimant, tant par abaissement des triglycérides que par effet direct. La diététique moderne prône donc un apport de poisson pour contrecarrer une alimentation trop riche en acides gras saturés, mais ne préconise pas une nourriture exclusivement à base de poisson.

Leurs teneurs lipidiques sont très variables suivant l'espèce, l'âge, le sexe et la saison de pêche. La chair d'un même poisson est en revanche relativement homogène. Ces animaux n'ont pas de contraintes de maintien de température et ne possèdent pas de tissus adipeux sous-cutanés en guise de manteau. Les poissons n'ont pas de ventre. En revanche, les lipides peuvent représenter jusqu'à 20 % du poids de la chair consommable. Il s'agit de triglycérides, de nombreux acides gras insaturés, d'acides oléiques, d'acides linoléiques ou alphalinoléiques (particulièrement présents dans le saumon ou le thon). La présence de ces acides gras polyinsaturés, si précieux, constitue pourtant une source de menace pour les poissons, et plus précisément pour l'ichtyophage, car ils peuvent s'oxyder (réaction de peroxydation dans le langage des chimistes, ou de rancissement selon le vocabulaire des ménagères).

Enfin, le militantisme diététique nous oblige à signaler la présence de quantités non négligeables d'acides gras saturés et de cholestérol en faible quantité. Les foies de poisson sont particulièrement riches en matières grasses puisqu'ils permettent la fabrication d'huile. Par ailleurs, les poissons ont d'autres propriétés diététiques. À côté de leurs 70 à 80 % d'eau, ils sont une excellente source protéique avec une teneur de l'ordre de 15 à 20 % et la présence d'acides aminés essentiels. Leur richesse en vitamines est également intéressante avec en particulier la vitamine D, abondante, les vitamines B12 et B6.

Naturellement, la teneur en sodium et en sels minéraux des poissons intéresse le cardiologue. Importante chez les squales et les poissons à arêtes cartilagineuses comme la raie, la teneur en sel est faible chez la plupart des autres poissons de mer, en particulier ceux avec un squelette osseux, et encore plus basse chez les poissons de rivière. En pratique seuls les premiers sont contre-indiqués dans un régime peu salé dit « sans sel », tout comme les poissons conservés dans le sel (morue, hareng...).

Le poisson est devenu un aliment si glorieux que des laboratoires fabriquent des gélules contenant leur huile, et que, faveur suprême, la Sécurité sociale rembourse ces produits. Ce médicament [1], à base de chair de poisson, est utilisé

1. Oméga3 polyinsaturé ou Maxepa.

pour lutter contre l'augmentation des taux de triglycérides. L'antique huile de foie de morue, dont le goût peut être masqué par une présentation sous forme de gélule, présente les mêmes vertus.

On a parallèlement observé, parmi les nations ichtyophages, des exemples nombreux de longévité, soit parce qu'une nourriture peu substantielle et plus légère leur évite les inconvénients de la pléthore, soit que les sucs qu'elle contient, n'étant destinés par la nature qu'à former des arêtes et des cartilages, retardent de quelques années des processus telle la solidification de toutes les parties du corps.

II-A-7- Le sucré

Les sucres semblent naturellement mariés au diabète et non à l'athérome. En fait, le sucre est polygame. Dans le cadre de notre étude, au-delà de la proximité biochimique entre sucres et lipides, il faut surtout noter que l'approche médicale sur le premier annonce celle sur le cholestérol.

Les sucres sont des oncles du cholestérol. Tous les glucides, après transformation en glucose (glucose – 6 – phosphate), aboutissent à la formation d'Acetyl CoA. Il s'agit d'un élément qui, par le biais de l'acide acétique, est le précurseur de la synthèse hépatique du cholestérol endogène et des acides gras. Cette biosynthèse a été élucidée à peu près complètement par K. Bloch (1940) et F. Lynen. Ce lien entre sucres et graisses est peu connu du public non médical et n'a pas été exploité par les auteurs hostiles aux sucres. Quoi qu'il en soit, la relative stabilité de l'apport glucidique en France n'a jamais fait de cette source de synthèse endogène un facteur, même transitoire, d'accroissement de la cholestérolémie...

La canne à sucre serait originaire du delta du Gange. L'existence du sucre de canne est attestée dans des poèmes en sanscrit du XIIe siècle avant notre ère. Jusqu'au XIe siècle, le sucre ne semble s'être diffusé qu'en Inde, en Chine et au Moyen-Orient. En Occident, longtemps trop rare pour être considéré comme une épice, il n'est connu que par les récits. Pline, dans son *Histoire naturelle*, cite son usage. Galien l'évoque, l'appelle *saccharum* et dit l'acheter « au poids de l'argent ». L'introduction en Europe est lente. En 966, Venise crée le premier entrepôt pour le sucre ; la diffusion date du XIe siècle (Braudel) mais sa distribution géographique reste hétérogène. Ensuite, du XVe siècle au début du XIXe siècle, le sucre est impliqué dans le commerce triangulaire et lié au trafic des esclaves. Il n'est plus une épice exceptionnelle mais conserve son aura de luxe.

Un apothicaire du Moyen Âge, comme un laboratoire de biochimie moderne, ne peut exister sans sucre. Perçu comme chaud et humide, rare, paré de vertus médicinales, le sucre est un élément bénéfique du XIe à la fin du XVIe siècle selon la stricte application de la théorie des humeurs.

Au XVIIe siècle, période de troubles dans l'histoire de la pensée médicale, la théorie hippocratique perd de sa clarté dans la distinction entre sujets sains et malades. Un débat s'installe, proche de celui, actuel, mené sur les lipides. Pour suivre l'argumentaire contre le sucre, il faut rappeler la révolte de Paracelse (1493-1541). Cet auteur rejette avec violence la théorie hippocratique et lui oppose une approche physiologique avec trois éléments fondamentaux (le soufre, le sel, le mercure). Dans la compréhension des maladies, il privilégie les causes locales. Enfin, son alchimie apporte une première conception des médicaments « chimiques ». Paracelse et ses disciples perçoivent les aliments comme un mélange d'éléments nutritifs et de poisons dont le caractère bénéfique ou maléfique dépend de leur association. Dans cette logique, le sucre apparaît, pour certains de ses élèves, comme nuisible par sa nature même, indépendamment de toute notion de quantité. Sa suavité ajoute à la tromperie. Il s'agit de l'argumentation « essentialiste ». La seconde approche est en continuité avec la théorie des humeurs et plaide pour une lutte contre les excès de consommation d'un élément fondamentalement bon. Claude Fischler, dans son excellent *L'Omnivore*, décrit la véhémence des propos et l'illustre d'un néologisme juste et explicite : la « saccharophobie ».

La Révolution française s'accompagne d'une saccharophobie renouvelée mais seuls les excès en sont considérés comme dangereux. Au XIXe siècle, avec son extraction à partir de la betterave selon la technique de Benjamin Delessert, le sucre devient accessible en grande quantité et à faible prix. Devenu aliment, il perd son aura d'exception mais garde un prestige spécifique. Le discours médical rapproche le sucre du plaisir et distingue mal plaisir sexuel et plaisir alimentaire. Le sucre blanc et pur reste longtemps nuisible comme un désir trompeur. Parallèlement, son rôle métabolique est découvert et son rôle physiologique se précise. Claude Bernard met en évidence en 1853 la fonction glycogénique du foie et le rôle des hydrates de carbone dans l'exercice musculaire. Les publications médicales démontrant le rôle nutritif des sucres se multiplient alors que les liens entre sucre et obésité ainsi que sucre et diabète apparaissent.

Durant notre siècle, le débat entre amis et ennemis du sucre trouve une nouvelle jeunesse. De multiples propriétés lui sont attribuées. La connaissance incomplète des métabolismes, en particulier glucidiques, permettait à partir d'une observation, d'un savoir parcellaire, d'échafauder théories et traitements. Malgré les opposants farouches et les supporters déterminés, le discours ne s'inscrit plus dans une théorie générale. Fischler, toujours lui, a étudié l'approche du sucre à notre époque. Il note que les thèmes d'étude sont presque exclusivement saccharophobes (obésité, diabète, carie dentaire, maladie cardio-vasculaire...) mais que le nombre d'articles portant exclusivement sur le sucré diminue. Il lui semble que les effets pervers du sucré sont considérés comme suffisamment reconnus pour qu'il ne soit plus nécessaire aux auteurs de formuler des reproches précis. Il note une ambivalence : une connotation positive associée au plaisir, à la gratification, au souvenir de l'enfance, et un aspect négatif lié au plaisir solitaire et surtout à une dérive des données médicales. Néanmoins, le ton s'est apaisé, le discours moralisateur a pratiquement disparu des propos. La connaissance relativement précise du métabolisme glucidique, et les progrès de l'épidémiologie font que cet aspect du débat appartient au passé. Les intérêts économiques à la remorque de la consommation sucrière n'ont plus la même importance sociale. (Béghin-Say n'est plus qu'une filiale du groupe italien Montedison.)

Il est intéressant de noter que le discours des saccharophobes, celui des médecins influencés par Paracelse, trouvèrent en Angleterre une écoute plus importante qu'en France. Le sucre garde, en France, une place limitée en matière culinaire. D'après Flandrin, au XVe siècle, seulement 5 % des recettes françaises contiennent du sucre. Elles se démarquent de leurs homologues italiennes ou anglaises *(cf. tableau)*. Au XVIIe siècle, avec l'émergence de l'âge classique, la séparation sucré-salé répond au bel ordonnancement architectural d'un Le Nôtre. Les deux saveurs se côtoient dans les entremets (après le rôt) et les desserts (avec la présence des fromages). Ce n'est qu'à la fin du XVIIIe siècle que l'antinomie sucré-salé est formalisée en France.

Présence des glucides dans les recettes de cuisine au XIVe siècle

	Miel + sucre	Sucré
France	inférieur à 8 %	inférieur à 8 %
Italie	de 19 à 50 %	de 13 à 28 %
Angleterre	de 49 à 68 %	de 31 à 50 %

L'Angleterre, avec son mélange précoce du sucré et du salé, apparaît à la France comme son opposé dans le miroir : 30 % des recettes d'outre-Manche contiennent du sucre. Cet usage du sucré-salé comme celui des collations demeure une constante dans la cuisine anglaise. Sous le terme de « *banquetting stuff* » étaient servies au XVIIe et au XVIIIe siècle des fantaisies à base de gâteaux, de confitures (en particulier aux coings), de gelées, de vins aromatisés, d'épices (hippocras), de fromage blanc. Toutes ces préparations contenaient de fortes quantités de sucre et étaient préparées dans l'office des grandes maisons et non dans les cuisines.

Les terres hostiles au sucre sont certes des terres réformées, mais l'explication religieuse ne peut suffire. Les modes de consommation paraissent un élément déterminant dans les différences de discours : en France, la consommation n'absorbe que le dixième de la production coloniale au XVIIIe siècle, les Anglais, avec un sucre plus cher, consomment les 9/10 de la leur [1]. La démocratisation du sucre au XIXe siècle a accentué le phénomène, et recruté de nouveaux consommateurs dans toutes les classes sociales. Le sucre anglais du XIXe siècle devait être redoutable : forte consommation à toutes les étapes du repas, multiplication des collations de sucres rapides, large accès social à ces pratiques. Les obèses, les diabétiques devaient être nombreux dans l'Angleterre de Dickens, la France était plus sage. La douceur de la boisson quotidienne détermine le comportement national en la matière. Le vin italien ou du Sud est plus sucré que celui d'Île-de-France ; si en Angleterre le vin est sec, la boisson quotidienne était l'ale, douce. Ainsi, comme dans le chapitre précédent, derrière le discours médical, derrière les habitudes sociales, l'humain se devine.

Une dernière mise en parallèle s'impose, à un siècle de distance, entre sucres et lipides. La polémique glucidique a été forte dans les pays anglo-saxons grands consommateurs de sucre ; aujourd'hui même violence, mêmes pays, mais un nouveau produit est consommé avec excès : les graisses.

II-B- Techniques culinaires : cuisine sans plaisir

Il existe bien des aléas dans l'estimation des teneurs en lipides, glucides, calories d'un morceau de bœuf cru. Mais,

1. Cf. bibliographie générale : F. Braudel, 1980. « Les jeux de l'échange », p. 164.

source de complications supplémentaires, c'est la forme cuite qui intéresse souvent le consommateur.

Une démonstration de l'influence du mode de préparation sur la composition chimique d'un plat a été récemment relatée dans la bible de la médecine actuelle : le *New England Journal of Medecine*. Des Américains de Boston, avec l'alibi d'améliorer la diététique de leurs compatriotes, se sont battus avec comme enjeu 1 kg de filet de bœuf (D. Small et coll., 1991).

Dans ce travail scientifique, les teneurs en cholestérol, acides gras saturés et insaturés sont évaluées selon deux méthodes de préparation : l'une qualifiée de « traditionnelle » et l'autre d'« expérimentale ». Cette dernière est « terrific » : le filet est haché finement, additionné d'un litre d'huile de tournesol, porté à 80 °C pendant cinq minutes, puis à 100 °C pendant cinq autres minutes. Le résultat de ces tribulations est déposé dans un chapeau chinois, arrosé d'eau bouillante et refroidi une heure au réfrigérateur. Cette mixture sédimente en trois couches : un plateau de graisse à écarter, un niveau de jus et un centre de viande. Ce qui pourrait être consommé serait le mélange de ces deux derniers éléments. La principale différence entre les deux méthodes ne réside pas dans le mode de cuisson mais dans les variations apportées par le rinçage et le bain. La teneur en cholestérol est réduite de 43 % et l'on obtient une modification favorable du rapport acide gras saturé et acide gras insaturé. Les sévices subis par ce morceau de filet ne sont intéressants que pour souligner l'importance des modes de préparation.

Si certaines manipulations ne sont que de simples rajouts, d'autres comme la cuisson s'assimilent à des opérations beaucoup plus complexes. Lorsque l'on évoque ensuite les conséquences de l'apport d'huile dans un milieu hydrophile se surajoutent des problèmes physiques tels que l'émulsion. Il est à remarquer que les tables de composition chimiques des aliments ne rapportent que les teneurs en corps biochimiques de produits crus, loin de leur composition à l'heure de la consommation. En France, l'art des sauces complique encore l'affaire.

Nous devrions prendre en compte les principales techniques culinaires ainsi que les problèmes nés de leur juxtaposition ; tâche impossible. Mais la question peut être formulée autrement : la technologie culinaire présente-t-elle une spécificité en France ? Existe-t-il un bénéfice issu de l'heureux coup de main de nos cuisiniers ?

II-B-1- Petite histoire des techniques culinaires

Si les réactions biochimiques observées lors des préparations culinaires sont intemporelles, au sens historique, la technologie par elle-même a évolué. Nous allons faire un bref survol de l'histoire du feu, du travail de la viande et de l'élaboration des sauces.

II-B-1-a- Le feu

La rencontre de l'homme avec le feu est le sujet de nombreux mythes, le plus fondamental dans notre culture étant celui du Grec Prométhée qui vola le feu aux dieux de l'Olympe. Curieusement, le feu n'est pas explicitement mentionné dans la Genèse lors de la création du monde.

L'emploi du feu dans la préparation des aliments est un fait décisif dans l'évolution de l'espèce humaine. Des modifications anthropologiques, et en particulier l'évolution de la denture, sont attribuées à l'apparition de la cuisson. Par ailleurs, cette dernière fait œuvre de salubrité publique en permettant la destruction des toxines, bactéries et autres parasites. Enfin, la chaleur favorise la digestibilité des aliments.

La technique de cuisson la plus simple est l'exposition directe de l'aliment au feu (grillé), éventuellement sur plusieurs faces (rôti). Des traces de rôtissages vieux d'environ un million et demi d'années furent retrouvées dans les grottes de Chou-Kou-Tien en Chine et dans le site de Terra Amata à Nice.

Les circonstances de la découverte de ce mode de cuisson sont inconnues. L'archéologie restant muette, d'aucuns évoquent le hasard. On peut arguer du conservatisme de l'homme pour sa nourriture, de l'existence de tabous, du souci d'économie. Jeter un beau morceau de viande, un tubercule au feu, pour faire la découverte de la cuisson, semble aux tenants du hasard un risque que nos lointains ancêtres n'auraient pas couru. Mais, ici, la notion de hasard repose sur celle de probabilité (l'événement analysé se produit une fois sur dix, vingt, trente ; la probabilité de manger un aliment trouvé cuit est infime). En l'absence de moyens de communication, de « média », un fait rare inspiré par le hasard n'a que peu de chance de se généraliser, même dans un groupe social restreint. Le hasard ne peut pas non plus expliquer la transgression des goûts et dégoûts préexistants.

À mon sens, la découverte de la cuisson fut volontaire, précoce et probablement non délibérée. Feu et sacré, feu et religion font bon ménage. Un lien entre feu et sacrifice semble manifeste. La consommation des aliments offerts aux dieux, éventuellement sacralisés par le feu, est un comportement religieux classique. Ainsi serais-je davantage un partisan de Prométhée qui, dans un acte de volonté, va voler le feu aux dieux de l'Olympe, qu'un défenseur de la thèse de Charles Lamb, lequel, dans sa « dissertation sur le cochon rôti », attribue au hasard la constatation par un jeune garçon du goût délicieux de la viande rôtie. Un maillon intellectuel est satisfait : recueil du feu spontané attribué aux dieux, sacrifice par le feu d'animaux, consommation de cette nourriture sacrificielle, puis désacralisation lente de l'aliment rôti.

Le second mode de cuisson élémentaire utilise un intermédiaire entre le feu et l'aliment. Il peut s'agir de l'eau ou de l'huile.

La cuisson à l'eau a pu précéder la découverte de la terre cuite et de sa résistance à la chaleur qui daterait de 6000 à 9000 ans et serait apparue d'abord au Proche-Orient. Auparavant, des carapaces de gros mollusques avaient précédé les marmites. Des techniques plus complexes furent même élaborées. Un trou est creusé, des pierres en tapissent les parois et, liées par de l'argile, assurent l'étanchéité de la cavité qui est remplie d'eau ; des pierres chauffées au feu y sont jetées et régulièrement remplacées pour maintenir une température élevée.

Durant l'Antiquité, la broche, la marmite étaient largement utilisées. La cuisson au four a laissé des traces. Non seulement le pain y était préparé mais aussi les viandes et des plats complexes. Les archéologues retrouvent dans les cuisines le four et l'âtre, mais aussi de petits foyers surmontés par des grilles de fer sur lesquelles étaient posées des « casseroles » métalliques un peu à l'image de nos cuisinières à gaz actuelles (ex. : cuisine de la maison des Vettii à Pompéi en 62-68 après J.-C.). Dans ce contexte, le fumé comme le court-bouillon étaient connus.

Le Moyen Âge est en retrait. La cuisine est dans la salle commune avec sa grande cheminée, apparue au XIe siècle, dans laquelle tournent les broches pour les viandes et où sont suspendues des marmites pour faire bouillir les légumes. Dans de petits réceptacles à l'extrémité externes des chenets, quelques poêlons étaient maintenus au chaud sur des braises.

Il faut attendre le XVIIIe siècle pour que les fourneaux réapparaissent dans les cuisines. Auparavant, le four était l'apanage du boulanger ; distant de la salle du château, il se situait dans les communs ou dans des échoppes spécifiques. À la fin du Moyen Âge, dans le *Ménagier de Paris*, une recette de tourte mentionne une fin de préparation au four. Dans la France des corporations, des différences selon les modes de cuisson subdivisent l'artisanat alimentaire. Le rôtisseur vend de la viande, le pâtissier s'occupe des pâtés, tourtes, entrées et desserts ; enfin, les cuisiniers proposent gelées, sauces et ragoûts. À chaque corporation son feu, réminiscences de contraintes techniques[1].

À la fin du XVIIe siècle, le grand fourneau « potager » apparaît et transforme la technologie culinaire. La chaleur

1. Cf. bibliographie générale : J.-F. Revel, 1995, p. 177.

est devenue maniable, le potager s'intègre à la maçonnerie et permet une répartition des feux en douze à vingt foyers d'intensité variable. La cuisson lente ou rapide, la grillade, l'attente à feu doux sont possibles et, autre progrès, ces opérations sont réalisables de façon simultanée sous l'œil d'un même cuisinier travaillant debout. La cuisine passe d'une succession de temps à une juxtaposition de temps différents. La cuisson de la viande, la préparation de la sauce peuvent être effectuées simultanément. Des ustensiles de petite taille en fer-blanc ou en fer battu apparaissent. Placés dans la grande cheminée des petits réchauds permettent une cuisson plus précise. À ce fourneau potager va succéder, durant le XIXe siècle, le fourneau en fonte alimenté au charbon puis la cuisinière à gaz.

Ces méthodes permirent une seconde révolution culinaire. Les recettes de cuisine deviennent précises, scientifiques, presque chimiques. De nouvelles préparations sont désormais possibles – apparition des soufflés (première recette retrouvée chez Carême, mais existe-t-il des inventeurs en matière de cuisine ?). Elles rencontrèrent néanmoins une certaine résistance. Outre le conservatisme habituel en la matière, la crainte d'une modification de la saveur des aliments fut le principal obstacle au gaz. Il faut souligner que les cuisines du XIXe siècle étaient souvent fort mal aérées. De nombreux cuisiniers développèrent d'ailleurs des insuffisances respiratoires, conséquences de l'inhalation des fumées de charbon. Carême, le plus célèbre d'entre eux, est mort, d'une silicose, à 49 ans (8 juin 1784-12 janvier 1833).

II-B-1-b- Préparation de la viande

La préparation des viandes a longtemps résumé la cuisine et a mérité l'attention de J.-F. Revel. Après les grillades des temps homériques, il note que dès 425 avant notre ère la viande est bouillie avant d'être rôtie. Ce procédé va persister durant toute l'Antiquité. Dans ces temps d'hygiène relative, on commence à utiliser l'eau qui permet un lavage de la viande éliminant certaines souillures, l'effet thermique de l'ébullition s'associe à une action antibactérienne.

Les viandes de bœuf et de veau ne sont pas à l'époque de bonne qualité et les animaux favoris sont le cochon de lait, le chevreau, l'agneau et surtout les oiseaux. Des espèces encore consommées aujourd'hui sont signalées (poulet, canard, grive, perdrix, gélinotte) mais aussi d'autres qui nous laissent rêveurs (autruche, flamant, perroquet, grue). À Rome, le plus souvent, la viande est déposée dans de l'eau secondairement portée à ébullition [1] mais, parfois, la recette précise le mode de cuisson. Ainsi l'estomac farci est jeté dans l'eau bouillante.

J.-F. Revel rapporte même une recette de perdrix bouillie [2] avec trois cuissons : la première, à l'eau, on a laissé ses plumes à l'oiseau, puis la perdrix est déplumée, coupée en morceaux, cuite dans son jus, enfin la troisième est une nouvelle cuisson à l'eau. L'auteur doute des qualités organoleptiques des ragoûts, des viandes en sauce obtenus par ces préparations bouillies-rôties. Les conséquences d'une cuisson à l'eau sont radicalement différentes selon que la viande est jetée dans de l'eau bouillante ou, à l'inverse, que l'échauffement de l'eau est simultané à celui de la viande. Dans le premier cas, par un phénomène de coagulation des protéines de surface, les sucs sont piégés. Dans le second cas les échanges sont plus importants avec une plus large diffusion des éléments hydrosolubles et une plus grande destructuration de la pièce de viande. Dans les deux cas, la double cuisson attendrit la viande qui acquiert la saveur légèrement caramélisée de la grillade. La chair du morceau de viande devait par contre avoir des goûts très différents selon le mode de préparation.

Claude Levi-Strauss a souligné cette succession unidirectionnelle bouillie-rôtie. Ce sens unique n'est pas le fruit du hasard. La phase de l'ébullition permet d'attendrir une viande qui n'était pas destinée à la boucherie. Nos bœufs

1. Cf. bibliographie générale : Apicius, 1974, La perdrix, p. 63.
2. Cf. bibliographie générale : J.-F. Revel, 1995, p. 62.

abattus à trois ans, élevés sans avoir fait beaucoup d'exercice, doivent être bien tendres comparés aux gibiers et aux vieilles carnes qui, inutiles, pouvaient être sacrifiées.

Accessoirement, l'excès de gras laissé par le parage incomplet du boucher devait se redistribuer avec une diffusion dans le bouillon mais également dans la chair musculaire. Le goût de la viande s'en trouvait certes modifié, mais de quelle façon ? La plupart des propriétés gustatives des viandes siégeant dans leur fraction lipidique, la fraction protéique étant « musclée », je ne suis pas aussi sûr que J.-F. Revel que le bouilli altère le goût. Un gain d'onctuosité est même vraisemblable. Vient ensuite le rôti. Au contact de la flamme, des réactions de surface rendent le morceau de viande peu perméable et préservent ainsi les avantages obtenus durant l'ébullition. La réaction chimique, proche de celle de Maillard[1], intervient sur le goût avec un brunissement et une caramélisation superficielle.

Ces spéculations rétrospectives d'ordre hygiéniste et surtout biochimique ne semblent guère pouvoir être évoquées pour expliquer le comportement des Hélènes ou des Romains. Pour leurs cuisiniers, les viandes sont des éléments de structures, certes évocateurs d'un animal, mais qui servent de bases pour des saveurs provenant d'épices, condiments, huiles, sauces. La viande est traitée comme le vin qui est alors coupé, allongé, enrichi de miel, additionné d'épices ou de résine. Le résiné grec en garde le souvenir. Dans cette cuisine, la cuisson préalable à l'eau bouillante permet une meilleure pénétration dans la viande des éléments hydrosolubles exogènes. L'accommodement préféré pour la viande est le hachis, menu et mélangé à d'autres éléments pilés au mortier. Il existe des contre-exemples et la bête est parfois présentée entière ou en morceaux. Apicius donne une recette de rôti au four ! Mais le caractère unique de cette dernière dans son livre et la mention du mode de cuisson – précision rare – témoignent de l'originalité de ce plat.

1. Voir page 137.

Pour le Moyen Âge, les récits abondent en fêtes où d'énormes quantités de rôti sont ingurgitées. Des plats gigantesques contiennent des chevreuils, des sangliers, des cerfs. Ces animaux sont servis pratiquement entiers, éventuellement entourés de volailles. Mais une relative régression technologique est rapportée laquelle entraîne une moins grande souplesse de cuisson. Derrière ces clichés, les techniques de préparation de la viande et son rôle méritent d'être comparés à ceux de l'Antiquité.

J.-F. Revel note une continuité. Dans *Le Ménagier de Paris*, la succession « bouilli-rôti » est retrouvée. Ce n'est plus un principe mais un acte conscient, justifié par les caractéristiques de l'animal et une conscience de l'action de l'eau sur les aliments. L'auteur préconise pour la venaison de cerf [1] de jeter la viande dans de l'eau à bouillir (pourboire), alors que le chevreau, plus tendre, sera brièvement jeté dans de l'eau bouillante [2], et ainsi pour le « lapereau soit écorché, découpé, pourboulis, refait en eau froide et lardés » [3]. Il existe alors des alternatives à cette succession qui n'est plus obligatoire.

Le statut de la viande doit être considéré pour préciser si les viandes « assaisonnées fortement d'épices, de sel et de vinaigre pour remplacer le goût qu'on leur avait fait perdre [4] » ne sont qu'une base pour une élaboration plus complexe, ou si ce sont des mets dont l'assaisonnement plus léger n'apporte qu'un complément de goût. Le commerce des épices peut, à première vue, plaider pour la première hypothèse : ces épices sont très variées, très importantes dans les grands échanges économiques. Mais un examen plus attentif m'incite à penser que la seconde proposition est la plus généralisée.

Tout d'abord les courbes d'utilisation des épices – ce que le médecin aurait tendance à considérer comme leur pharmacocinétique. Les différentes épices (cucube, gingem-

1. Cf. bibliographie générale : Le Ménagier de Paris, 1982, p. 154.
2. Cf. bibliographie générale : Le Ménagier de Paris, 1982, p. 155.
3. Cf. bibliographie générale : Le Ménagier de Paris, 1982, p. 154.
4. Cf. bibliographie générale : J.-L. Flandrin, 1992.

bre, et autres noix muscades) arrivent progressivement, puis leur prix et leur usage deviennent stables tout au long des XVe et XVIe siècles. Dans la troisième phase, après que la Compagnie des Indes eut inondé le marché (XVIIe siècle), une chute brutale du prix, un ralentissement de l'usage et même de la diversité des épices, sont observés. Si la viande n'était qu'un simple instrument de portage, une plus grande résistance à l'usage des épices aurait été normale. Dans l'Antiquité, l'importance de l'assaisonnement se maintint beaucoup plus longtemps, s'étendant des périodes hellénique ou romaine précoce à la fin de l'Empire.

Ensuite l'usage des épices. Durant l'Antiquité, un mélange est élaboré qui sert un peu à tout. Il se compose de denrées du commerce local, appartenant au décor du monde antique : oignon, cumin, coriandre, cerfeuil, ciboulette. Même les produits de provenance plus lointaine (poivre) ne semblent pas surévalués par rapport aux autres. Au Moyen Âge, le choix d'une épice ou d'un mélange serait plus dépendant de la recette à confectionner. C'est une marchandise chère, exotique, provenant des confins du monde, justifiant un emploi exceptionnel et qui vient s'ajouter avec discernement au goût si habituel de la viande. Les comptes rendus évoquant ces splendeurs alimentaires illustrent la faible pénétration dans le quotidien, même pour la classe dirigeante, de cet assaisonnement. L'abondance des épices est surtout décrite par des chroniqueurs, des spectateurs. La réalité des inventaires dressés aux décès de quelques grands précise leur richesse en poivre, et autre girofle. Celui de Jeanne d'Évreux, veuve de Charles le Bel, date de 1372. Rapporté par Léo Moulin, il consigne pour possessions de la défunte 6 livres de poivre, 23 de gingembre, 3,5 de cannelle, 5 de graines de paradis, 3,5 de girofle, 1,25 de safran… Comme le note Moulin, le stockage de ces quantités semble « énorme aux yeux de l'Européen d'aujourd'hui qui peut se procurer ces produits au jour le jour et relativement peu cher ». Cette capitalisation des épices n'implique pas une cuisine aussi généreuse en épices que le rang de la Dame pourrait le laisser supposer, mais témoigne, bien au contraire, d'une rétention du patrimoine qu'elles représentent.

Ainsi le Moyen Âge utilise le bouilli-rôti, les épices, voire les hachis de l'Antiquité, il tend à oublier les viandes en sauce et autres réchauffés, mais surtout, en variant le mode de cuisson, en faisant un autre usage des épices, en favorisant les morceaux, il annonce la cuisine des viandes de la Renaissance et de l'ère classique. Dans un texte de 1577, rapporté par J.F. Revel, l'ambassadeur vénitien Jérôme Lippomano souligne le goût du Français pour la viande cuite à la poêle. À la fin du XVIe siècle, le goût de la matière carnée pour elle-même est attesté par le *Cuisinier François* de la Varenne (1651). La cuisson lente en milieu liquide de pièces de boucherie assez communes mêlées de viandes bizarres et de volailles exotiques est privilégiée.

De cette période à l'aube du XVIIIe siècle, les cuisiniers les plus talentueux, ceux qui écrivent le plus, plaident autour de Nicolas de Bonnefons (*Délices de la campagne*, 1654), de Pierre de Lune (*Le Cuisinier*, 1656), de Massaliot (*Le Cuisinier roîal et bourgeois*, 1691) pour exprimer la saveur naturelle de chaque aliment. Mais les recettes de l'époque mettent en évidence un goût pour le gras considérable. Les viandes sont abondamment lardées. Les ragoûts et potages, qui sont théoriquement des milieux hydriques, sont enrichis en lipides par adjonction de lard ou par l'emploi de viandes frites dans la graisse. Les pâtissiers proposent de la viande poêlée.

Nous sommes bien loin de la nouvelle cuisine...

II-B-2- Cuisson des constituants biochimiques

Tout aliment est un mélange complexe de lipides, protéines, glucides auxquels il faut adjoindre les vitamines et autres oligo-éléments.

– Les lipides

Au centre de notre propos, les lipides sont très sensibles à la chaleur. Ils y sont exposés dans deux circonstances : comme élément de cuisson (fritures) ou comme constituant des aliments.

Au cours de la friture, les acides gras insaturés des glycérides sont détruits avec une perte de valeur nutritionnelle et une formation de nouvelles molécules (en particulier par cyclisation des acides gras), dont certaines sont toxiques. Les biochimistes distinguent les fritures plates où intervient le contact huile-oxygène et les fritures profondes où entre en compte la vapeur d'eau dégagée par les aliments. Les modifications les plus importantes surviennent dans les bains d'huile. La durée, l'intensité du chauffage, son caractère répété favorisent les phénomènes de cyclisation. L'habitude des ménagères de réutiliser la même huile, de la chauffer de façon prolongée, est particulièrement toxique. Il persiste de nombreuses inconnues : le devenir des stérols comme le cholestérol des graisses animales, des hydrocarbures du type scalène que l'on trouve dans les graisses végétales et les huiles de foie de poisson.

Sur les lipides constituant les aliments, l'action de la chaleur est moins drastique. Le premier phénomène observé dans les aliments frits comme dans ceux grillés est une disparition des acides gras essentiels, phénomène d'autant plus marqué que la molécule est insaturée. Ainsi, le chauffage s'associerait à une perte de 20 % de l'acide oléique, de 31 % de l'acide linoléique, de 39 % de l'acide alfalinolénique. Le second phénomène consiste en une modification des structures des stérols avec l'apparition d'oxydations de degré variable et la formation d'hydrocarbures aromatiques polycycliques. Chacune de ces deux réactions produit des molécules dangereuses, en grande quantité, dont l'action en matière de santé publique mériterait d'être précisée.

– Les protéines

Plus hétérogènes que les lipides, les protéines subissent d'importantes modifications difficiles à schématiser. Les protéines sont constituées d'acides aminés, présentant chacun des propriétés physico-chimiques spécifiques qui peuvent les rendre plus ou moins sensibles à la chaleur, aux modifications de Ph, au milieu aqueux (elles sont plus ou moins hydrophiles). La préparation alimentaire peut, en modifiant sélectivement quelques acides aminés, faire perdre à l'ensemble d'importantes propriétés.

Pour nos protéines, deux types de cuissons s'opposent : celles en milieu hydrique (bains-marie, vapeur...) et celles en milieu sec (grillade, rôti)[1]. En milieu hydrique, la cuisson ne provoque pas de destruction notable des acides aminés et respecte, voire améliore, la valeur protidique des aliments. La chaleur permet ici aux régions hydrophobes de la protéine de passer du centre de la molécule à sa superficie. Elle perd ainsi son affinité pour l'eau et devient plus sensible à l'action protéolytique et plus digestible. Le seul inconvénient de ce coup de chaud est l'éventuelle perte de fractions azotées solubles dans le bouillon lors des cuissons lentes.

Les chauffages en milieu sec entraînent des pertes nutritionnelles plus importantes. Il ne s'agit pas en fait de cuisson en milieu anhydre (sans eau). Il persiste une très faible humidité qui joue un rôle biochimique potentialisateur ou au contraire inhibiteur. Deux chaînes de réactions sont particulièrement connues. Celle de Maillard assure à partir de sucre et d'acides aminés une polymérisation et une insolubilisation sous l'effet de la chaleur. S'associant à une caramélisation, elle produit la dégradation de Strecker, responsable de nouvelles qualités gustatives. Cette dernière chaîne chimique explique le brunissement non enzymatique et ainsi l'arôme des viandes grillées, des fromages au four, du

1. Oppositions physiques qui se superposent aux oppositions sociales de Claude Lévi-Strauss : curieux hasard !

chocolat, de la croûte de pain [1]... Lorsque ce mode de cuisson s'applique à un morceau entier, pièce de viande, morceau de pain, le degré d'humidité est hétérogène au sein de cet aliment. En superficie, il est insuffisant pour inhiber ces réactions ; à l'intérieur le produit est plus hydraté. Les protéines sont diluées, réduisant la probabilité de leur interaction. Lors des très fortes températures (cuissons au barbecue ou à la broche), une pyrolyse des acides aminés est observée. Les molécules formées, alors cyclisées, sont proches de celles rencontrées dans les aliments fermentés.

– Les glucides

Leur répartition est simple : abondance dans les denrées végétales et absence dans les productions animales, lait excepté. Le sucre le plus abondant dans le domaine alimentaire est l'amidon. Il se trouve dans les graines des céréales et dans les tubercules (pomme de terre, manioc...). Lors d'une cuisson en milieu humide, l'amidon forme de la gélatine, plus facile à digérer. Cette gélatinisation permet la fixation de l'eau et varie selon l'origine de l'amidon (blé dur, blé tendre, pomme de terre, maïs, riz) et des modalités de cuisson (température, durée, volume d'eau). La panification en est un exemple. Chose curieuse, cette réaction possède son inverse : la rétrogradation, où l'amidon gélatinisé retrouve sa configuration native. Il s'agit de la rétraction d'un gel avec expulsion de l'eau incluse. Le rassissement du pain en est un témoin courant.

Autre sucre largement présent dans l'alimentation, le saccharose issu de la betterave sucrière, de la canne à sucre et de certains fruits. Mais le statut glucidique de certains aliments n'est pas stable. Les fruits voient leur profil glucidique se modifier lors de la maturation avec une tendance, en fin d'évolution, à s'enrichir en glucides simples comme le glucose ou le fructose. Ces sucres sont la partie la plus

1. Cf. bibliographie générale : J.-J. Bernier, J. Adrian, N. Vidon, 1988, p. 259.

hydrophile des produits alimentaires, ils se solubilisent et se dispersent ainsi facilement dans l'eau.

– Les fibres

Les fibres proviennent des céréales et, en France, du premier de leur produit : le pain. Non absorbées, les fibres sont vantées dans les régimes amaigrissants. Elles se chargent d'eau et ont un important effet de volume sans valeur énergétique. Un véritable lobby pro-fibre se développe actuellement. Leurs effets bénéfiques dans la motricité intestinale, dans la prévention des cancers digestifs sont maintenant admis.

Très hétérogènes du point de vue biochimique mais essentiellement glucidiques, elles sont essentiellement présentes dans les céréales lorsque ces dernières ne sont pas trop blutées, « blanchies », dans les légumes, dans les fruits. Ces fibres varient selon que le végétal est en phase de croissance ou de maturation. Dans la première existent de nombreuses protéines avec des fibrilles de cellulose plus développées et des incrustations de lignine colmatant les interstices.

Le plus important pour notre étude est leur rôle dans l'absorption des lipides. Formées en maille, elles piègent certains constituants au sein de leur réseau. Leurs victimes sont en particulier le cholestérol alimentaire et les acides biliaires qui sont ainsi exclus des échanges et directement éliminés. Ces fibres sont malheureusement aveugles et ne savent pas reconnaître les éléments favorables des nuisibles.

Des gastronomes utilisent ces constatations pour conseiller la salade surtout si elle est assaisonnée à l'huile d'olive. D'autres exploitent ces arguments pour défendre les pommes. Ces fruits nationaux sont riches en fibres, telles la pectine et la cellulose. Les différentes études s'intéressant au lien entre ce fruit et les lipides n'objectivent un bénéfice (baisse du LDL-Cholestérol) qu'avec une posologie rigoureuse de ce « fruit-médicament » : trois pommes par jour, avalées au moment de l'effort ou en randonnée, et surtout pas ingurgitées comme coupe-faim !

Ces fibres, bien que présentées comme résistantes,

solides, sont modifiées par la cuisine. Les cuissons à l'eau interviennent sur leurs éléments solubles, en lysent une partie importante et entraînent des modifications quantitatives et qualitatives du végétal, une augmentation relative de certains constituants peu solubles telle la cellulose[1].

– Vitamines et oligo-éléments

Les vitamines C, B1, B2, B6, B5, PP, B8, l'acide folique, B12, sont solubles dans l'eau alors que les vitamines A, D, E, K le sont dans les lipides. Les B1, B6, B5, B12 sont très sensibles à la chaleur. L'analyse rigoureuse des conséquences de l'accommodement des mets sur les vitamines est complexe et très hétérogène, un même mode de cuisson ou de conservation pouvant dégrader une vitamine dans certaines circonstances et la respecter dans d'autres. La vitamine A est détruite lors d'un chauffage effectué en présence d'air, alors qu'elle est respectée par une stérilisation comportant un chauffage avec absence d'air. D'autre part, sous l'effet de la lumière lors d'une oxydation, certaines vitamines peuvent être spontanément détruites. La cuisine, perçue comme une succession de traitements physico-chimiques, peut ainsi accélérer une dégradation spontanée, déplacer d'un aliment à un bouillon des vitamines sans les détruire (bains d'huile et vitamines liposolubles, bouillon d'un pot-au-feu et vitamines hydrosolubles).

II-B-3- Cuisson des aliments

– Cuisson de la viande et du poisson

Culture et biochimie se rejoignent, viandes grillées, viandes bouillies s'y opposent. Nous venons de voir que les opérations de cuisson ont une action simultanée sur de très nombreux éléments. Mais, plus que le mode de cuisson, c'est sa rapidité qui constitue l'élément déterminant.

1. Phénomène proportionnel à la durée de la cuisson et au volume d'eau, cf. bibliographie générale : J.-J. Bernier, J. Adrian, N. Vidon, 1988, p. 381.

Qu'une viande soit grillée, rôtie ou poêlée (par un contact brutal à une température élevée), ou qu'elle soit saisie dans l'eau bouillante, n'a pas d'incidence sur son comportement à la cuisson. Les protéines de surface se coagulent, imperméabilisant la viande et piégeant en son sein les éléments hydrosolubles, ce suc si important du point de vue organoleptique[1]. Naturellement, ce mode de réaction varie avec la température considérée, la taille du morceau de viande et sa nature (steak dans le filet de rôti). Il est à noter que, avec la viande ébouillantée, le bouillon récupéré sera pauvre, en particulier en éléments protéiques, et en règle générale insipide.

L'autre mode de préparation est la cuisson lente, l'exemple type en étant la viande bouillie. Le morceau à cuire est placé dans de l'eau froide. Les éléments hydrosolubles peuvent alors diffuser avant que les réactions de coagulation aient lieu. La viande perd de ses caractéristiques gustatives au profit du bouillon. Souvent elle perd également de sa structure et se décompose dans l'eau. Cette observation a permis à Claude Lévi-Strauss de rapprocher viande bouillie et viande pourrie : leur aspect est celui de la décomposition. Cette même constatation jette la ménagère dans le dilemme éternel du pot-au-feu : privilégier le goût de la viande ou celui du bouillon.

À côté de ces phénomènes de diffusion, existent des réactions locales à la chaleur qui entraînent une altération partielle des acides gras polyinsaturés et du cholestérol. Les pertes en lipides ne dépassent pas par ce mécanisme les 10 à 20 % des teneurs contenues à l'état brut.

Un cas particulier et récent nous est donné avec l'emploi du four à micro-ondes. Celui-ci utilise des ondes de 915 MHz qui provoquent des frictions des molécules d'eau contenues dans le produit. Cette réaction modifie la structure chimique de l'aliment en provoquant une dissipation rapide de chaleur.

1. Le magret de canard est le meilleur exemple : traditionnellement poêlé, enveloppé d'un film lipidique résultant de la fonte de sa graisse, les sucs sont piégés.

Cette cuisson rapide ne provoque pas les réactions de coagulation superficielle (brunissement) observées avec les autres modes de cuisson rapide où interviennent des effets de surface. Les lipides inclus ne semblent guère modifiés. Il en résulte l'absence de bénéfice organoleptique qui limite la cuisson par micro-ondes à une action de réchauffement.

Ainsi, sur un morceau de viande entier, la cuisson a des conséquences hétérogènes et induit des effets de surface différents de ceux observés au cœur de la chair. L'Institut supérieur de l'alimentation a conduit une analyse de la composition nutritionnelle des viandes couramment consommées en France. Ce travail est particulièrement intéressant car il prend en compte les techniques de cuissons et analyse le produit fini. Si l'on observe le critère majeur qui est la rapidité de cuisson, plusieurs constatations peuvent être rapportées. Tout d'abord le rendement (rapport du poids de la viande cuite sur celui de la viande crue) est en règle générale supérieur lors d'une cuisson rapide (de 81 à 87 % pour le bœuf, de 69 à 82 % pour le veau, de 82 à 88 % pour l'agneau) que lors d'une cuisson lente (avec de 55 à 83 %). Il existe des exceptions à cette tendance avec en particulier le jarret cuisiné en osso buco qui garde 83 % de son poids malgré une cuisson lente.

D'autres paramètres sont observés telles les teneurs en lipides ou en protides ; l'influence de la « vitesse de la cuisson » est alors secondaire par rapport au choix de la pièce de viande. Un pot-au-feu est relativement pauvre en lipides avec du jarret (4,3 % de lipides/100 g de viande) alors qu'il devient gras si la viande est du plat de côtes (15,9 %) ; une grillade est maigre à partir d'un rumsteck (3,6 %), grasse s'il s'agit d'une entrecôte (11,9 %).

Ces notions tempèrent l'importance d'une fausse évidence de la diététique : l'influence de l'apport des matières grasses lors de la cuisson. Les adjonctions de beurre et autres corps gras majorent toujours les teneurs en lipides, mais, si le jus reste dans la poêle après cuisson et n'est pas consommé, l'influence de ces graisses reste modeste par rapport au choix de la viande. La teneur en lipides d'un rumsteck grillé est de 2,3 %, et proche des 3,5 % pour la même viande poêlée ; pour une entrecôte grillée, l'estimation est de 16,6 % contre 17,8 % pour ce même morceau poêlé. De même il existe une faible différence entre un rôti cuit sans matière grasse (2,5 %) ou avec (3 %), cette faible augmentation n'étant d'ailleurs pas obligatoirement nocive : il peut s'agir d'un heureux enrichissement en acides gras polyinsaturées (en particulier lorsque le cuisinier utilise des huiles de tournesol, noix, soja...).

Les conséquences de la cuisson des poissons sont très faibles sur les lipides, ces derniers étant répartis de façon diffuse dans la masse musculaire. En revanche, le milieu de cuisson a une conséquence directe. La chair du poisson est très perméable aux lipides, elle les absorbe puis les stocke comme une éponge. En cas de friture, on observe un enrichissement considérable en matières grasses.

– *Cuisson des légumes*

Depuis l'anoblissement récent des fibres alimentaires, diététiciens et médecins daignent s'intéresser aux végétaux. Les cuisiniers deviennent plus exigeants quant à leurs qualités et plus rigoureux dans leur cuisson. Les végétaux ont deux types d'éléments dominants. D'une part des glucides à valeur énergétique et d'autre part des agents de textures que l'on peut assimiler aux fibres alimentaires dont le problème principal est la digestibilité.

Les légumes sont soumis à deux préparations principales : le blanchissement et la cuisson en milieu aqueux. Le blanchissement lutte contre le brunissement des fruits et des légumes, la technique la plus simple consistant jeter les légumes dans de l'eau en ébullition. Cette réaction correspond à des oxydations qui favorisent l'action de nombreuses enzymes [1]. Il en résulte une altération de la structure physico-chimique du végétal, une modification du profil gluci-

1. Ex. : les phénolases, l'acide ascorbique oxydase...

dique, une oxydation de quelques vitamines (vitamine C). Dans ces conditions, l'eau a subi une désagrégation et la température de 100° permet un effet thermique désactivant les enzymes' et une dégradation de quelques vitamines thermo-sensibles (vitamines B1 et B12, acide folique). En revanche, les pertes par diffusion dans l'eau de cuisson sont minimes dans la mesure où se forme un filtre constitué par une couche de protéines coagulées.

À l'inverse, lorsque les légumes sont placés dans de l'eau froide qui est progressivement chauffée, les pertes par diffusion deviennent importantes, favorisées par une solubilisation des protéines de paroi des tissus végétaux. Ces déperditions sont grossièrement proportionnelles à la quantité d'eau utilisée et à la durée de la cuisson. Les phénomènes d'oxydation demeureront limités bien que cette eau contienne de très faibles quantités d'oxygène dissous.

La cuisson à la vapeur est responsable de phénomènes opposés. La vapeur ne peut entraîner une diffusion importante des éléments hydrosolubles mais les réactions d'oxydation sont facilitées.

II-B-4- Aspects biochimiques des sauces

Sauce et cuisine française sont étroitement liées. L'aube d'un style culinaire spécifiquement français est attribuée au cuisinier François de la Varenne (1651) ; l'auteur du *Cuisinier François* inaugure les recettes des futurs fonds de sauces indispensables à notre grande cuisine classique. Avant d'évoquer l'évolution de ces sauces, il convient d'en schématiser la composition biochimique et ainsi de déterminer si la gloire de nos palais n'est pas la honte de nos artères.

Évoquons d'abord le jus de viande, glorifié par nos grand-mères et méprisé des cuisiniers. Produit issu de la cuisson de la viande, de 20 à 30 % des lipides de la viande et de 0,5 à 7,5 % environ de sa fraction protéique y baignent. Ces substances azotées, dégradées par la chaleur, se polymérisent en macro-molécules qui donnent la couleur au liquide.

En dehors de ces quelques éléments, la valeur nutritionnelle de ces jus ne justifie pas leur réputation de vertus « de bonne santé » que leur attribuaient nos aïeux.

Les sauces nobles sont préparées à part, reçoivent les plus grands soins, puis sont ajoutées au plat. Il n'est pas envisageable d'en décrire toutes les variantes. Après les simplifications apportées par Carême, les cuisiniers considèrent qu'il existe trois fonds de sauces principaux : l'« espagnole », le « velouté » et la « béchamel ». Ils y adjoignent la « mayonnaise » et la « hollandaise » ; ces deux dernières, à base d'œufs, ne pouvaient être préparées à l'avance jusqu'à l'apparition des moyens modernes de conservation. L'utilisation systématique du froid au XIXe siècle permet de garder les fonds de sauces et facilitera leur diffusion.

Tableau des sauces
« Fonds de sauces traditionnels après Carême »

	Fonds de sauces Préparation à l'avance (sans œufs)			Préparation extemporanée (avec œufs)	
Nom	Espagnole	Velouté	Béchamel	Mayonnaise	Hollandaise
Éléments de base	Farine Saindoux Lard (Carcasse animale)	Farine Beurre	Farine de blé Lait riche AG	Jaune d'œuf Huile	Jaune d'œuf Beurre
Sauces Dérivés	Bordelaise Périgueux Poivrade	Suprême Soubise	Roux	Aïoli Rouille Gribiche	Béarnaise Mousseline Moutarde
			Sauce Mornay		

Du point de vue biochimique, trois fonds de sauces sont ainsi distingués selon qu'ils sont à base d'œufs, à base d'huile, à base de blé.

Les vinaigrettes et autres sauces de salade sont des émulsions de gouttelettes d'huile en phase aqueuse. Cet état est instable, les gouttelettes d'huile ayant une fâcheuse tendance à se regrouper, d'où la nécessité de les préparer au moment de servir. Il existe des agents qui pourtant stabilisent l'émulsion. Le plus classique est la moutarde.

Dans les béchamels et les roux, l'ingrédient de base est la farine de blé. La béchamel est un simple empois d'amidon dans du lait enrichi de matières grasses. Les roux reposent sur les mêmes principes, mais ce mélange de farine et de matières grasses est porté à une température élevée qui permet d'obtenir le brunissement caractéristique au prix d'une digestibilité plus difficile.

Les mayonnaises, béarnaises et hollandaises sont des émulsions grasses avec de petites particules aqueuses dispersées dans une matière grasse : le jaune d'œuf. Ce dernier est constitué pour 2/3 de cholestérol et 1/3 de phospholipides (2 g par jaune), eux-mêmes se partageant en 2/3 de lécithines et 1/3 de céphalines.

Ces lécithines, que l'on trouve également dans les biscuits, chocolats, confiseries, margarines, présentent plusieurs effets favorables. Dans le tube digestif, elles stabilisent l'émulsion des lipides alimentaires et ainsi favorisent l'action de la lipase alimentaire. Leur action métabolique est aussi plus intéressante. Leur richesse en acides gras insaturés facilite la diminution de la cholestérolémie. Les phospholipides se retrouvent sur les VLDL (20 %) et HDL (45 %). Un bonheur ne venant jamais seul, on attribue d'autres actions bénéfiques aux lécithines : réduction de la stéatose hépatique, réduction d'anomalies neurologiques.

Ces sauces pourraient donc associer un bénéfice diététique au plaisir gourmet si elles n'avaient, et c'est leur principal défaut, une valeur énergétique considérable.

Note aux ménagères : le jaune d'œuf n'intervenant dans la mayonnaise que pour la faire « prendre », il est inutile et même nocif d'augmenter le nombre des œufs proportionnellement au nombre des convives...

II-C- Le meilleur ou le pire : la cuisine française

II-C-1- Approche de la recette alimentaire française

Notre recherche s'intéresse à ce que mange effectivement l'individu à travers le temps. Ce qui reste dans l'assiette n'a jamais abîmé les artères de l'homme repu qui méprise les derniers reliefs d'un bon repas. La recette présente l'intérêt d'être limitée ; elle est supposée convenir aux désirs d'une personne et n'est pas, dans sa première intention, une approche collective. Du point de vue quantitatif, rapportée à l'ingesta quotidien, elle n'intervient que partiellement, le plat représente un élément. Cette unité constitutive d'un repas a l'avantage d'être un fait conscient, valorisé, et de marquer ainsi l'identité de la France.

Les recettes qui nous sont parvenues sont celles qui furent écrites, cela limite bien sûr les observations. Leur lecture, l'examen des recueils ou calendriers, comme on disait dans l'ancienne France, permettent de noter de nombreuses modifications, hors de notre propos, lequelles justifient néanmoins une esquisse.

L'amateur moderne est impressionné par l'étendue des non-dits : quantités, qualités, durées de cuisson, tours de main, morceau d'une viande, variété d'un fruit, provenance d'un vin. Ces silences sont d'autant plus impressionnants que la recette est ancienne.

Dans *L'Art culinaire* d'Apicius, il est simplement noté de chauffer, parfois rôtir, exceptionnellement bouillir. Une recette comme celle du « Porcelet à la jardinière » est d'une précision très relative : Apicius donne une notion technique (ajouter la fécule lors de l'ébullition) et un tour de main (fendre le porcelet par le dos) [1]. Mais, il n'est pas précisé si les œufs sont crus ou durs, ni les quantités. Dans les recettes

1. Cf. bibliographie générale : Apicius, 1974, p. 100.

de sauce, on trouve des détails techniques comme l'ébullition et le moment où il faut introduire les épices par rapport à cette ébullition [1], mais l'essentiel du corps de la recette est une énumération d'épices ; on ne peut savoir s'il s'agit d'une vinaigrette translucide ou d'une sauce plus épaisse à base de vin [2].

Progressivement, les auteurs deviennent plus techniques. Taillevent donne des précisions sur les cuissons : son « Galimafré », plat de fête populaire, se situerait entre nos ragoûts et nos soupes actuelles. « Prenez un gigot de mouton que vous verrez cuire à point. Hachez le menu et mélangez avec des oignons émincés. Mettez le tout à étuver avec des verjus, du beurre et du gingembre. Salez ». Notre Guillaume Tirel utilise même des aliments ayant nécessité une cuisson préalable, son « Brouet d'Angleterre » avec ses châtaignes en est un exemple : « Châtaignes pelées, cuites avec des noyaux d'œufs cuits, et un peu de foie de porc, tout broyé ensemble, détrempé d'un peu d'eau tiède ensemble, affinez de poivre long, de safran et faites bouillir tout ensemble ».

Les recettes vont rester vagues jusqu'au milieu du XVIIIe siècle. À cette date, le four potager offre la possibilité de cuissons différentes et simultanées ; les auteurs deviennent plus précis à propos du mode de cuisson. Les quantités n'apparaissent qu'au XIXe siècle ; le lectorat s'est élargi et dès le début du Second Empire, le public est double : les professionnels et les femmes. Pour les premiers, les recettes les renvoient à des éléments déjà connus comme les fonds de sauce du brave Carême. Pour les secondes, les recettes sont minutieusement expliquées et les proportions données.

La revendication de créativité apparaît dans les préfaces des livres de cuisine du XVIIe siècle. Ces ouvrages sont essentiellement conçus pour des amateurs éclairés même si l'élite des professionnels les utilise comme vecteurs. Longtemps

1. Cf. bibliographie générale : Apicius, 1974, Sauce aux herbes pour le poisson (434), p. 114.
2. Cf. bibliographie générale : Apicius, 1974, Autre recette pour le poisson bouilli (436), p. 114.

analphabètes, peu fortunés, les cuisiniers ne bénéficient de l'imprimerie que durant le dernier quart du XIXe siècle avec l'émergence d'une presse professionnelle (*L'Art culinaire*, premier numéro paru le 28 janvier 1883, mais aussi *Le Progrès des cuisiniers*).

La précision croissante dans la rédaction des recettes est riche de significations. Les progrès technologiques augmentent la liberté du cuisinier en matière de mode de cuisson, ou de choix de l'aliment. Pour que les lecteurs puissent reproduire un plat, l'auteur multiplie les détails mais il subsiste entre la recette et le plat obtenu un décalage constant lié au non-dit, au coup de main. La rédaction de la recette n'est donc pas neutre. Le changement sera apporté avec la modification du statut de leur auteur par deux éléments prédominants : l'identification des auteurs et le rôle des amateurs, aristocrates de l'Ancien Régime et femmes de la fin du XIXe siècle.

Les recueils les plus anciens sont déjà nominaux. Apicius est associé à l'*Art culinaire* ; Taillevent, pour un recueil bref, s'est offert un très long titre plein d'immodestie et qui reste dans les mémoires sous le nom de *Viandier* (1440) ; La Varenne nous a laissé le *Cuisinier François* (1651). Après eux, les auteurs et les ouvrages sont nombreux avec Pierre de Lune (*Le Cuisinier*, 1656), Jean Ribou (*École parfaite des officiers de bouche*, 1662), Nicolas Bonnefons (*Délices de la campagne*) et autres Massialot (*Cuisinier roîal et bourgeois*, 1691). Il existe naturellement des exceptions tels le *Ménagier de Paris* (anonyme, dernière décennie du XIVe siècle) ou l'*Art de bien traiter* (1674, signé d'un mystérieux *L.S.R.*). Ces textes sont davantage des guides de savoir-vivre qui cherchent à fixer les bons usages que des recueils de recettes de cuisine. Le phénomène éditorial s'intensifie au XVIIIe siècle, s'amplifie au XIXe siècle, explose au XXe siècle avec une multitude d'auteurs... et de redondances.

Les recettes de cuisine constituent de larges chantiers : les historiens les exploitent pour déterminer les mouvements des épices, d'un condiment ; les sociologues s'intéressent à qui les confectionnent, à qui les mangent ; les économistes y voient des productions, des échanges et autres commerces. Que va y chercher le médecin ? A priori, rien de bon ! Avec son œil de censeur, il traquera le patrimoine alimentaire français en termes de biochimie. Si notre faible mortalité cardio-vasculaire contemporaine demeure à l'esprit, le physiologiste doit tenter de débusquer des éléments expliquant ce miracle. Notre démarche consiste donc à évaluer et à quantifier les paramètres lipidiques et glucidiques des plats de nos ancêtres avec la complicité d'Olivier Margelish qui en fit sa thèse de médecine.

II-C-2- L'assiette

Premier anachronisme : l'analyse est rétrospective et aborde naturellement des notions étrangères à l'époque où les recettes pour la plupart ont été rédigées.

Première constatation : la rigueur scientifique est malmenée par un grand nombre d'imprécisions.

D'abord, il existe un décalage entre le préparé et le mangé. Nous le supposerons constant et rejetterons les gloutons atypiques. Car les textes qui rapportent les consommations de personnages illustres reposent sur leur nature extraordinaire. Les lettres de la Palatine décrivant les goinfreries de Louis XIV soulignent le caractère hors mesure de l'appétit royal : « J'ai vu le roi manger quatre assiettes de potages divers, un faisan entier, une perdrix, une grande assiette de salade, deux grosses tranches de jambon, du mouton au jus et à l'ail, une assiette de pâtisseries et puis encore des fruits et des œufs durs. » En 1715, après sa mort, eut lieu l'autopsie de Sa Majesté. Le rapport de cette dissection décrit un estomac très nettement supérieur à la normale.

Ensuite est à prendre en compte l'évolution des matières premières : le bœuf de 1870 ne reconnaîtrait pas son petit-fils de 1970 ; l'entrecôte crue est très différente de la cuite, et pourtant nous ignorons toutes ces variables. Même le choix des documents pose problème. Si le hasard peut présider à la sélection des recettes à partir du XIXe siècle, auparavant, la rareté des données quantitatives conduit à retenir celles qui en sont pourvues – source de distorsion. L'hétérogénéité des unités complique la tâche. Pour mémoire on comptait en livre (488 g), chopine (0,465 l), nuid (268 l). Les unités de l'Antiquité ne participèrent pas aux calculs, mais nous pouvons citer le sicle (6 g), le setier (7,5 l), la pinte (0,94 l)[1]. Enfin, une approche sur la longue durée suppose une stabilité de l'échantillon, une homogénéité d'ensemble. Seuls les riches permettent cette analyse. À la fin du XVIIIe siècle la France est rurale tandis que, à la fin du XXe siècle, les services ont une part prédominante dans l'activité de notre pays. Seules les classes dirigeantes sont demeurées dirigeantes. D'autre part, les privilégiés ont bénéficié d'une mémoire écrite qui néglige souvent l'individu pauvre. Ce dernier est plus facilement abordé comme un élément de la foule par une approche globale, macro-économique.

Les recettes, représentations des plats, sont considérées comme l'unité alimentaire. Or les variations de vocabulaire dans l'intitulé des plats rendent impossible le suivi d'une recette à travers le temps et seules des méthodes statistiques permettent de s'affranchir du lyrisme ambiant. Les recettes sont classées en potages, entrées, viandes, gibiers-volailles, poissons et desserts. Seules des recettes avec des données quantitatives sont exploitées, ce qui rend leur recherche difficile pour les périodes éloignées. De ces temps lointains, on n'a retrouvé qu'une dizaine de recettes par item. Pour une pondération statistique cohérente, dix recettes par item ont été choisies au hasard pour les périodes récentes. Il s'agit toujours de plats cuisinés ; plateaux de fruits de mer ou viandes simplement grillées sont exclus.

Les soubresauts liés à l'Histoire sont encore des éléments

1. Pour simplifier, une même unité pouvait avoir des réalités différentes d'un endroit à un autre.

biaisés, même s'ils démasquent des habitudes de périodes calmes. Ainsi, le 1er octobre 1870, Edmond de Goncourt rapporte dans son journal : « Aujourd'hui, la viande de cheval se glisse sournoisement dans l'alimentation parisienne. Avant-hier, Pélagie avait rapporté un morceau de filet que, sur sa mine douteuse, je n'ai pas mangé. Hier, chez Peter's, on m'apporte un rosbif dont j'examine la viande aqueuse et sans graisse, rayée de nerfs blancs, dont mes yeux de peintre regardent le rouge noirâtre, si différent du rouge-rose du bœuf. Le garçon ne m'affirme que bien mollement que ce cheval est du bœuf. »

Ce grand gourmet dédaigne la viande « populaire » que représente le cheval et apprécie comme signe de qualité la graisse d'un morceau de viande. Plus tard, durant le siège de Paris, fleuriront des recettes à base de chiens, de rats. Il ne s'agit pas de caractères distinctifs de l'alimentation française.

Pendant l'occupation allemande de la Seconde Guerre mondiale, Édouard de Pomiane publie *Bien manger quand même* et propose de suivre les grands principes gastronomiques malgré les difficultés d'approvisionnement. La cuisine fait de la résistance.

Les périodes étudiées doivent correspondre à des séquences historiques politiquement stables. La première se situe dans le XVIIe-XVIIIe siècle, fin de l'Ancien Régime. Il s'agit du terme de l'ère seigneuriale dominée par la culture de cour. La seconde période s'étale de la monarchie de Juillet à la Première Guerre mondiale ; ce XIXe siècle voit l'essor de la bourgeoisie et de la grande cuisine académique. La troisième période est l'entre-deux-guerres et s'étend de 1930 à 1939. Enfin, les quatrième, cinquième et sixième périodes sont contemporaines. De 1960 à 1969, on assiste aux dernières heures du triomphe incontesté de la cuisine bourgeoise ; durant les deux décennies suivantes, la nouvelle cuisine apparaît, les campagnes de prévention des dyslipidémies par la diététique débutent pour se développer jusqu'à aujourd'hui.

Les calculs utilisent une base de données mise au point et validée par l'unité INSERM U 63 (Nutrition et physiopathologie vasculaire, 69500 Bron), document diffusé par les laboratoires Astra-Calvet.

II-C-2-1- L'assiette ou la permanence de la vaisselle

Le contenu dépend du contenant. La vaisselle française est de dimensions stables depuis le XVIIe siècle et les assiettes semblent toujours remplies de façon comparable. L'assiette de brasserie enfouie sous une pyramide d'aliments ou celle du restaurant « nouvelle cuisine » avec deux carottes, un kiwi et un filet de sole sont, d'après nos calculs, marginales. L'analyse porte sur le simple empilement des matières premières et néglige l'effet du travail sur les aliments de base. Sur les trois siècles que couvre l'étude, aucune différence significative n'est constatée. Une entrée ou un dessert représente 300 g alors qu'une assiette d'un plat principal contient environ 500 g. Naturellement, ces quantités sont celles de nourritures préparées et non ingérées. Un rapport de 75 % semble vraisemblable.

Si la masse d'un même plat, dimension qui intéresse l'agriculteur, le producteur, est demeurée inchangée ou presque depuis trois siècles, sa valeur calorique, notion qui concerne le mangeur, a varié.

Ce sont les viandes qui ont subi les modifications les plus franches et elles témoignent de leur rôle central dans l'alimentation française. C'est autour d'elles que s'exprime le talent des cuisiniers, que se développe la technologie. Dans notre étude, les viandes concernées sont le veau ou le bœuf. Le porc est peu représenté, témoignant de l'origine urbaine de nos sources. De la fin de l'Ancien Régime aux années 70, une augmentation constante et significative de la teneur des calories est observée, alors qu'elle baisse dans les années 80. Les gibiers et les volailles ont une évolution moins nette avec un accroissement calorique marqué entre l'Ancien Régime et la période qui lui a succédé. Potages, entrées et poissons ne subissent que de discrètes modifications, non significatives sur l'échantillon considéré et qui apparaissent comme un écho des changements observés sur les autres items. La discordance entre calories et masses fait des premières un indice de la valeur alimentaire ajoutée par la technique, une sorte de TVA alimentaire.

Les desserts ont présenté une évolution comparable à celle des viandes si ce n'est la présence d'un pic important durant le XIXe siècle. Cette ascension brutale des calories à masse constante s'éclaire avec l'analyse des consommations glucidiques.

II-C-2-2- L'assiette sucrée

À une exception près, les glucides sont stables dans l'ensemble des recettes françaises quelle que soit l'époque. Les desserts sont cette exception avec des valeurs au moins doubles de celles observées dans les autres catégories de plats. Au XIXe siècle, leurs teneurs augmentent significativement par rapport [1] à celles du XVIIe et du XVIIIe siècle ou du XXe siècle. Seules les années 60 ont des chiffres également élevés. Cette fièvre glucidique est intéressante à plusieurs titres.

D'abord les mouvements du sucre ne sortent pas du domaine limité qui est le sien : la fin du repas. La confiture accompagnant le gibier comme d'autres sucré-salé ne sont pas la règle. Ces résultats se rapprochent des données observées par les historiens, qui ont relevé une augmentation de la citation du sucre dans les recettes. Ainsi la séparation du sucré et du salé est-elle une caractéristique de la cuisine française qui résiste à l'assaut des modes et participe aux discours modérés des médecins français en matière de glucides.

Ensuite, une approche par les recettes plaide pour la constatation d'un accroissement de la consommation individuelle. L'augmentation des consommations collectives,

1. $p = 0{,}01$.

rapportée par les économistes, n'est donc pas uniquement due au recrutement de nouveaux utilisateurs. Si le prix du sucre a baissé grâce à la généralisation de la betterave sucrière, cette racine a eu des cours d'échange en hausse constante durant l'ensemble du XIXe siècle jusqu'à une accalmie passagère vers 1910. Cette tendance persistera durant les vingt-cinq dernières années du XXe siècle malgré une baisse continue des prix agricoles.

Enfin survient, dès le début du XXe siècle, un retour à des teneurs glucidiques comparables à celles de l'Ancien Régime. Le phénomène est-il dû à l'efficacité du discours médical, à la perte de l'aura du sucre devenu substance de base, à la réduction de son attrait gustatif ? Chacune de ces interrogations porte une part de la réponse.

Le sucre ne justifie plus aujourd'hui une attaque frontale. Ses effets néfastes paraissent tellement évidents que sa nocivité est évoquée naturellement, sans précision dans l'accusation, lorsqu'un thème de pathologie est abordé. Il est même devenu nécessaire de défendre une exigence de ration glucidique minimale.

II-C-2-3- Le gras dans l'assiette

Thème central dans notre suivi des recettes de la gastronomie française, l'évolution des corps gras à travers le temps est le paramètre qui s'est modifié de la façon la plus nette et la plus péjorative.

Les viandes y sont les plus sensibles. Une augmentation pratiquement constante de leurs lipides totaux est calculée à partir des recettes. Cet accroissement est statistiquement significatif lorsque l'on compare les chiffres du XXe siècle à ceux du XVIIIe ou même du XIXe. Les années 70 représentent un sommet, une décroissance étant enregistrée pour les années 80. Escalopons cette analyse : cette évolution a été le fait des acides gras saturés et du cholestérol – éléments les plus nuisibles. Les acides gras monoinsaturés et polyinsaturés, à qui sont attribuées des vertus bénéfiques, n'ont pas participé à cette évolution. Le cholestérol a une courbe parallèle à celle des lipides totaux avec un maximum observé dans les années 80. Là encore, cet accroissement du XVIIIe au XXe siècle est statistiquement significatif. Les acides gras saturés voient leur teneur doubler entre le XVIIIe et le XXe siècle[1] et, comme les lipides totaux, leur valeur maximale est observée dans les années 70, un fléchissement étant également enregistré dans les années 80.

Les gibiers et les volailles suivent une évolution proche de celle des viandes de boucherie sans avoir la même ampleur. Les autres items – potages, entrées ou hors-d'œuvre, poissons ou desserts – ont des teneurs lipidiques nettement moins sujettes à variations.

À la traditionnelle opposition sucré-salé, se juxtapose une rivalité biochimique glucide-lipide : l'accroissement des teneurs en calories des recettes de viande est d'origine lipidique (lié aux acides gras saturés et dans une moindre mesure au cholestérol alimentaire) et non glucidique.

Dans ce travail, les calculs reposent sur des mesures effectuées à partir des matériaux contemporains. La viande de boucherie a subi durant les deux derniers siècles de nombreuses modifications avec le développement de la spécialisation des espèces, l'émergence d'animaux moins gras (en particulier si on les compare à ceux des USA). Par ailleurs, dans la teneur lipidique d'une viande, intervient le travail du boucher, avec surtout le parage qui consiste à enlever une partie importante de la graisse de couverture. Enfin, un élément d'hétérogénéité lipidique réside dans le choix du morceau de viande chez un même animal, précision absente des recettes avant la fin du XIXe siècle.

Le résultat global de cette évolution de la matière première – meilleur parage, animaux moins gras – devrait conduire vers une diminution des teneurs lipidiques alors que nos recettes font état de l'inverse. D'où vient cette discordance ? En fait, l'enrichissement en lipides des recettes

1. $p = 0{,}05$.

est venu compenser leur décroissance dans les viandes. En effet, le tissu adipeux est l'élément porteur de substances aromatiques. En l'appauvrissant de son gras, la viande perd de sa valeur gustative ; le pouvoir organoleptique d'un plat devient alors surtout le fait des sauces. Ce déplacement de l'arôme du solide vers le liquide au sein des recettes françaises est non seulement une constatation quantitative mais recoupe de nombreuses données qualitatives. La cuisine française, avec Escoffier et autres Carême, s'identifie à ses sauces. Nos chiffres témoignent que leur part s'est amplifiée de façon continue : masse stable et teneur lipidique croissante...

Malgré l'infléchissement récent observé sur certains indices (lipides totaux à partir des années 70, cholestérol à partir des années 80), le contexte culturel n'a guère changé. Les sauces sont aujourd'hui vendues toutes préparées et l'indispensable mayonnaise n'est pas remise en question. Surtout, avec la sensibilisation aux risques cardio-vasculaires, a surgi une tentative d'adaptation diététique dont le but est de réduire les teneurs en acide gras saturés et en cholestérol alimentaire. Les allégés se multiplient, on cherche encore à appauvrir les viandes en lipides.

Il est trop tôt, dans notre propos, pour évaluer l'impact de la cuisine française sur les artères des gastronomes, nous y reviendrons.

CHAPITRE III
LE VRAI RISQUE DU REPAS FRANÇAIS

III-A- Lourdeurs apéritives

La culture populaire se souvient des débauches alimentaires de Louis XIV, sans réaliser que l'expérience simple et consciente du repas se reproduit 87 600 fois dans une vie humaine de 80 ans. Ce non-événement est l'unité alimentaire perçue par le consommateur. Il s'oppose au plat qui est l'unité du cuisinier dans son travail.

Ces repas d'autrefois ont laissé quelques reliefs : des menus, des tableaux, des chroniques. Ils dépeignent le mangeur de leur époque. Naturellement, tous relatent des événements plus qu'ils ne reflètent l'ordinaire. Leur mémoire ne sélectionne que la partie variable de l'alimentation et ils ignorent ce qui va de soi comme, en France, la présence du pain et du vin. Avec les mêmes plats et pour les mêmes convives, les moments profanes, avec le repas, ou plus ritualisés, avec le banquet, y sont à l'honneur.

III-A-1- Modifications de structures du repas

France, pays du rôt. Le définir est chose difficile, il outrepasse le mot rôti. Temps fort du repas, il était la référence aristocratique. Qu'un plat appartînt au rôt dépendait d'une notion subjective de sa noblesse plutôt que de sa composition alimentaire. La qualité de l'aliment digne du rôt se devait d'être préservée et la préparation culinaire se bornait à le rôtir, éventuellement à le larder. Les viandes du rôt, c'étaient les volailles, les jeunes bêtes à poils tels les levreaux, lapereaux, marcassins ou agneaux, les gibiers et les meilleurs morceaux de boucherie. Cette nature subjective du rôt s'affirme lorsque l'on observe ses formes limites. Le gibier appartient au rôt mais est mariné au préalable ; à l'inverse, de grosses pièces de boucherie, perçues comme vulgaires, sont refusées par ce club malgré leur fréquentation de la broche. Lorsqu'une viande était piquée d'autre chose que de lard, lorsqu'elle était farcie ou lorsqu'elle était servie avec une sauce, elle était déclassée, servie aux entrées avec parfois des mentions de rattrapage telles que les « entrées de broche » de *La Cuisinière bourgeoise*. En période maigre, le rôt persiste mais se porte sur les poissons de qualité, servis sans sauce. Le court-bouillon remplace ici la broche. Ce rôt participe à l'identification aristocratique de la table.

Cette table de l'ère seigneuriale est la scène naturelle où s'exprime la fonction ostentatoire qui lui est dévolue. Une vaisselle somptueuse disposée avec art, des mets abondants à la fois se donnent en spectacle et sont des signes de puissance. Plusieurs siècles plus tard, le succès de l'exposition au château de Versailles des « Tables royales » (6 novembre 1993-27 février 1994) témoigne du pouvoir de fascination que conservent ces décors. Les plans de table, la disposition des mets et de l'orfèvrerie méritaient d'être consignés par écrit et ensuite d'être archivés. La répartition des convives autour des maîtres de maison est d'ailleurs un langage qui perdure aujourd'hui.

Cette structure autour du rôt est à distinguer de la succession des services qui s'apparente davantage à une représentation théâtrale qu'au déroulement d'un repas. Une analogie est même permise avec le problème d'école primaire où l'élève doit calculer le nombre d'intervalles à partir du nombre de piquets. Hors-d'œuvre, premier, deuxième service et autres desserts sont l'intervalle, le piquet symbolisant le mouvement des domestiques qui annonce le fait alimentaire. Selon ce schéma, durant l'Antiquité, l'intérêt du découpage des repas réside dans les piquets, car si les intervalles ne se distinguent guère les uns des autres, ils sont annoncés et clos par des danses et des divertissements.

Ainsi, de l'Antiquité au XVe siècle, les mets sont déposés pêle-mêle sur les tables ou ce qui en tient lieu. Même lorsqu'un repas est structuré en services, la progression n'est qu'une simple superposition de mets et une succession de tableaux. Dans le *Satiricon*, les hors-d'œuvre associent des loirs saupoudrés de miel et de pavot, des saucisses brûlantes, etc.[1] Les comptes rendus du Moyen Âge soulignent les numéros des conteurs, jongleurs, montreurs d'animaux, évoquent la présence des troubadours plus que le détail de la nourriture.

À partir du XVe siècle, en Italie d'abord, en France ensuite, l'intervalle reconquiert de l'importance. À la simple superposition de mets arrivant à des moments différents, succède une ébauche d'organisation centrée sur le rôt. Autour de ce dernier, le repas se constitue ; les entrées comportent des potages, pâtes, viandes ou poissons en sauce (schématiquement, c'est l'heure du bouilli). Puis c'est le tour du rôt, parfois accompagné des salades ou des entremets, qui sont souvent regroupés en un troisième service. Enfin viennent les desserts.

Jusqu'à la fin du XIXe siècle, a régné le « service à la française ». Les domestiques et les officiers de bouche recouvraient la table de divers plats organisés comme pour une mise en scène ; chaque convive choisissait en fonction de ses goûts, de ses envies et de leur accessibilité. Comme le souligne Flandrin, le banquet d'autrefois n'est que la juxtaposition d'aventures individuelles. Pour le mangeur immobilisé à sa place, sa perspective gastronomique dépendait de

1. Cf. bibliographie générale : Pétrone, 1970, p. 48.

la longueur de ses bras éventuellement prolongés par celle de la fourchette. Dans les livres traitant de la table, l'art de demander un mets inaccessible justifie de longues dissertations.

Ces services, tableaux successifs de victuailles, étaient moins définis et rythmés que ne le laissent penser les chroniqueurs. Pour ne pas importuner les mangeurs, les serviteurs desservaient un plat et posaient le suivant dans un même temps. Seuls les desserts étaient servis (comme leur nom l'indique) après que la table fût entièrement vidée. La succession des services était rapide ; Massialot préconisait, pour lutter contre l'ennui, un délai de quinze minutes entre deux services, dans tous les cas inférieur à la demi-heure.

Le service à la française répondait fort bien à la fonction ostentatoire et à l'affirmation du rôle politique de la table. Mais, lorsque le goût l'emporta sur le spectacle, des limites apparurent. Les plats servis tous en même temps, plus ou moins inaccessibles sur la table, arrivaient froids dans l'assiette. D'autre part, ce service supposait une domesticité nombreuse, progressivement ressentie comme pesante. Dans le *Nouveau Cuisinier royal et bourgeois* datant de 1742, il est recommandé au maître d'hôtel de ne pas approcher plusieurs fois de suite les convives de peur de les incommoder. Dans le jury dégustateur de Grimod, les domestiques n'interviennent qu'aux sons d'une clochette maniée par le maître de cérémonie. Mais, plus que tout, c'est la finalité qui a changé : l'amphitryon n'invite plus pour exposer sa puissance ou sa fortune mais pour montrer son excellence. Dans cette optique, la liberté de chaque convive à confectionner un repas s'oppose aux efforts de délicatesse d'un hôte averti. Grimod de La Reynière impose alors le service plat à plat, dit service « à la russe » – l'anecdote en attribue l'invention au prince Borissovitch Kouratine, ambassadeur d'Alexandre Ier, qui aurait donné en juin 1810 une réception à Clichy où chaque plat était servi simultanément à chaque convive.

La Reynière milite dans le même sens et écrit dans son

Manuel des amphitryons (1808) : « La méthode de servir plat à plat est le raffinement de l'art de bien vivre. [...] C'est le moyen de manger chaud, longtemps et beaucoup, chaque plat étant alors un centre unique auquel viennent aboutir tous les appétits. » Même Félix Urbain Dubois, cuisinier en chef du roi de Prusse, auteur de *La Cuisine classique* (1856) et traditionaliste revendiqué, fut un partisan actif du service à la russe. Archaïsant par sa présentation des mets dans des décors complexes pas toujours comestibles, il était soucieux de servir chaud et trouvait dans ce type de service une solution à ces problèmes techniques.

Le service à la russe s'installe et devient avec la IIIe République le mode commun. Pour reprendre les propos de Flandrin, le repas est alors devenu une aventure collective sous la responsabilité du seul maître de maison. L'examen des menus confirme cette évolution. Le découpage ne se fait plus en trois ou quatre services, son déroulé est une liste de plats qui se succèdent et représentent chacun un service selon l'ancienne acception. Après une période de transition, les plats deviennent les seuls intitulés. L'étape suivante est le service à l'assiette. Non seulement les plats sont imposés, mais l'assiette est composée en cuisine : toute liberté est supprimée au mangeur et la quantité du mets, l'abondance de la garniture, la richesse en sauce sont imposées.

Service à la française ou à la russe, tables seigneuriales, etc., ces repas qui ont laissé des traces n'ont appartenu qu'à un quotidien marginal. À côté de conventions sociales manifestes, le mangé et le mangeur furent liés et, en espionnant l'un, il est permis d'espérer voir l'autre. Derrière un tableau, l'ombre du repas, la silhouette du mangeur se profilent car la peinture est le reflet à travers un miroir mal dépoli d'une époque. L'art est à la fois un témoin et un filtre. Guetter l'humanité derrière la représentation du repas comprend, dans notre perspective, deux facettes. La première est la surveillance de l'alimentation ; le repas ou le banquet sont des thèmes de peintures où l'on peut suivre l'évolution des mœurs, l'importance accordée à la nourriture. La seconde, qui sera abordée plus loin, est l'observation du mangeur, de l'homme ; le portrait est un genre ancien, malgré des conventions de style variables selon les époques, une ressemblance avec le sujet fut une contrainte constante et des défauts physiques, des stigmates de pathologie peuvent être guettés.

III-A-2- Représentation du repas

D'emblée une déception : la représentation picturale du festin et du repas est décevante en ce qui concerne la nourriture. Cette iconographie nous renseigne plus sur l'évolution du fait social que sur l'alimentation. Le repas et sa cuisine ne semblent qu'un prétexte. Ces banquets dont il nous reste de nombreux compte rendus, dont l'intitulé des plats sur les menus évoque recherche et originalité, sont du XIe siècle à nos jours représentés avec un constant dédain des efforts des cuisiniers. Notre attention se porte sur la place accordée à l'individu face aux convention sociales.

Plusieurs étapes peuvent schématiser cette illustration des banquets et festins. Du XIe au XVIe siècle, les convives sont peu nombreux, en règle générale moins de dix. À la fin de cette période le nombre de participants croît légèrement. Le banquet est présidé par un ou plusieurs personnages centraux, un évêque ou archevêque sont représentés. La fonction du roi, reine, prince, est plus importante que l'individu dont ni la personnalité ni l'âge ne peuvent être évalué. Les femmes n'apparaissent que si leur qualité sociale l'exige, les traits sont mal définis, les éléments de reconnaissance du visage sont réduits, le portrait est sommaire.

Le service, assuré théoriquement par des nobles, est représenté, là encore la fonction de chacun est explicitée : écuyer tranchant, panetier.... À ces banquets, les témoins sont absents. Il faut attendre la fin du XVIe siècle pour qu'apparaissent des spectateurs, foule compacte en un coin du tableau. La nourriture est à peine esquissée, les assiettes sont vides et les plats ne contiennent pas l'empilement des mets décrits dans la littérature. En revanche, la vaisselle est nettement dessinée, en particulier les pièces précieuses. On distingue parfois de la vaisselle d'or autour du personnage central, et une vaisselle d'un autre métal (l'argent) à proximité de personnages moins importants. Ces festins sobres et en petits groupes contrastent avec la réalité quotidienne des rois ou des princes qui pratiquaient la table ouverte.

La seconde étape débute avec la Renaissance et s'achève avec la Régence. Du XVIe au XVIIIe siècle, le tableau ne suffit plus à retracer l'événement. Le peintre s'attache à représenter une foule de témoins qui ne mangent pas et n'appartiennent pas à la domesticité. L'Église est moins visible, la mitre est rare. S'opposant à cette foule, le nombre de convives reste limité ; le personnage central demeure. L'individu apparaît, l'identification des participants par leur fonction semble moins évidente autour du personnage central, des femmes font partie de l'entourage et des adolescents apparaissent parmi les serviteurs (dans le manuscrit du *Marché aux Heures d'Adélaïde de Savoie*, les illustrations les montrent faisant le service du banquet de janvier).

La représentation de la nourriture reste grossière et les assiettes sont vides ou presque ; les plats sont abondants sur la table, sur les dessertes ou dans les bras des gens de service. Les couverts ne se limitent plus à un couteau grossier, une fourchette est souvent esquissée. La vaisselle est moins clinquante. Grâce aux progrès techniques de la peinture (perspective, peinture à l'huile), ces banquets de la Renaissance et de l'âge classique sont plus vivants que ceux de la période antérieure. L'événement n'est plus solennel, figé, religieux, mais est devenu un moment fastueux de la vie de cour. Le terme festin tombe en désuétude, le banquet, moins cérémonial, lui succède.

La troisième période débute au XVIIIe siècle et s'achève avec la naissance de la IIIe République. La Révolution, événement de brève durée, encadrée par des systèmes monarchiques, n'a pas entraîné de bouleversement dans la représentation des banquets. Notons que, sous la Terreur, Robespierre tenta d'instaurer des « soupers fraternels ». Il devait s'agir de banquets organisés par quartiers de Paris afin de réunir le peuple dans une sorte de communion béate. Le temps ne favorisait pas les confidences entre voisins. L'actualité gastronomique résidait surtout en l'essor des restaurants. Les cours royales ou impériales survivent mais un certain « lissage » social apparaît au sein de chaque classe. Le roi « de droit divin » disparaît au profit du roi ou de l'empereur « des Français ». La peinture est mandée pour un événement qui mérite de demeurer dans les mémoires par son faste, par sa richesse.

Durant ces deux siècles, les représentations de banquets associent de nombreux participants et de nombreux témoins. La foule est fréquente. Le personnage central autour duquel se construit le banquet est présent mais il est moins mis en évidence. Les femmes sont nombreuses. Comme dans les périodes précédentes, peu d'efforts sont faits pour préciser les détails de la table et de la nourriture.

Enfin vient l'ère républicaine que nous couvrirons jusqu'à l'apparition de la photographie. Les festins conservent un grand nombre de participants, le personnage central, moins fréquent, demeure un élément de représentation. Les témoins, simples spectateurs, ont pratiquement disparu [1]. Il n'existe plus que dîneurs et serviteurs. Les femmes sont également plus rares. Ces banquets appartiennent souvent à la vie politique dont les femmes sont exclues. Le dessin de la table est plus précis avec les couverts, le vin, le pain clairement identifiables. Le souci de réalisme est plus évident. Le monde du tableau n'est plus divisé entre acteurs et témoins. Ces gens, qui se fréquentent, peuvent s'asseoir à une même table, participer à un repas qui revêt enfin une certaine importance.

À travers ce survol des tableaux de banquet, une représentation du fait social est évidente, largement conditionnée par un élément économique : le commanditaire de la toile

1. $p = 0{,}05$ dans notre série.

est souvent la puissance invitante. L'œuvre appartient au « service après vente » de l'événement. La photographie interrompt cette tradition de représentation picturale. Le photographe enregistre une réalité et impose d'autres éléments d'analyse. Les témoins comme le repas n'ont pas la même signification sur une photographie et dans un tableau ; passifs, ils peuvent être de simples éléments de décor. La facilité technique permet de photographier tout festin ou banquet moderne là où la peinture imposait une sélection rigoureuse des événements représentés, un choix qui n'était pas indifférent.

Si la représentation d'un banquet relève d'un intérêt politique, la raison d'être d'un repas est moins évidente. Rares sont les commanditaires d'un tableau qui investissent sans en escompter une certaine gloire. Les premiers documents intéressants sur cette partie de la vie privée ont été trouvés dans les livres d'heures et leurs dérivés populaires les calendriers. Traditionnellement, le mois de janvier (les Rois) est celui où le noble est représenté devant une table. Sur les parchemins du XIIe siècle, il s'agit d'un homme seul. Ces premiers manuscrits sont financés par de grands seigneurs ; les saisons pénètrent le rythme de leur vie et ainsi s'immiscent dans la vie privée (*Grandes Heures du duc de Berry*). Très tôt, des formes imprimées plus frustes sont diffusées par colportage. Gutenberg, toujours à court de finance, vivait davantage des bénéfices que lui rapportait ce genre de publications que des ventes de sa fameuse Bible. Au XVIe siècle, sur le thème de la vie privée et des repas, apparaissent des toiles, objets aristocratiques, que côtoient ces gravures souvent populaires. Progressivement un glissement s'effectue de la scène de genre au portrait de groupe.

Philippe Ariès date de cette période le début de la perception subjective de la famille moderne. Un tableau est onéreux, son commanditaire souhaite désormais fixer l'image de chaque individu de son entourage, adulte ou enfant. La famille commence à être représentée autour d'une table, alibi commode. L'instant choisi est souvent le moment du service des fruits (famille Anselme par Martin de Vos, 1577), ou des entremets ou des petits concerts de fin de repas. Dans ces instantanés, tous les milieux sociaux sont abordés : Mignard, Largillière et Tournier peignent la cour, Philippe de Champaigne les bourgeois, les farces, Le Nain les paysans. Pour illustrer notre propos, il est facile de se reporter aux toiles du Louvre comme *La Famille heureuse ou le Retour de baptême* de Louis Le Nain (1642), *Le Déjeuner* de François Boucher (1740)...

Malgré l'abondance des documents, jusqu'au XVIIIe siècle, ces repas intimes nous renseignent peu sur l'alimentation consommée. Ces scènes de genre sont plus riches d'enseignement sur la structure du groupe familial que sur son comportement alimentaire. De nombreux éléments sont constants : l'absence de témoins qui ne soient acteurs, la quasi-absence de convives représentés en train de manger, une faible représentation des mets et des plats contrastant avec celle, fréquente, des boissons, le plus souvent du vin.

Ainsi notre France, si bavarde en matière d'alimentation, si riche en recettes de cuisine, présente une curieuse pudeur qui peut laisser penser qu'en dépit du discours très élitiste des professionnels, la cuisine demeure un art mineur qui ne se justifie que par son rôle social. Insensiblement, l'individu se glisse dans le décor. D'abord défini par sa fonction, il apparaît ensuite face au groupe pour se fondre enfin dans ce dernier tout en conservant une valeur propre.

III-B- Sur la trace du menu

III-B-1- Naissance et généralisation

Revenons au début du règne de Louis XV, époque au cours de laquelle, en plein milieu du XVIIIe siècle et du service « à la française », le « menu » apparaît. D'emblée, l'objet est luxueux, calligraphié sur un support élégant (papier vergé, carton gaufré, mais aussi cuir ou soie). Les menus de Versailles, dessinés finement par Brain de Sainte-Marie, constituent des chefs-d'œuvre tant par leurs illustrations que par leurs conceptions architecturales. Le document le plus ancien dû à cet artiste a été réalisé pour le souper de Louis XV au château de Choisy le 21 juin 1751.

L'apparition tardive du menu et son succès rapide dans les milieux aristocratiques ne peuvent être le fait du hasard. Ce raffinement se situe à l'articulation, dans l'ère seigneuriale, entre cuisine quantitative et qualitative. Par ailleurs, l'existence d'un menu à lire avant le repas suppose un public suffisamment averti pour pouvoir évoquer des saveurs à la simple désignation d'un plat. Le menu tue l'effet de surprise lié à l'arrivée d'un mets extraordinaire sur la table, et témoigne ainsi d'un déclin relatif du rôle ostentatoire du repas. Il favorise l'évocation a priori des saveurs : le goût est roi.

Troisième facteur qui imposera le menu : la généralisation du restaurant. Le menu permet au futur consommateur de juger le lieu et éventuellement de choisir, une fonction lancée en 1803 par le « jury dégustateur » de Grimod de La Reynière.

Le décalage entre le repas décrit et celui effectivement ingéré semble sujet à de larges variations. Durant la grande période du service à la française, le nombre de plats présentés témoigne de la richesse de l'amphitryon. Le mangeur est libre de satisfaire à ses goûts mais également à sa faim. Ces menus ne peuvent donc nous aider dans une approche quantitative du manger effectif. Le regrat, cette vente de menues denrées au détail et de seconde main, souligne cette impossibilité. En effet, les restes de la table principale étaient savamment redistribués, tout d'abord au sein de la maison aristocratique mais aussi en périphérie, par le truchement d'un petit commerce mené par les domestiques. La revente portait sur la nourriture mais aussi sur les vêtements et même, à Versailles, sur les chandelles.

L'analyse de ces menus à la française apporte néanmoins des renseignements sur l'évolution du risque alimentaire auquel étaient soumis les anciens. Par exemple, dans un service de six plats, si cinq sont à base d'œufs, le risque alimentaire n'est pas le même que dans un service où cinq plats sur six sont de poisson ou de gibier. Les repas et menus du service à la russe semblent d'exploitation plus simple. En effet chaque mangeur se voit proposer une ration de chacun des plats indiqués dans le menu. Naturellement tout n'est pas mangé intégralement, mais on peut supposer que la proportion effectivement consommée est relativement constante.

Dans cette optique, qui n'a pas vocation à faire loi dans une France encore soumise aux disettes, les menus sont un outil privilégié pour observer un groupe social fixe. Nous pouvons par ailleurs supposer un parallélisme entre l'évolution des menus et la nourriture quotidienne de ce groupe nanti qui n'est pas si éloigné de celui de consommateurs moyens actuels.

Pour bien cadrer notre propos, il est important de rappeler ceci :

1 - Pour ne comparer que des choses comparables, nous conserverons le distinguo entre repas et banquets.

2 - Ces deux faits s'inscrivent au sein de la même classe bourgeoise qui, pour ne pas être représentative du reste de la France qui mangeait pour se nourrir, présente néanmoins l'avantage d'être homogène dans la durée.

3 - La trace que constituent les menus ne porte que sur la partie variable de l'alimentation (le dit) et omet l'implicite (le non-dit).

Philippe Mordacq produit dans *Le Menu, une histoire illustrée de 1751 à nos jours* un document réalisé pour un banquet à Paris en 1871, époque où Allemands et Versaillais affamaient les Communards. Menu ironique, il proposait du chien et des animaux provenant du Jardin des Plantes. Témoin de ce temps de disette, ombre dans un sourire, il précisait que : les « clients devront apporter leur pain [1] ». Au-delà de l'anecdote, il est intéressant de souligner que le pain, élément du non-dit, figure au menu. Cette évocation

1. Cf. bibliographie générale : P. Mordacq, 1989, p. 25.

est exceptionnelle. Pour connaître l'importance de ces éléments invariants des repas, ignorés par les menus, nous utiliserons une autre piste : la nature morte.

III-B-2- Illustration des menus et des cartes

Pour cerner notre gourmet, abordons-le juste avant son repas, lorsqu'il prend en main ce catalogue de choses délicieuses qu'est le menu.

Les couvertures en furent immédiatement illustrées, mais le mangeur en est pratiquement absent. Sur une série de 162 menus, les deux tiers n'ont rien d'alimentaire : 63,7 % vantent le lieu de restauration (restaurant, bateau ou hôtel) auxquels on adjoint les 2,5 % qui sont traités comme des natures mortes. Seul un tiers évoque le plaisir des sens avec des silhouettes féminines (32,7 %) ou de la nourriture (1,9 %, on peut s'interroger la nature de la consommation...). Le choix des sujets souligne la fonction commerciale de ce document. Les exemples les plus parlants sont les menus des compagnies maritimes ou des hôtels de luxe. Dans ces lieux où s'exprime une cuisine plutôt internationale que typiquement française, la personnalité du cuisinier s'est estompée devant un certain stéréotype de cuisine luxueuse qui appartient aux prestations de l'endroit. La mention du nom du chef de cuisine est exceptionnelle durant le XIXe siècle et la première moitié du XXe siècle. Le maître des fourneaux n'est cité qu'à partir des années 70.

Cette image offerte aux regards en début de repas semble par l'absence du consommateur et de l'alimentaire le vestige des divertissements qui accompagnaient les festins de l'Antiquité ou du Moyen Âge.

III-B-3- Des architectures modulables

Avec mes complices Olivier Margelish et M. Muffat Joly, nous avons sélectionné quatre-vingt-douze menus répondant à des critères stricts. Tous proviennent de restaurants prestigieux à clientèle bourgeoise et proposent des repas complets. Ces tables, réparties en France métropolitaine, ne sont pas spécialisées dans une cuisine régionale. Les périodes d'observation couvrent la fin du XIXe siècle, les années 30, 60, 70 et 80. Il y est donc pratiqué, en théorie, le service homogène « à la russe ». Parmi les établissements, deux sont présents à toutes les périodes depuis les années 30 : l'hôtel Normandie à Deauville et Drouant à Paris.

La structure des repas subit des variations considérables[1]. Le nombre de plats principaux baisse de façon continue, mouvement hautement significatif jusque dans les années 70 (ainsi entre le XIXe siècle et les années 30 le degré de signification est de 1 ‰, entre les années 30 et 60 ou 70, de l'ordre de 1 %). Depuis les années 70, une remontée statistiquement significative du nombre de plats proposés est observée.

Au sein de ces bouleversements, le cardiologue trouve un élément d'optimisme. Si la part de la viande mais aussi des gibiers et des volailles demeure sans grande variation tout au long de notre inspection, celle des poissons présente une évolution favorable. Infime aux alentours de 1890, elle augmente de façon très significative dans les années 30, 60 et 70 ($p < 1$ %), et plus encore dans les années 80 ($p < 1$ %).

Les variations des autres paramètres comme les entrées ou les hors-d'œuvre sont trop brutales et transitoires pour être concluantes. Les potages subissent les mêmes modifications que les plats principaux. Les desserts opèrent un mouvement retardé, leur décroissance s'amorce vers les années 30, phénomène à rapprocher du goût pour le sucre au XIXe siècle déjà relevé dans les recettes. Ainsi, non seulement ces cauda étaient à forte composition glucidique mais encore leur nombre était important. Cette gloire manifeste des desserts tranche avec la discrétion du XVIIIe siècle où ils étaient absents des premiers documents bien que souvent proposés. Ce qui s'expliquerait peut-être par la division pro-

1. Cf. tableau : Structure des repas. Annexe.

fessionnelle en corporation qui isolait le pâtissier des autres professions de bouche et par le service qui autorisait la présence de sucreries sur une table en même temps que d'autres aliments.

Les banquets se sont transformés et les évolutions observées sont plus marquées qu'en ce qui concerne les menus [1]. Ce sont aujourd'hui des repas organisés lors d'occasions diverses : réunions d'anciens élèves, de membres d'un club, d'une communauté régionale. Par souci d'homogénéité, les mêmes critères sociaux de sélection ont été appliqués aux quarante-six cartes réparties sur quatre périodes (les années 1890, 1960, 1970 et 1980).

On note en un siècle une involution drastique, les plats principaux comme les desserts se réduisant dans l'ordre des deux tiers [2].

Cette chute est trop marquée, trop cohérente dans le temps et par rapport aux autres témoins alimentaires pour être dépourvue de signification. L'interprétation simple réside dans la perte du pouvoir ostentatoire de la table. Le nombre élevé de convives est même devenu un obstacle au raffinement du repas. D'un nombre de plats supérieurs à celui du menu à la fin du XIXe siècle, le banquet passe à des valeurs inférieures dans les années 80. Au XIXe siècle, le banquet devait, avec éclat, remplir la vue et la panse. Au XXe siècle, le souci économique est inverse et le banquet permet de régaler de façon « correcte » à moindres frais. Nous sommes désormais dans l'ère du « chaque chose à son prix », où étalage et gaspillage ne sont plus le fait du riche mais du vulgaire.

Repérer la décroissance du nombre de plats en examinant les menus s'est révélé simple. Plus complexe est la chasse aux risques cardio-vasculaires par l'analyse de ces documents dans notre bouillon de culture alimentaire. Cette gymnastique mentale sera tentée après l'exposition de quel-

1. Cf. tableau : Structure des banquets. Annexe.

2. 4,17 ± 0,23 plats principaux proposés à 1,75 ± 0,25 et de 3,44 ± 0,35 desserts à 1,25 ± 0,25. Les plats principaux proposés passent de 4,17 ± 0,23 en 1890 à 1,75 ± 0,25 en 1980 ; pour les desserts, les valeurs respectives sont de 3,44 ± 0,35 à 1,25 ± 0,25.

ques données médicales. Une autre difficulté est l'appréciation des « non-dits ». Leur importance, leur nature peuvent être abordées par la nature morte.

III-C- La nature morte

Les natures mortes méritent notre attention car la nourriture est l'un des thèmes de prédilection des peintres. L'humain en est par définition exclu, a fortiori le mangeur.

Certaines de nos remarques historiques se retrouvent dans l'évolution de ces peintures. Tout d'abord l'expression du fait religieux va se modifier avec un calendrier synchrone à celui des représentations des banquets. Du XIIe siècle au milieu du XVe siècle, tout est signe et la lecture de l'œuvre suppose un comportement actif du spectateur. Ce dernier utilise un pré-requis religieux pour analyser et apprécier les messages.

Les révolutions techniques du XIVe siècle, avec l'apparition de la perspective, l'avènement du réalisme, vont rendre l'objet autonome sans modifier le sens global de l'œuvre. Le poisson n'est plus représenté de façon simultanée sous différents angles, idéogramme et non vision humainement possible, il devient l'objet visible dont on devine la forme, le poids, la couleur, les reflets. L'unité de représentation a quitté le concept intellectuel pour la chose vue. Pourtant, le dialogue entre peintre et spectateur demeure. De façon simultanée le support de l'œuvre change. Ce que nous appelons nature morte est, jusqu'au XVe siècle, représenté sur l'extérieur des battants des diptyques, ou des triptyques. La finalité n'est pas d'effectuer un bel objet mais d'annoncer, d'entourer une scène religieuse.

À partir du XVe siècle, en perdant son caractère religieux, la nature morte s'autonomise. L'intérêt qu'elle inspire justifie qu'un élément familier soit promu sujet, matière digne de l'art. Ces natures mortes, désacralisées, passent aux murs des galeries ou des salles à manger. Scène saisie hors du temps, la nature morte ne cherche pas à témoigner d'une réalité objective. L'artifice est évident avec l'association, dans une même œuvre, de fruits terrestres et de fruits de mer, de gibier fraîchement tué, juste saignant, et de fleurs savamment coupées. Il est clair que le peintre privilégie les thèmes et les objets qui lui permettront d'exprimer sa virtuosité (effets de matière et de lumière). Cependant, à l'examen d'un grand nombre d'œuvres, on est frappé par la répétition d'un nombre limité d'objets. Que ces mêmes choix soient aussi ubiquitaires relève de l'inconscient collectif et souligne, au-delà de la prouesse technique recherchée par l'artiste, la charge signifiante de certains aliments. À côté du simple plaisir pictural, une lecture savante demeure.

Les éléments de la communion chrétienne prédominent avec la présence quasi constante du vin, du raisin, du pain. Mais le vin, sang du Christ, directement visible à travers un verre dépoli, est souvent du vin blanc, boisson aristocratique. Sa représentation est souvent indirecte et se fait par le biais de la vaisselle, d'une cruche, d'une coupe, d'un hanap. Le raisin, père du vin, est également une référence au sang du Fils. Les grains restent ronds, mûrs, parfaitement dessinés quelle que soit la saison suggérée, même chez les peintres du Nord. La bière, autre boisson alcoolisée, devrait être largement évoquée dans les tableaux d'inspiration flamande. Or, la chope de bière est un thème relativement rare (souvent associé au tabac). Le pain, second pilier culturel largement présent, est peint sous deux aspects : le pain blanc, le plus fréquent, figure au premier plan et n'est qu'exceptionnellement entamé ; le pain noir est, lui, pratiquement toujours coupé. C'est une plus grosse pièce et sa connotation populaire est compensée par une association à du fromage, des fruits de mer, du gibier, produits aristocratiques. D'autres aliments à forte teneur symbolique font partie du paysage habituel des natures mortes telles les pommes ou les noix. Ces fruits sont souvent coupés pour laisser voir leur partie centrale. À côté de ces témoins d'une religiosité persistante s'exhibent de nombreux signes extérieurs de richesse : les fruits de mer, le gibier, les fruits exotiques, qui exprimaient une valeur identique à celle du caviar aujourd'hui.

Le peintre fixe comme éternels des éléments fragiles, rares ou périssables, des instants furtifs. L'élément temporel n'est pourtant pas absent car ces tableaux appartiennent souvent à des séries représentant les quatre saisons. Chaque toile, illustrant un thème, est un jeu architectural où le monde extérieur est absent.

Les aliments privilégiés dans les natures mortes tels le pain, les fruits, s'opposent à ceux des menus et cartes qui valorisent les éléments de variations. L'analyse par René Demois [1] des natures mortes de Chardin relève, comme celle de Pierre Rosenberg, plusieurs points importants.

Tout d'abord une distinction apparaît entre le cru (éléments à préparer pour le repas : viandes, légumes, poissons, œufs, fromages) et l'ensemble de la consommation (fruits, pâtés, brioches...) proposé dans de la vaisselle élégante. Ce dernier groupe de produits n'est pas strictement celui du cuit. Autre constatation importante : la rareté de l'aliment cuisiné. La troisième remarque, que l'on doit à Rosenberg dans ses propos sur la table de l'office, est capitale. Les aliments sont intacts, non consommés. L'homme, même par défaut, est absent.

La nature morte libérée du sacré est devenue une œuvre à contempler : il ne faut plus y décrypter des signes ou en faire une lecture. La qualité de la forme prime. La peinture de la vaisselle illustre bien ce souci de perfection technique. Les outils individuels – assiettes ou couteaux, fourchettes – sont pratiquement absents. En revanche l'argenterie, les plats en étain, les assiettes en faïence sont fréquemment représentés. Les théières, cruches et les soupières métalliques servent les jeux de lumière tout comme les verres translucides. Témoin de la fortune de son propriétaire, cette vais-

1. Cf. bibliographie générale : R. Demois, 1983.

selle d'apparat s'associe souvent à du linge fin, luxueux. Ainsi l'art nourrit l'art : le peintre représente avec ce matériel de table un autre objet d'art que son tableau. Une autre vaisselle, collective celle-là, brille fréquemment : celle de la cuisine. Il s'agit des grandes casseroles, marmites et autres ustensiles en cuivre. Le caractère artificiel du décor est rendu évident par l'absence de taches, d'irrégularités. La fonction qui se dégage de cette cuisine du peintre est celle d'une table d'exposition où des instruments parfaitement astiqués côtoient des mets fins que personne ne mangera.

Il est frappant de constater le succès persistant de ces œuvres, leur prix élevé sur le marché de l'art, surtout si on les compare aux œuvres de la même période traitant de sujets mythologiques ou historiques. Ce goût préservé pour la nature morte peut contraster avec un appauvrissement du spectateur qui a oublié les pré-requis culturels, en particulier religieux. Seul le bel objet l'intéresse, seule la représentation factuelle l'émeut, seuls les éléments les plus triviaux de la toile lui sont perceptibles. Sont-ils alors purement alimentaires ?

CHAPITRE IV
LE LIEN ENTRE CONSOMMATION GLOBALE ET CONSOMMATION INDIVIDUELLE

Ne nous hâtons pas trop de tirer de notre approche pointilliste des conclusions en forme de vérité générale. Notre méthode, se focalisant sur l'individu, peut amener à privilégier certaines couleurs, à faire surgir certains contours au risque de négliger des traits capitaux. Pour éviter les scotomes dangereux et valider nos constatations, il est intéressant de changer de dimension, de nous éloigner de la toile, pour observer au niveau collectif les consommations et les pathologies de notre population française.

La cible étudiée est la population française. Nos chiffres ne vont plus suivre une alimentation mais des marchandises. Certaines denrées, particulièrement intéressantes, recoupent le métabolisme lipidique : la viande, le pain, le beurre, le vin.

– La viande

Suivre la consommation globale de la viande est d'un grand intérêt historique, économique et social. Malheureusement, les chiffres proposés ne collent à aucune réalité alimentaire en raison de l'hétérogénéité des consommations et des sources d'approvisionnement. Seules les denrées qui apparaissent dans les circuits d'échanges sont comptabilisées. Le monde rural bénéficie de productions de proximité qui occupent une place importante dans l'alimentation sans pour autant participer à un commerce. Il s'agit par exemple du porc des paysans, du gibier des riches. L'évolution purement urbaine des paramètres a davantage de signification.

Fernand Braudel est convaincant lorsqu'il insiste sur une vie individuelle heureuse en Europe de 1350 à 1550. Il multiplie les témoignages (et non les statistiques), démontrant que la viande n'était pas réservée aux riches et aux jours de fêtes des pauvres. L'alimentation carnée appartenait à leur quotidien ou était hebdomadaire. Delort évoque des consommations urbaines de 26 à 50 kg/an/habitant au XVe siècle.

À partir du milieu du XVIe siècle, sous le poids des événements politiques (guerres de religions), d'une poussée démographique continue, la consommation de viande va diminuer jusqu'au milieu du XIXe siècle. Cette baisse sera plus marquée dans le pourtour méditerranéen où les pâturages sont rares que dans le Nord où des terres d'herbage demeurent. À ce gradient nord-sud s'adjoint une différence importante entre campagnes et villes. Les témoignages sont abondants sur la pauvreté de l'alimentation rurale. Cependant, dans certaines régions, près de 50 % de l'alimentation proviennent alors du porc ainsi que des viandes salées ou fumées à partir du XVIIIe siècle (celles-ci sont largement répandues en Angleterre dès le XVe siècle).

De 1750 à 1850, la consommation annuelle par habitant à Paris serait stable entre 50 à 65 kg de viande par an alors qu'à la campagne elle ne serait que d'environ 20 kg. Quelques indices chiffrés plaident pour ces ordres de grandeur. Lavoisier, présenté par F. Braudel comme optimiste, évalue la consommation parisienne à la Révolution (avant qu'on ne le décapite) à 72,6 kg/an/habitant et celle de la campagne à 23,5 kg/an/habitant. Ces chiffres sont cohérents avec ceux rapprochés par G. Desert et R. Specklin dans *La France rurale*. Ils rapportent une consommation de 18 kg/an/habitant vers 1812 suivie d'une augmentation qui amène vingt ans plus tard une consommation oscillant entre 13 et 26 kg/an/habitant selon les régions.

Au milieu du XIXe siècle, de grandes modifications apparaissent tant qualitatives que quantitatives. Une augmentation d'environ 2/5 de la consommation de viande est observée ; ce phénomène est proportionnellement plus marqué à la campagne (+ 47 %) qu'à la ville (+ 32 %) mais ne suffit pas à diminuer le décalage. La consommation rurale de proximité, en particulier de porc, se réduit et le boucher s'établit à la campagne. Logiquement, il en résulta un accroissement sensible des prix de la viande. Sur les marchés fournissant Paris, en trente ans, le cours de la viande sur pied augmente de 81 % pour le bœuf, de 66 % pour le veau, de 69 % pour le mouton et de 56 % pour le porc. À la veille de la Première Guerre mondiale, cette évolution est freinée dans le monde rural par la grande crise paysanne (1880-1914) ; la consommation moyenne par habitant est de 64 kg/an en ville (175 g/j) et de 24 kg/an à la campagne.

Du point de vue alimentaire, cette guerre fut également une révolution. Pour la première fois, avec quelques retards sur les événements militaires, une logistique réelle fut élaborée et la ration clairement définie selon la position du soldat par rapport au front et selon son grade. Cette ration comportait, outre du vin et des cigarettes, une quantité de viande bien supérieure aux habitudes des poilus lorsqu'ils étaient glabres : de 300 à 500 g de viande quotidienne. Malgré les faibles restrictions supportées par les civils, cette période modifia profondément les habitudes alimentaires des soldats d'origine rurale et au déclin de la Première Guerre, les paysans commencèrent à augmenter leur consommation. La poussée démographique et l'allongement de l'espérance de vie alors observés relèvent plus des conséquences de ces améliorations associées à l'apparition d'une hygiène de vie qu'aux progrès de la médecine destinés aux adultes.

La consommation de viande s'est généralisée avec la fin des restrictions alimentaires, reliquats de la Seconde Guerre mondiale (sucre, décembre 49) et la signature de la convention économique européenne (OECE, 16 avril 48). Elle est devenue quotidienne, voire pluriquotidienne. En 1951, la consommation moyenne est de 60 kg/habitant/an. Elle continue de croître régulièrement. En 1956 elle est estimée à 67,8 kg/an/habitant pour plafonner à partir de 1980 autour des 110 kg/an/habitant, ce qui représente 304,4 g/j et une ration lipidique de 64 g/j liée aux viandes [1]. L'accroissement de ces consommations porte sur tous les types de viande sauf le veau. Toutefois, avec 6,9 kg de veau consommé par an, le Français en est le premier consommateur mondial. Depuis on observe un plateau, une décroissance s'est amorcée en 1980 avant la chute brutale de 1995 liée à la crainte de la « vache folle ».

En 1990, une enquête réalisée par l'Institut Régional pour la Santé a comporté un autoquestionnaire sur les habitudes alimentaires de 43 440 volontaires français faisant un bilan de santé [2]. 74 % des hommes et 61 % des femmes déclarent manger entre 100 et 200 g par jour ; seulement 8 et 2 % prétendent manger plus de 200 g de viande quotidiennement. Il s'agit d'une discordance intéressante avec les calculs reposant sur des critères globaux.

Notons que la progression de la consommation individuelle de viande depuis le milieu du XIXe siècle contraste avec son importance décroissante dans les menus. En fait ces deux visions ne concernent pas le même objet. Jusqu'à la Seconde Guerre mondiale, l'augmentation de la consommation individuelle moyenne traduit l'apparition de nouveaux mangeurs de viande. Les menus n'explorent qu'un groupe social restreint, et ne reflètent pas des données nationales. Mais ce microcosme demeure constant à travers le temps et est soumis à la forme la plus aboutie de l'alimentation française. Son influence s'est diffusée sur tout le corps social et sa cuisine a, de nos jours, valeur de référence pour toute la société française.

1. Depuis 1964, l'OCDE veille sur la consommation des denrées alimentaires et détaille ses rapports. En 1964, la consommation annuelle était de 82,3 kg/an/habitant soit 225,5 g/j et une ration lipidique de 46,9 g/j. En 1980 ces valeurs sont respectivement de 110,7 kg/an/habitant, 304,4 g/j et une ration lipidique de 64 g/j liée aux viandes.

2. Vol *et coll.*, 27 juin 1992.

À partir de la Seconde Guerre mondiale, la viande appartient aux repas quotidiens de pratiquement tous les Français, le recrutement des mangeurs est pratiquement achevé. Approches globales par les consommations ou individuelles par les recettes se rejoignent avec une même stabilité des masses de viande. Le décalage entre la consommation quotidienne par habitant et celle calculée à partir des recettes s'explique par le fait que cette dernière comprend par définition la viande et son accompagnement. Avant d'aborder le beurre qui fait les sauces et qui est le compagnon privilégié de nos viandes, la promenade en matière de consommation globale va s'attacher au pain et aux céréales.

– Le pain

Des siècles durant le pain a assuré la survie de l'Europe. Avant d'évoquer ses avantages ou ses inconvénients en matière médicale, une évidence mérite d'être rappeler : le pain fut la nourriture indispensable jusqu'à l'ère moderne. Cette nourriture des pauvres et des riches appartient à ce non-dit capital et mérite une histoire spécifique (annexe 1).

Le pain reste en marge de notre préoccupation cardiovasculaire ou lipidique et n'est pas un acteur direct. Sa teneur en glucides est élevée, mais sous forme d'amidon ou de fibres. Les sucres simples tout comme les lipides ne représentent que 1 à 2 % respectivement de la masse du pain [1]. Les calories liées au pain ne sont pas entachées d'un risque athérogène, aussi l'ingestion de pain réduit-elle l'influence des variations d'apport lipidique et abaisse les indices de risque alimentaire. Pour apprécier ce rôle tampon dans l'alimentation française, la principale difficulté est l'évaluation des consommations. La consommation rurale est supérieure à celle des villes, celle des pauvres supérieure à celle des riches, des vieux à celle des jeunes, celle des hommes est double de celle des femmes. Enfin la consommation de pain est plus forte dans le Sud que dans le Nord.

1. Cf. bibliographie générale : J.-J. Bernier, J. Adrian, N. Vidon, 1988.

Une réduction de l'apport calorique lié au pain est nette : la consommation actuelle est inférieure à la moitié de la consommation observée il y a un siècle. Cette régression majore l'importance des acides gras saturés et du cholestérol alimentaire. Ainsi, l'importance du pain s'affaiblit devant celle du beurre.

– *Le beurre*

Le beurre a un rôle pivot dans la cuisine française. Il s'associe aux viandes par les sauces et aux pains par les tartines. L'évaluation par habitant du nombre de mottes de beurre consommées est soumise aux mêmes difficultés que la consommation de viande et de pain. De plus, le commerce du beurre est inférieur aux commerces de viande et de pain et demeure, jusqu'à une date relativement récente, régional. Enfin ce corps gras, plus que la viande et le pain, est en concurrence avec d'autres produits.

Évolution de la consommation de beurre en France

	1955 1960	1960 1965	1965	1970	1975	1980	1985	1990	1992
Poids/an Kg	7,4	8	7,8	9	9,4	9,4	9,3	8,43	8,32
g/j	20,3	21,9	21,5	24,6	25,7	25,7	25,4	23,1	22,8

Nous avons suivi au sein des recettes l'évolution dans le temps des paramètres lipidiques. Cette variation ne semble pas être le fait d'une modification de la masse de viande mais du mode de préparation culinaire, ce qui signifie pour la bourgeoise française, de l'utilisation du beurre. Si les chiffres manquent sur le XIXe siècle en termes de consommation, en termes de prix des indications subsistent ; l'économique prime l'humain. Deux périodes sont distinctes : de la fin du Premier Empire au début du Second (1817-1851)[1],

1. Cf. bibliographie générale : Fernand Braudel, 1980.

on assiste à une chute des cours du beurre ordinaire (-12 %). Durant la seconde période qui va jusqu'en 1880, les prix du beurre s'élèvent de 91 %[1] malgré l'augmentation considérable de l'offre liée à l'essor de l'élevage. Les mouvements de consommation sont plus hétérogènes. Certaines communautés rurales ou urbaines voient leur ingesta de beurre augmenter, d'autres diminuer.

À la fin du XIXe siècle, le beurre profite de la régression des graisses animales (porc-oie) mais trouve un nouveau concurrent, la margarine. Le transport ferroviaire favorise son commerce ; l'industrialisation de l'élevage, de la collecte et du traitement du lait, permet une augmentation de la production et une amélioration de sa qualité : les prix du beurre continuent à être orientés positivement. Jusqu'à la Seconde Guerre mondiale, la consommation de beurre croît considérablement. Des chiffres fiables n'apparaissent que vers 1955 où la consommation française annuelle par habitant est de 7,4 kg/an ce qui représente 20 g/j ; vers 1965 nous sommes à 21,9 g/j/habitant, dix ans plus tard (1976) à 25,9 g/j/habitant, chiffres qui demeurent stables en 1985 (valeur maximale OCDE ; 26,7 g/j/habitant 1979)[2]. Malgré les facilités de transport des marchandises et des gens, une hétérogénéité nationale persiste en matière de consommation. En Bretagne elle est très nettement supérieure à celle de la Côte-d'Azur.

Un mot sur les œufs : leur consommation subit un accroissement net, passant de 11,2 kg/an/habitant (30,8 g/j) en 1964 à 15,6 kg/an/habitant (42,6 g/j) en 1985. Dans la France qui a oublié leur vertu pour le carême cette augmentation a un double intérêt : médical avec l'accroissement de la ration lipidique, culinaire avec la démonstration de leur rôle dans les sauces.

1. Cf. bibliographie générale : Fernand Braudel, 1980.
2. Il faut noter que la consommation de margarine est en discrète mais permanente progression.

[illegible] déclinent les cours du beurre ordinaire (15 %). Durant la seconde période qui va jusqu'en 1880, les prix du beurre [illegible] de [illegible] malgré l'augmentation considérable [illegible] l'essor de l'élevage [illegible] de [illegible] plus [illegible] [illegible] [illegible] voient leur [illegible] de beurre [illegible].

A la fin du XIXe siècle, il semble que la progression des [illegible] pas trop [illegible] rendement, la margarine [illegible] forte [illegible] [illegible] l'industrialisation de l'élevage, de la collecte [illegible] de la production de la [illegible] les [illegible] [illegible] [illegible] [illegible] de la [illegible] de [illegible] [illegible] [illegible] que [illegible] [illegible] [illegible] [illegible] [illegible] [illegible] [illegible] [illegible] [illegible] [illegible] [illegible] [illegible] [illegible] [illegible] [illegible] [illegible] [illegible] [illegible] (1974 [illegible] 1978 [illegible]) [illegible] [illegible] [illegible] [illegible] [illegible] [illegible] [illegible] [illegible] [illegible] [illegible] [illegible] [illegible] [illegible] des [illegible] [illegible] [illegible] [illegible] [illegible] [illegible] [illegible] de consommation [illegible] [illegible] [illegible] [illegible] [illegible] [illegible] [illegible] [illegible].

Un [illegible] [illegible] [illegible] [illegible] [illegible] consommation [illegible] [illegible] [illegible] [illegible] [illegible] [illegible] en 1950 [illegible] [illegible] [illegible] [illegible] [illegible] [illegible] qui double [illegible] pour [illegible] [illegible] [illegible] [illegible] [illegible] [illegible] [illegible] [illegible] avec [illegible] [illegible] [illegible] [illegible] [illegible] [illegible] de [illegible] dans les [illegible].

2e PARTIE
LA MALADIE OU LE MÉCHANT CHOLESTÉROL

La promenade alimentaire développée dans les précédents chapitres se justifie par une problématique actuelle : le lien entre le cholestérol et la mortalité cardio-vasculaire. L'un et l'autre se sont rejoints à l'aube du XXe siècle après quelques hésitations qui annoncent par le poids des fausses certitudes les discours modernes autour du cholestérol.

La relation entre cette molécule et le devenir de nos contemporains semble simple. Le cholestérol mangé influence son homologue sérique qui favorise l'athérosclérose, elle-même obstruant des vaisseaux, ce qui entraîne une nécrose d'organes et finalement la mort du patient. Pour suivre la logique des sophistes, le cholestérol alimentaire entraîne la mortalité cardio-vasculaire.

L'enrichissement des connaissances a largement infirmé ce schéma et le nouveau savoir a eu des dogmes à bousculer. L'apparition d'une génétique, l'affinement des notions diététiques, la confrontation aux autres facteurs de risques ont permis de passer d'un schéma collectif à une approche plus individuelle.

Avant de tirer des conclusions de notre balade, il est important d'établir une perspective dont l'angle de vue sera celui de l'utilisateur, le médecin clinicien.

CHAPITRE I
LE CHOLESTÉROL AVANT L'ÈRE DU CHOLESTÉROL : APPROCHE HISTORIQUE DE LA PATHOLOGIE CARDIO-VASCULAIRE

Les données des grandes études épidémiologiques modernes permettent d'affirmer le rôle délétère d'un accroissement du taux de cholestérol dans le sang (cholestérolémie) et d'une alimentation trop riche en graisses ; les conséquences de ces anomalies sont une surmortalité par pathologie cardio-vasculaire.

I-A- Observations cliniques

Depuis son ancêtre de Cro-Magnon (40 000 ans avant J.-C.), l'homme a peu changé. Sur les quelques siècles concernés par l'Histoire, les pathologies ont évolué en terme de fréquences et natures. Les maladies néonatales, infectieuses, se sont transformées. Les atteintes dégénératives telles l'arthrose ou l'athérosclérose ont dû être sensibles à l'évolution historique, de même que la façon de ressentir les douleurs ; mais les schémas physiopathologiques de ces affections sont supposés immuables.

Hippocrate de Cos (460-337 av. J.-C.) avait déjà rapporté des descriptions de ce que nous nommons « angor ». Dans les *Prénotions coaques*, on relève deux aphorismes très explicites. Le premier évoque de l'angor ou une dissection aortique[1] : « Dans une maladie aiguë, les douleurs aiguës se portant pour peu de temps vers la clavicule et dans le dos sont funestes[2] ». Quant au second, il répond à la définition moderne du syndrome de menace « le retour fréquent de la cardialgie, chez une personne âgée, annonce une mort subite[3] ». La finesse de ses observations permet même de définir un facteur de risque coronarien de mort subite. « Les personnes qui ont naturellement beaucoup d'embonpoint sont plus exposées à une mort subite que les personnes maigres[4] ». Les cardiologues modernes acceptent toujours ses conclusions pronostiques : « Ceux qui ont des défaillances fréquentes et graves, sans cause manifeste, meurent subitement ».

Pendant des siècles les observations se succèdent, associant douleurs thoraciques et mort. Au XVIe siècle, Benivieni (1443-1502), anatomo-pathologiste précurseur, publie à titre posthume une observation d'infarctus du myocarde. Il rapporte dans son *De abditis nornulis ac mirandis morborum et sanationum causis* (1507), l'autopsie d'une femme qui présentait des douleurs thoraciques de fréquences croissantes avant sa mort. Il observe un petit morceau de chair noirâtre en forme de trèfle dans le ventricule gauche, et décrit, sans le savoir, ce que nous appelons un infarctus du myocarde.

Lusitanus (1511-1568) rapporte un cas clinique qui a posteriori nous permet d'évoquer une mort subite à la phase aiguë d'un infarctus du myocarde inaugural : « Un révérend abbé, de l'île de Croma, à un ou deux milles de Raguse, en bonne santé, qui était en conversation avec plusieurs personnes, dit qu'il ressentait une douleur subite au cœur. Il porta rapidement sa main à son cœur et s'écroula lentement.

1. Affection caractérisée par une déchirure de l'aorte, souvent mortelle même malgré une chirurgie d'urgence.
2. Cf. bibliographie générale : Hippocrate de Cos, Médecine, Prénotions coaques, 1994.
3. Cf. bibliographie générale : Hippocrate de Cos, Médecine, Prénotions coaques : 280, 1994.
4. Cf. bibliographie générale : Hippocrate de Cos, Section 2, Aphorisme 44, 1994.

Il perdit connaissance. Quand je fus appelé, je dis qu'il était mort. »

À ces publications médicales, s'ajoutent naturellement de multiples témoignages du public. L'exemple le plus célèbre est celui de Molière qui meurt subitement le 17 février 1673 lors de la quatrième représentation du *Malade imaginaire*. Malheureusement pour le cardiologue, il semble qu'il fût tuberculeux. Parmi les autres exemples célèbres, on peut encore citer Mirabeau en 1791, Stendhal en 1842.

L'angine de poitrine est définitivement décrite à la fin du XVIIIe siècle par l'Anglais William Heberden (1710-1801) ; sa présentation du 21 juillet 1768 devant le Royal College of Physician, à Londres, est magistrale :

« Il y a un trouble de poitrine caractérisé par des symptômes bien particuliers, qui comporte un danger spécial. Le siège, son caractère d'étranglement constrictif, et l'anxiété dont il s'accompagne méritent de le nommer angine de poitrine.

Ceux qui en sont atteints en souffrent en marchant, surtout s'ils montent une côte ou si c'est peu après le repas. Il s'agit d'une sensation rétrothoracique douloureuse, particulièrement désagréable, donnant l'impression d'être mortelle, mais par le repos tout disparaît.

La douleur voisine du sternum a tendance à s'étendre du côté gauche, plutôt que du droit. Elle irradie souvent dans la poitrine au milieu du bras gauche. Le pouls n'est pas modifié. Les hommes sont plus fréquemment atteints, surtout après la cinquantaine. Après quelque temps, la douleur apparaît même au dehors de la marche, lorsque le malade est allongé. À la longue, le malade meurt subitement. »

Cette description est clinique et ne présente pas de ce fait une révolution conceptuelle ni un progrès dans la compréhension de la pathologie. Elle sera publiée dans les *Medic-Transactions* en 1772. Le principal reste à faire : comprendre.

I-B- Comprendre la clinique : circulation sanguine et angine de poitrine

Si des observations démontrent que l'existence de nos pathologies cardio-vasculaires est ancienne, la description claire de ses symptômes est récente, tout comme l'attribution de ces événements au cœur et aux coronaires.

De même que le praticien ne peut renier que le père de la médecine est Hippocrate – serment oblige –, il est admis de faire débuter la cardiologie avec Galien de Pergame (129-201). Notons que, outre les notions hippocratiques qu'admettra ou critiquera Galien, un certain nombre d'auteurs étaient déjà intervenus dans les balbutiements de cette future discipline ; Praxagoras trouvait un intérêt diagnostique au pouls (330 avant J.-C.) et Hérophile de Chalcédoine publia à Alexandrie un « manuel du pouls »...

Cet Hérophile (300 avant J.-C.) est le héros supposé d'une charmante anecdote. Le tyran de Syracuse se désespérant de voir son fils nonchalant, abattu, déprimé, fait venir à sa cour le célèbre médecin. Ce dernier ordonne de faire défiler devant son patient toutes les jeunes femmes de la cour alors qu'il lui prend simultanément le pouls. Le bon docteur note une accélération du pouls lorsque la marâtre du jeune prince passe devant ce dernier. Hérophile en conclut que le jeune homme est amoureux de sa belle-mère et l'histoire rapporte qu'à cette nouvelle le tyran divorça et autorisa le mariage de sa nouvelle ex-femme avec son fils[1].

Avant Galien (« père de la cardiologie »), Érasistrate de Céos (304-245 avant J.-C.) médecin grec d'Alexandrie, décrit le flux sanguin dans la veine cave ; il l'évoque en cas de pléthore dans les artères, entrevoit les valvules cardiaques et présente l'existence d'un système entre veine et artère.

1. Cette belle histoire a plusieurs versions : Hippocrate et Érasistrate sont d'autres prétendants pour d'autres poignets.

Galien, pour une sombre histoire de saignée, rejettera cette conception.

Rome va conforter ces notions avec le plus grand patron de l'époque, Galien. Il n'apportera à la théorie des humeurs que quelques différences liées à l'influence de Platon, d'Aristote et des stoïciens.

Pour lui, le sang demeure une humeur qui, selon le tempérament du patient et sa pathologie, peut être modifiée par d'autres humeurs. Brillant anatomiste, physiologiste et philosophe, il ne fit que renforcer la théorie des humeurs en matière alimentaire. Malgré une œuvre abondante, il n'a jamais perçu le système circulatoire, ou une de ses parties, comme un tout, comme une unité physiologique, alors qu'il concevait ainsi le squelette osseux. Pour lui le cœur est le siège d'un « foyer ardent », source de chaleur qui permet de mobiliser le sang dans un mouvement de va-et-vient. Les vaisseaux du cœur droit transportent la nourriture, à gauche ils véhiculent les « esprits vitaux » formés dans le ventricule gauche.

Héritier de la culture helléniste, d'esprit finaliste, Galien a cependant jeté les ébauches de ce qui sera un système circulatoire. Pour Hippocrate, le sang est l'une des humeurs, il coule uniquement dans les veines qu'il parcourt dans les deux sens. Pour le médecin de Pergame, le sang coule dans les artères et les veines, avec déjà un schéma circulatoire. Sa principale lacune est l'absence de connaissance de la petite circulation et du système capillaire, ce qui l'amène à décrire des communications entre les deux ventricules pour assurer l'écoulement. Il complète la théorie des humeurs en lui superposant celle, « pneumatiste », de Platon. Pour ce dernier, l'âme a trois composantes : une végétative (l'homme se nourrit et grandit comme les plantes), l'autre animale (le mouvement et les sens), la troisième psychique. Galien reprend cette idée et attribue un organe à chacune de ces âmes ou « pneumata ». Le cœur est le siège de la seconde. Il se démarque aussi d'Hippocrate en reprenant à Aristote la distinction entre tissu, élément homogène, et organe fait de plusieurs tissus. Il dissocie organe et humeur mais, pour expliquer une pathologie et son siège, il fait intervenir le déséquilibre des humeurs et les modifications anatomiques des organes *(De locis affectis)*. En anatomiste, il rapporte la description des artères coronaires, et en physiologiste il démontre, par ligature urétérale, l'origine rénale des urines. Ces dernières, reflets des humeurs, peuvent être mirées pour participer à la démarche diagnostique, geste sacré en médecine. Les tendances de Galien au monothéisme renforceront son audience dans la chrétienté.

Sa doctrine, profondément ancrée dans le corps médical, va occulter durant quatorze siècles les principaux progrès concernant ce sujet. Ainsi seront sans répercussion plusieurs enrichissements concernant la grande circulation. En 650, Asaf le Juif pressent le rôle des artères, en 1593, Cesalpino le Vénitien découvre le sens centripète du sang dans les veines et en 1589 il utilise le mot « circulation ». Quant à la circulation pulmonaire, la première description peut en être attribuée à Ibn an-Nafis en 1260, mais l'influence de cette description princeps sera nulle, le manuscrit n'ayant été retrouvé qu'au XXe siècle. Le premier auteur chrétien, Serveto, n'a guère eu plus d'audience : il fut brûlé vif en 1553 pour des raisons théologiques. Il faut attendre Colombo, en 1558, pour que soit enseignée à Venise la circulation pulmonaire décrite dans son *De Re Anatomica*.

S'il subsiste surtout des préceptes hippocratiques une prééminence de la morale, de Galien on retient l'aspect autocratique du savoir médical. En dépit de l'obsolescence progressive de ses théories, au cours d'époques où le médecin ne pouvait être que chrétien, les tendances monothéistes de cet auteur étaient garantes d'un savoir absolu.

L'évidence de cette autorité transparaît également dans des domaines débordant la médecine. Les schémas anatomiques de la Renaissance avec les dessins de Léonard de Vinci, Michel Ange, Dürer et plus tard Rubens suivent les conceptions de Galien. Pour ces maîtres incontestés du réalisme académique, le savoir de Galien apparaissait comme tellement prodigieux qu'ils en venaient à représenter dans leurs œuvres les « pores invisibles » – communication entre cœur droit et cœur gauche – qui ne figuraient évidemment pas dans leurs constatations autopsiques !

Ces communications entre cœur droit et cœur gauche sont réfutées par Vesale (1514-1564). Brillant anatomiste, il publie à Venise en 1538 [1] et surtout à Bâle [2] le résultat de ses dissections. Il réfute l'existence de ces pores dans le cœur [3] et précise le nombre de lobes du foie, le nombre de côtes... Une cabale l'accuse d'avoir disséqué un cœur encore battant. Excommunié, condamné à mort, il ne dut sa survie qu'à la grâce de Charles Quint et mourut lors d'un naufrage au retour d'un pèlerinage expiatoire en Terre Sainte.

Un organe aussi central ne pouvait rester ignoré de l'Église, qui s'intéresse au cœur de Jésus comme à celui de Marie (lequel bénéficie d'un culte dès le Xe siècle). À partir du XIIIe siècle, le Sacré Cœur appartient au culte christique sous l'impulsion des courants mystiques (bénédictin, cistercien, dominicain, franciscain). Ses représentations, très nombreuses au XVe siècle, s'associent aux cinq plaies de la Passion du Christ, celle du cœur étant située au centre. À partir du XVIIe siècle, après les révélations à Marguerite-Marie Alacoque (1675), on isole le cœur qui devient l'objet d'un culte spécifique et officiel (1765).

La grande révolution dans la compréhension du système cardio-vasculaire date du début du XVIIe siècle avec Harvey : au dogme de Galien, il n'oppose pas quelques découvertes isolées assimilables à des jacqueries, mais un système circulatoire complet.

À partir d'une observation minutieuse sur le vivant (homme *pre-mortem* et animaux, en particulier les biches de Charles Ier d'Angleterre) Harvey expose dès 1616 (*Lumleian Lecture*) un système circulatoire cohérent qu'il publiera sous forme d'un traité d'anatomie en 1628, *Exercitatio anatomica*

1. *Tabulae anatomicae sex*, 1538.
2. *De humani corporis fabrica libri septem*, 1543.
3. *De humani corporis fabrica libri septem*, éd. révisée, Bâle, 1555.

de motu cordis et sanginis in animalibus (Exercice anatomique sur les mouvements du cœur et du sang chez les animaux).

Ignorant probablement Cesalpino et Serveto, Harvey décrit un système fermé où le sang voyage des veines aux artères sous l'impulsion du cœur, avec entre les cavités droites et gauches un passage par la petite circulation pulmonaire. Cela l'amène à évoquer la systole, la diastole, le débit cardiaque, le volume d'éjection systolique. Il refuse alors au cœur tout rôle autre que mécanique, ainsi que l'existence d'une motricité artérielle propre. Plus tard, il refuse aux poumons leur rôle classique, dans la tradition hippocratique d'échange de chaleur, et leur attribue la fonction de « ventiler et purifier le sang[1] ». De cette révolution naît naturellement une polémique qui va durer une cinquantaine d'années. La Faculté de Médecine de Paris, sous la houlette de Guy Patin et Jean Riollan, mène un front anti-Harvey. La description en 1661 par Malpighi des capillaires pulmonaires[2], la mise en évidence en 1678 par Marchetti de communications anatomiques entre artères et veines, complètent et renforcent la théorie de Harvey.

À partir de cette conception du système circulatoire, Lower présente une approche physiopathologique de l'insuffisance cardiaque, de la péricardite constrictive (adiastolie), du collapsus par désamorçage, du cœur pulmonaire chronique, de l'oblitération artérielle. Il comprend que le changement de couleur du sang entre veine et artère est lié à un enrichissement gazeux qu'il situe aux poumons. Pourtant, dans son traité de 1669 *Tratatus de corde, idem de motus et colore sanguinis et chylium eum transitu* (Traité du cœur, du mouvement et de la couleur du sang et du cœur du chyle), on ne retrouve aucune évocation de la pathologie coronarienne.

Évoquées chez Galien, les artères coronaires sont

1. Cf. bibliographie médicale : W. Harvey, *Exercitationes duae de circulatione sanguinis ad Johannem Riolanum filium*, 1649.
2. Cf. bibliographie médicale : M. Malpighi, *De pulmonibus observationes anatomicae. De pulmonibus epistola altera*, 1661.

apparues sur les schémas anatomiques de la Renaissance mais leur origine aortique n'était pas claire. Les premières autopsies rapportaient cependant que ces vaisseaux devenaient étroits, sinueux et épaissis chez le vieillard. Bonet (1679) et Bellini (1683) relèvent des calcifications coronaires chez des patients que l'on dirait aujourd'hui porteurs d'angine de poitrine. Il faut attendre 1768, année de sa description par Heberden, pour que Fothergill relie angor et calcifications coronaires. En 1788, Parry rapporte l'angine de poitrine à un trouble de la circulation coronaire. L'anatomiste écossais Burns complète en 1809 ce raisonnement en évoquant un défaut d'énergie du myocarde lorsque des coronaires cartilagineuses ou calcifiées gênent la progression du sang. L'explication coronarienne de la symptomatologie fut longue à s'imposer.

L'école française est longtemps attirée par un mécanisme nerveux. L'influence de Bichat [1] qui constate – à juste titre – qu'il existe trop d'exceptions cliniques et autopsiques à l'explication coronarienne, et de Claude Bernard [2] qui explore la physiologie de la douleur en se focalisant sur le système neuronal, est déterminante. L'angor français relevait de trois conceptions : la première croyait en une atteinte du plexus nerveux cardiaque et diagnostiquait une « névrite », la seconde voyait une excitation des terminaisons nerveuses ou « névralgie », la dernière refusait l'idée d'une lésion anatomique et parlait « névrose ». Enfin, Trousseau [3] évoquait l'épilepsie en raison du caractère héréditaire de la maladie, de la variabilité des facteurs déclenchants, de la répétition et de l'allongement progressif des crises.

Ainsi, en 1865, dans le *Nouveau Dictionnaire de médecine et de chirurgie pratique*, plusieurs hypothèses sont-elles avancées pour expliquer l'angine de poitrine. L'hypothèse présentée comme anglaise attribue l'angor, soit à des calcifications des artères coronaires, soit à une affection nerveuse

1. Xavier Bichat, 1771-1802.
2. Claude Bernard, 1813-1878.
3. Armand Trousseau, 1801-1867.

secondaire à une lésion cardiaque, aortique ou coronarienne. L'idée allemande fait de l'angor une manifestation de la maladie goutteuse. L'italienne attribue les symptômes à la compression mécanique du cœur par un viscère abdominal. Enfin la française – qui a la préférence de l'auteur – en fait une névralgie des nerfs vagues primitive ou secondaire (goutte, épilepsie, lésions artérielles). Cette attirance française pour un mécanisme nerveux se retrouve dans le *Dictionnaire usuel des sciences médicales* de 1898. D'une promenade dans les dictionnaires médicaux de la fin du XVIIIe siècle et du XIXe siècle, il ressort que, si l'angine de poitrine est souvent reconnue et décrite, le mécanisme retenu est faux.

Ce délai prolongé, où des physiopathologies plus ou moins exactes se superposent, peut s'expliquer par des limites technologiques. En effet, il n'existe pas de corrélation absolue entre les constatations autopsiques (en particulier les calcifications coronariennes) et les données cliniques recueillies du vivant du malade. Aussi, la publication par Waller, en 1887, du premier électrocardiogramme enregistré chez l'homme est-elle un événement capital [1]. Cette découverte est complétée par celle de Pardee, qui, en 1920, signale l'onde monophasique précoce à l'ECG en cas de thrombose coronaire et en fait la publication sous le titre An Electrocardiographic Sign of Coronary Artery Obstruction. Progressivement le mécanisme coronarien s'impose et, au XXe siècle, l'histoire de l'artériosclérose apparaît.

I-C- La naissance du cholestérol

L'étude de l'athérosclérose est caractérisée par nombre de paradoxes. Le premier est celui de la taille : la lésion analysée n'est visible qu'au microscope, alors que les facteurs qui l'influencent sont observés sur des populations ! Paradoxe entre des études menées en laboratoire sur des

1. Cf. bibliographie médicale : Waller, 1887.

modèles cellulaires ou animaux et des conseils prodigués à des populations entières ; paradoxe entre des analyses statistiques rigoureuses, et des résultats qui se superposent à des notions empiriques. Paradoxe, surtout, entre individu et société.

La découverte du cholestérol date de 1815. Le chimiste Chevreul (dès 1786-1789) le découvre dans les calculs biliaires. Contemporain de Brillat-Savarin – que sa passion pour la cuisine portera vers la chimie –, Chevreul, dans une démarche inverse, explore plus scientifiquement la physiologie du goût. Il isole les « saveurs » des autres sensations liées à l'absorption d'aliments. Il individualise et tente de classer (1824) différentes notions comme les perceptions olfactives, gustatives et tactiles, distingue les sensations thermiques du sucré ou de l'amer. Il réunit, avant nous, cholestérol et alimentation.

Très vite, après la description anatomique de la plaque artérielle, cette molécule entre dans son l'histoire. Elle est repérée par Rokitansky en 1846 puis par Virchow en 1856 au sein de la lésion artérielle. Son importance est soulignée avec la première description de Marchand (1904) qui distingue deux composantes dans la lésion artérielle : la fibrose et l'athérome. Il la situe dans l'intima, composante la plus interne de la paroi artérielle. En 1910, Windaus montre que les 4/5 de l'athérome sont constitués de lipides et surtout de cholestérol estérifié (50 %) ou libre (25 %).

Deux Russes, Ignatowski en 1909, et Anitchkov en 1913, provoquent un athérome expérimental chez des lapins. Ces herbivores exclusifs subissent des gavages de jaunes d'œuf ou d'un cocktail fait de cholestérol dissous dans de l'huile de tournesol. Ils sont ensuite sacrifiés et examinés. L'expérience est poursuivie avec un groupe d'animaux qui ont échappé au sacrifice initial et sont soumis à un régime normal. L'étude de leurs artères révèle moins de lésions après ce dernier régime que lorsque les animaux sont tués juste à la fin du régime « riche ». Parallèlement à cette approche expérimentale, des études épidémiologiques sont effectuées.

En 1915, Langen trouve des corrélations entre le taux de cholestérol et l'athérosclérose. Les assurances-vie américaines avaient déjà commencé leurs recherches de facteurs prédictifs d'un décès prématuré. À la fin du XIXᵉ siècle, la New York Life entreprend une analyse statistique de ces fichiers. En 1909, Symonds, médecin d'assurances, proclame qu'une surcharge pondérale réduit l'espérance de vie. En 1923, un poids idéal est ainsi déterminé à partir de la taille et du sexe. Diététique et espérance de vie légitiment alors leur premier mariage. D'emblée, l'athérosclérose est étudiée selon deux approches : l'une expérimentale et l'autre épidémiologique.

Le cholestérol (et ses cousins les acides gras, dont les vraies vedettes sont polyinsaturées) est un élément constitutif des membranes biologiques. Chacune d'entre elles est un véritable organe qui enveloppe une cellule, par endroit s'y invagine (reticulum endoplasmique), ailleurs s'autonomise en petits organites intracellulaires. Parmi ceux-ci, on peut évoquer les mitochondries, usines à énergie sous forme d'ATP, le système de Golgi qui intervient dans l'expression du patrimoine génétique, le reticulum endoplasmique, les lysosomes qui piègent et détruisent tous les intrus menaçant cette chère cellule.

Ces membranes ne se contentent pas d'un rôle de structure. Elles séparent différents territoires et sont le siège de nombreux phénomènes de transport. Certains mouvements transmembranaires sont passifs et répondent à de simples gradients ; d'autres, actifs, consomment sur place de l'énergie. Ces membranes ont également un rôle fondamental dans les phénomènes de fusions et divisions cellulaires. Sur elles s'expriment le système immunitaire et de nombreuses fonctions enzymatiques codées par le patrimoine génétique.

Le cholestérol appartient également au monde des hormones. Toutes les hormones dites stéroïdes sont ses enfants et ont une structure proche. Dans les différentes glandes, le cholestérol est manié, malmené, coupé par des réactions d'hydroxylations ou d'oxydoréductions. Il s'agit d'une famille nombreuse à glorieux rejetons. Elle comprend les hormones qui contrôlent la vie sexuelle féminine (l'œstradiol et la progestérone) ou masculine (testostérone, hormone testiculaire). La surrénale, dans sa partie externe, la corticosurrénale, joue également avec le cholestérol. Elle synthétise l'aldostérone, minéralo-corticoïde dont le rôle essentiel est rénal et intervient dans la valse du sodium et du potassium. Le cortisol en est également issu. Il s'agit d'une clef dans de nombreux métabolismes en particulier glucidiques et protidiques. La corticosurrénale produit tant chez l'homme que chez la femme des androgènes qui appartiennent à la ligne masculine et peuvent, en particulier dans le tissu adipeux féminin, être transformés en œstradiol.

Le cholestérol est également un élément important de la digestion. Issu du foie, transformé sous l'action des bactéries intestinales, il se transforme en sels biliaires qui sont stockés dans la vésicule. Ces sels biliaires sont des détergents capables de disperser les lipides dans l'eau, permettant ainsi leur absorption intestinale.

Enfin, le cholestérol est présent dans certaines vitamines dont la D.

CHAPITRE II
APPROCHE SCIENTIFIQUE DE L'ATHÉROSCLÉROSE

II-A- Description

La lésion athérosclérose se développe dans la paroi artérielle. Il semble qu'elle débute sous la simple forme d'une strie lipidique. Ce petit dépôt, observable parfois avant quinze ans, peut spontanément régresser ou évoluer vers la lésion athéromateuse typique. Elle se situe sur la tunique interne du vaisseau et se caractérise par l'association d'un noyau central lipidique, d'une sclérose et d'une néovascularisation. La partie lipidique est constituée principalement de cholestérol intracellulaire (estérifié ou libre), et de cristaux de cholestérol extracellulaire ; la sclérose qui entoure ce noyau est faite de fibres de collagène qui ont une extension vers la média, partie centrale de la paroi artérielle. Enfin une néovascularisation se développe à partir des *vasa vasorum*, vaisseaux de la paroi artérielle.

L'étape suivante est celle de la « plaque compliquée ». Des calcifications peuvent apparaître au sein de la lésion, celle-ci peut s'ulcérer, s'ouvrir sur la lumière artérielle. La paroi fragilisée à ce niveau peut se rompre, se disséquer. Dans le vaisseau, au contact de la plaque, se forme un caillot (ou thrombose) qui peut secondairement essaimer en embolis. La lésion rétrécit la lumière vasculaire et retentit sur le flux sanguin. Au maximum, le débit sanguin est interrompu du fait d'une sténose très importante ou d'une occlusion brutale. Si l'histoire de cette plaque d'athérosclérose est relativement bien connue, les mécanismes de sa survenue et de son évolution sont sujets à controverses et conservent de nombreux mystères.

II-B- Mécanisme

Cette lésion développée dans l'intima artérielle, partie interne de la paroi, utilise deux types principaux de cellules : les cellules musculaires lisses qui proviennent de la média artérielle (partie médiane de la paroi) et les macrophages issus des monocytes sanguins (éléments des globules blancs). De façon schématique, l'athérome provient du métabolisme des macrophages alors que la sclérose est liée aux cellules musculaires lisses. Mais, pour parvenir à cette plaque d'athérosclérose, les cellules ne suffisent pas et d'autres éléments interviennent ; il s'agit de facteurs de croissance produits par les cellules citées, par des plaquettes et des lymphocytes.

Le cholestérol d'origine circulante a un rôle clef. Lié à des protéines, il se fixe et transforme les monocytes en cellules « spumeuses ».

En absence de certitude, des théories s'affrontent, les modèles expérimentaux se multiplient. Certains préfèrent la phase solide, d'autres sont plus heureux dans un milieu liquide.

Les partisans du solide prônent une approche cellulaire. L'accent est mis sur la prolifération cellulaire et les altérations endothéliales (cellules tapissant la face interne du vaisseau). Les amateurs d'une théorie humorale attribuent aux facteurs circulants un rôle prépondérant. D'autres hypothèses, virales ou tumorales, sont également évoquées. Le présent travail n'a pas pour dessein d'exposer les différentes théories de l'athérogenèse. Ce ne sont encore que des constructions à partir de faits expérimentaux.

En revanche, la connaissance des principaux composants conduisant à la plaque d'athérosclérose relève de notre sujet et est moins controversée. Avant d'apporter les preuves d'un rôle pathogène du cholestérol, un point est à relever : la variabilité de la vulnérabilité individuelle aux facteurs d'athérosclérose. Les raisons de cette hétérogénéité sont imparfaitement connues, et probablement pour partie génétiques, avec des différences portant sur la paroi artérielle et le métabolisme des lipides.

II-C- Le savoir épidémiologique

Les études épidémiologiques ont considérablement enrichi le savoir médical. Elles légitiment l'existence même de la lipidologie. Elles ont démontré le rôle de l'alimentation à l'échelon d'une population sur l'incidence de la pathologie cardio-vasculaire, démontrant également l'influence des variations de la cholestérolémie et de la diète sur l'incidence de la pathologie cardio-vasculaire et même sur l'évolution des lésions artérielles. Les très nombreuses informations déduites de ces études souffrent cependant d'avoir été mal digérées ; la perception partielle des conclusions a rendu trop schématique une réalité qui demeure complexe.

La Seconde Guerre mondiale a réuni des conditions d'observations quasi expérimentales, certains peuples subissant des restrictions alimentaires drastiques alors que d'autres étaient épargnés. Avant-guerre, la Scandinavie et les USA présentent les mortalités cardio-vasculaires les plus élevées des pays occidentaux. De 1927 à 1940, cette mortalité progresse légèrement en Norvège, avant de chuter de façon considérable durant le conflit pour reprendre ensuite sa progression. Une évolution semblable est notée en Finlande. Inversement, la population américaine est épargnée et la mortalité coronarienne demeure stable durant ces années de guerre. La relation avec la consommation de beurre, lait et œufs paraît évidente.

En 1955, l'influence néfaste des graisses animales a été confirmée au Cap. Dans cette ville d'Afrique du Sud, trois communautés se côtoient sans s'interpénétrer : les Bantous, avec une mortalité coronarienne très faible, les Métis, de mortalité intermédiaire, et les Européens dont la mortalité est double de celle des Métis. Le dosage de la cholestérolémie chez 363 hommes issus de ces trois groupes objective une cholestérolémie moyenne de 1,66 g/l chez les Bantous, de 2,04 g/l chez les Métis et de 2,34 g/l chez les Européens. Ces différences sont dues aux variations d'une partie du cholestérol, les VLDL, et sont en corrélation avec la consommation de graisse d'origine animale et non avec celle de graisse d'origine végétale.

L'étude clef qui a mis en évidence les rapports entre alimentation et cholestérol a été menée par Keys dans « sept pays » (*Circulation*, 1970). L'incidence de la pathologie coronarienne est évaluée sur 12 770 hommes de 40 à 59 ans en Finlande, Grèce, Italie, Japon, Hollande, USA, Yougoslavie. La France ne fait pas malheureusement partie de l'étude. Un gradient de mortalité croissante sud-nord est observé lors du suivi des patients. Les pourcentages des gros et moyens fumeurs dans ces groupes sont stables et oscillent entre 43 % (Italie) et 59 % (Japon). Si les liens entre pathologie coronarienne et sédentarité (minimale au Japon et en Finlande, maximale aux USA) ou surcharge pondérale (minimale au Japon, maximale en Italie) ne sont pas évidents, une corrélation importante est démontrée entre l'incidence de la pathologie coronarienne et la fréquence des hommes ayant un cholestérol sérique supérieur à 2,5 g/l. D'autre part, la responsabilité du facteur alimentaire est prouvée avec une corrélation forte entre la pathologie coronarienne et le pourcentage de la ration calorique alimentaire provenant d'acides gras saturés.

Devant ces disparités géographiques, un facteur ethnique pourrait être évoqué. Mais, dès 1958, le même Keys démontre qu'un tel élément est accessoire par rapport au fait alimentaire. Nous reviendrons sur cette étude portant sur des populations migrantes avec l'exemple célèbre des Japonais de Hawaï. Des constatations analogues sont rapportées pour les Juifs d'origine yéménite émigrés en Israël (1960). La connaissance plus poussée des métabolismes lipidiques tempère ces données. Selon les populations (et non les races), il semble qu'existent des répartitions légèrement différentes de protéines de structures des lipides sur un schéma proche de celui des groupes sanguins pour lesquels une forte prévalence du groupe B en Asie, du groupe A en France est constatée.

À côté de ces travaux d'observation, une méthodologie expérimentale rigoureuse, employée dans de nombreuses études, démontre le rôle de l'alimentation dans la pathologie cardio-vasculaire. La construction de ces études est relativement uniforme et repose sur l'analyse comparée de groupes parallèles.

Sur ce schéma commun, deux types d'études sont à considérer : celles portant sur la prévention primaire et celles portant sur la prévention secondaire.

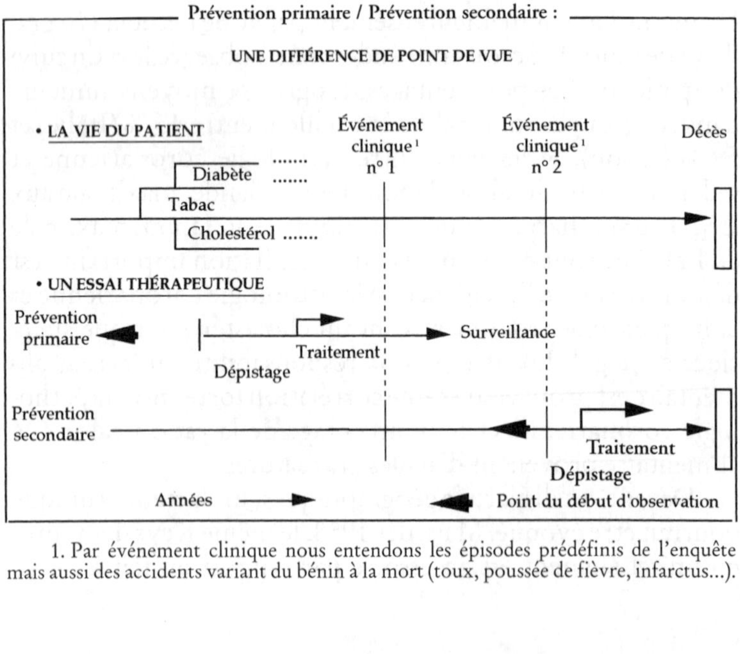

1. Par événement clinique nous entendons les épisodes prédéfinis de l'enquête mais aussi des accidents variant du bénin à la mort (toux, poussée de fièvre, infarctus...).

– Études d'observation

La prévention primaire de l'athérosclérose est destinée à protéger des personnes exemptes de toutes lésions. Il s'agit d'études prospectives, dont la première est une observation issue de l'enquête de Framingham. Celle-ci se propose de suivre à long terme un groupe de citoyens de cette ville américaine du Massachusetts, située à une trentaine de kilomètres à l'ouest de Boston. En 1948, dans cette cité de taille moyenne, 2 282 hommes et 2 845 femmes, de 30 à 62 ans, sans pathologie patente, sont retenus. Le début de la surveillance date de 1949, avec un suivi régulier tous les 2 ans comportant un recueil de données cliniques et biologiques. Avec un recul supérieur à 30 ans, on établit que la cholestérolémie (premier dosage 1951-53) est directement liée à la mortalité cardio-vasculaire chez les sujets de moins de 50 ans. Au-delà de cet âge, il existe trop d'interférences dans cette étude, en particulier avec la pathologie néoplasique, pour permettre une réponse simple. L'étude prospective parisienne conforte ces notions de notre côté de l'Atlantique.

– Études interventionnistes : prévention primaire

Vingt ans pour un résultat, c'est long, coûteux, hasardeux. Une autre méthode d'approche a donc été privilégiée – non moins coûteuse mais a priori moins hasardeuse – dans le but d'imposer plus rapidement une évidence : l'étude d'intervention.

Celle-ci suppose de définir en premier lieu un protocole, c'est-à-dire de poser une question fondamentale dont l'ambition est de se rapprocher des réalités cliniques, et donc de permettre une exploitation rapide des conclusions. Dans notre cas, l'hypothèse de travail consiste à supposer qu'une diminution de la cholestérolémie d'une population, par une amélioration de ses habitudes alimentaires, réduirait les événements cardio-vasculaires.

Malheureusement, en matière de prévention primaire,

l'obtention de résultats significatifs nécessite de travailler sur de longues périodes et à partir de larges effectifs. Les principaux éléments étudiés chez ces sujets sains portent sur le mode de vie comme l'alimentation, le tabagisme, l'exercice physique. Tous ces travaux s'exposent à un certain nombre d'objections. Il est, en pratique, difficile de contrôler, chez des sujets asymptomatiques, ces comportements qui relèvent souvent du domaine de l'inconscient.

Malgré ces difficultés, plusieurs études démontrent l'effet préventif des modifications alimentaires sur la pathologie coronariennes. Elles sont conduites dans des collectivités où les individus peuvent être soumis à un régime commun grâce à une restauration collective. Elles négligent le statut lipidique des membres de ces groupes. Successivement, les principales études prospectives sont d'abord celle de la Finish Mental Hospital Study (1979), portant entre 1959 et 1971 sur la population masculine de deux hôpitaux psychiatriques (plus de 4 000 patients) ; l'étude d'Oslo Study Died and Antismoking Trial (1981) porte sur 1 232 hommes de 40 à 90 ans suivis pendant 5 ans ; enfin, celle de la Western Electric Study (1981) de Chicago s'intéresse à plus de 2 000 hommes revus 20 ans après le début du travail en 1957. L'importance des effectifs, leur longue durée, illustrent la difficulté de réaliser ces études. Leur interprétation est tout aussi complexe avec la présence de nombreux autres facteurs, alors dédaignés, qui interviennent dans l'athérogenèse comme le tabagisme.

Pour démontrer qu'une baisse de la cholestérolémie s'associe à une baisse de la mortalité, il a fallu se résoudre à traiter des « malades ». Des sujets hypercholestérolémiques furent sélectionnés et soumis à un régime éventuellement complété d'un traitement médicamenteux. Le premier essai publié en 1978 est l'étude W.H.O. conduite sous l'égide de l'O.M.S. (Organisation mondiale de la santé)[1]. L'hypothèse de travail confirmée, une idée force se dégage : une réduction

1. Cf. bibliographie médicale : World Heath Organisation, 1978, 1980.

de la cholestérolémie réduit l'incidence de la maladie coronarienne.

Mais ce travail comparant clofibrate et placebo, incluant 10 627 hommes de 30 à 59 ans, durant 5 ans, engendra le doute. La mortalité globale du groupe traité était supérieure à celle du groupe sous placebo ! Les adversaires du cholestérol soulignèrent qu'une réduction de 20 % de la mortalité cardio-vasculaire n'a guère d'intérêt si c'est au prix d'une surmortalité par lithiase biliaire et cancers digestifs. En fait, cette étude servit les arguments de toutes les parties et alimenta la polémique.

Deux autres études, LRC-CPPT [1] et Helsinki [2] confortèrent à la fois les certitudes et les doutes, une surmortalité par morts violentes et accidentelles réduisant les bénéfices des thérapeutiques.

L'étude définitive, ou qui semble l'être, date de novembre 1995 et est siglée WOSCOP [3]. Cet essai en double aveugle a enrôlé pendant cinq ans 6 595 hommes de 45 à 64 ans. Ces habitants de l'ouest de l'Écosse garde un mauvais cholestérol supérieur à 1,55g/l après régime. L'efficacité d'un hypocholestérolémiant moderne est comparée au placebo et le bilan lipidique ne s'améliore que dans le groupe traité. Surtout, la prise du médicament s'associe à une réduction relative de 31 % de la mortalité coronarienne (246 morts par événements coronariens mortels sous placebo, contre seulement 174 sous Pravastatine), sans accroissement des autres causes de décès. La mortalité globale est ainsi réduite de 22 %. Tous les résultats sont pour une fois concordants : réduction des infarctus non mortels (de 28 %) et de la mortalité cardio-vasculaire globale (de 32 %).

Sans ambiguïté, on peut affirmer que réduire une cholestérolémie élevée, réduire un mauvais cholestérol, sauve des vies humaines. Ouf ! Ce résultat inespéré conduit à prêter des vertus miraculeuses au médicament... Une projec-

1. Cf. bibliographie médicale : Lipid Research Clinics Program, 1984.
2. Cf. bibliographie médicale : M.H. Frick, D. Elo et *al.*, 1987.
3. Cf. bibliographie médicale : J. Shepherd, S.M. Cobbe et *al.*, 1995.

tion-idéal mathématique permet donc d'estimer que traiter pendant cinq ans 1 000 hommes d'âge moyen atteints d'un cholestérol élevé évite quatorze coronarographies, huit gestes de revascularisation, vingt infarctus non mortels, sept décès par cause cardio-vasculaire, et deux dus à une cause non cardiaque.

Jusqu'à cette étude récente, pour démontrer le bien fondé d'une thérapeutique hypolipémiante, trois voies s'offraient, soulevant des problématiques voisines. La première est inflationniste : augmenter les effectifs, allonger les études ; la significativité statistique est alors hors de prix (dans WOSCOP, 160 000 sujets sont examinés et seulement 6000 privilégiés sont enrôlés dans l'aventure). La seconde consiste à élargir l'attitude thérapeutique à d'autres facteurs de risque : c'est l'approche multifactorielle. La troisième se concentre sur des patients plus sensibles au risque : ce sera la prévention secondaire.

– Prévention primaire et approche multifactorielle

Plus l'ambition consiste à se rapprocher des réalités cliniques, plus l'étude prend en compte un nombre élevé de paramètres et plus l'effectif doit être important. Un groupe très nombreux offre l'intérêt de définir des segments ; leur examen apportera des réponses à des sous-questions, résultats qui seront interprétés avec les réserves liées au contexte.

Dans ces essais, le maniement des statistiques, la complexité des analyses, la rhétorique des discussions nécessitent une telle connaissance de ces disciplines qu'à terme elles confinent au mythe.

En ce domaine, l'exemple le plus achevé est celui du Multiple Risk Factor Intervention Trial ou MRFIT (prononcer Mister Fit) : après 2 ans d'une surveillance rigoureuse commencée en 1973, portant sur 361 662 hommes, 12 860 d'entre eux considérés à haut risque sont répartis par tirage au sort en deux groupes. Le premier suit un traitement « usuel » tandis que le second bénéficie d'une intervention spéciale. L'intervention « spéciale » est en fait une prise en charge diététique et thérapeutique rigoureuse par la structure coordinatrice de l'étude du tabagisme, de l'hypertension artérielle, de la surcharge pondérale et, bien sûr, des dyslipidémies. Le traitement « usuel » se limite à une consultation annuelle avec les promoteurs de l'étude, le reste de la prise en charge restant à la discrétion du médecin traitant (implicitement considérée comme imparfaite).

La question fondamentale était la suivante : la prise en charge rigoureuse des facteurs de risques cardio-vasculaires permet-elle une réduction significative des accidents coronariens ? Les patients sont suivis pendant 6 à 8 ans jusqu'au 28 février 1982. On s'aperçoit alors que la montagne a accouché d'une souris : la complexité de l'étude rend difficile l'obtention de réponses simples et enfonce parfois des portes ouvertes : il faut traiter de façon très active les sujets jeunes (de 35 à 57 ans) très exposés au risque de pathologie coronaire. Quant aux autres résultats initiaux, les auteurs furent embarrassés pour les présenter. Si le groupe pris en charge comptabilise neuf décès de moins par infarctus du myocarde que le groupe moins surveillé, les autres éléments de mortalité (que ce soit la mortalité cardiovasculaire générale, la mortalité de cause non cardiaque ou la mortalité globale) ne sont pas statistiquement différents. Les chiffres bruts sont même en défaveur d'une attitude active en ce qui concerne la mortalité non cardio-vasculaire !

Devant ces résultats, pour le moins ambigus, les coordinateurs de cet énorme travail ont décidé de poursuivre la surveillance pendant 4 ans après l'arrêt des études (jusqu'au 31 décembre 1985). Les résultats sont de leur point de vue devenus plus satisfaisants : le groupe bénéficiant du traitement « spécial » enregistre une chute des décès par infarctus du myocarde, avec 24 vies épargnées.

Mortalité après 10 ans (MRFIT)

Traitement	Nombre de patients inclus	Toutes causes	Causes cardio-vasculaires	Causes non cardio-vasculaires
Spécial	6 428	496	266	229
Usuel	6 428	537	290	247

Les conclusions de cette étude colossale, dont l'ambition était de mettre en évidence l'avantage d'efforts spécifiques en matière de prévention, non seulement apparaissent décevants aux opposants des attitudes médicales agressives, mais encore ceux-ci tirent-ils arguments de ce travail. Ils soulignent bien sûr la disproportion entre le nombre de patients enrôlés dans cette aventure et les rares vies sauvées et allèguent que les efforts ont été inutiles. D'autre part, ces opposants soulignent l'accroissement des décès par cancer du poumon dans le groupe d'intervention, avec 11 décès supplémentaires comptabilisés : résultat paradoxal dans une foule où le tabagisme a diminué significativement ! C'est un autre débat.

Une certaine mauvaise foi prévaut de part et d'autre. Les initiateurs ont péché par présomption. Enrôler un patient dans un essai en lui apprenant qu'il appartient à un groupe à risque le conduit spontanément à une prise en charge médicale. Cette prise en charge par le patient ou son médecin traitant présente une efficacité que n'escomptaient sans doute pas les esprits savants qui ont présidé à cet essai. Les différences de résultats peu convaincantes s'expliquent en partie par cette amélioration des facteurs de risques dans le groupe usuel. D'autre part, les questions trop nombreuses, les mécanismes multiples, les risques intriqués gênaient une vision claire des conclusions.

Les détracteurs ont pour leur part souvent joué avec les chiffres. L'objection de l'accroissement de l'incidence du cancer du poumon dans ce travail est un argument spécieux, couramment employé. Dans d'autres études la surmortalité peut être occasionnée par des cancers digestifs, voire secondaires à des accidents et à des morts violentes. Ce manque d'homogénéité affaiblit le reproche, d'autant qu'aucune corrélation n'a été établie entre l'abaissement de la cholestérolémie et ces événements.

Enfin, une étude n'est jamais un absolu, elle n'est qu'un point d'information qui doit être interprété par rapport à d'autres publications. Dans MRFIT, l'exemple du tabac souligne la nécessité d'une mise en perspective. Les études portant sur les Vétérans [1] ont démontré que, en terme de mortalité par cardiopathie ischémique, l'arrêt du tabagisme n'est d'un intérêt progressif et maximal qu'après 20 ans d'abstinence...

Le coût de telles études est exorbitant. Une estimation, qui se qualifie de raisonnable, évalue le prix de revient de l'essai du MRFIT, avant ses prolongations, à plus de 115 millions de dollars, pour cinq vies sauvées, et pour des informations de deuxième zone.

Même d'un point de vue intellectuel, l'approche du MRFIT était inflationniste. L'étude d'Oslo (Oslo Study Died and Antismoking Trial) portait à la fois sur des conseils diététiques et une incitation à l'arrêt du tabac. Elle retrouvait la réduction de mortalité cardio-vasculaire et, avec un suivi prolongé de 4 ans, les auteurs enregistrèrent une réduction de la mortalité globale sans parvenir au seuil de la significativité : 1 232 sujets inclus, 5 ans de suivi, piètre résultat ! Augmentons les effectifs encore et toujours...

L'ensemble de ces travaux aboutissent à des repères didactiques et à des règles de prescriptions qui concernent une population de bien-portants. Spontanément, un pourcentage des patients souffrira d'une pathologie cardiovasculaire ; aucune attitude thérapeutique, même maximaliste, n'empêchera qu'un autre pourcentage de sujets aboutisse à la même pathologie. Le vrai débat porte sur la

1. L'administration américaine prend en charge ses anciens soldats, population régulièrement soumise à des études.

justification d'imposer une contrainte à toute une population pour passer d'une statistique à une autre, sachant que, pour la grande majorité des individus, la contrainte proposée ne modifiera pas leur avenir.

Deux types de stratégies sont discutés en matière de prévention primaire : soit une stratégie de masse, soit une stratégie individuelle. La première consiste à édicter des recommandations communes à toute une population ; la seconde cherche à définir des sujets à risque parmi ces individus non malades. Seuls ces derniers seront alors soumis à une attitude active ; nous développerons en troisième partie le débat que suscite le choix d'une stratégie.

Nous avons voulu aborder, par le menu, l'étude MRFIT car elle nous paraît significative à plusieurs titres. En dehors du fait que son sujet cadre avec notre propos, il s'avérait nécessaire de décrire les aspects mécaniques d'une étude globale bénéficiant des conditions de réussite optimales. Le fait, que, en dépit des moyens mis en œuvre, ses conclusions soient sujettes à controverse souligne la difficulté d'entreprendre une démonstration à l'échelle d'un grand nombre, toujours soumis à une hétérogénéité. Elle souligne, en outre, l'excès de confiance qui caractérise souvent ses initiateurs.

Comme nous allons le voir maintenant, les études de prévention secondaire offrent le bénéfice d'applications plus directes.

– Études interventionnistes : prévention secondaire

Celles-ci se distinguent des précédentes car elles s'appliquent à des malades ayant subi un épisode clinique. Le but recherché est d'évaluer et de diminuer le risque de récidive. Si la méthodologie de ces travaux est proche de celle utilisée dans les essais de prévention primaire, il existe d'importantes différences. Notion simple et constamment oubliée, les patients sont tous des individus sensibles aux facteurs d'athérogenèse ! En terme de prévention primaire, on apprécie le pourcentage variable de sujets menacés, alors qu'ici tous les sujets ont déjà vécu leur menace. D'autre part une analyse en terme de mortalité nécessite toujours de trop grands effectifs pour être de réalisation aisée. Ces études tentent d'évaluer des critères intermédiaires telle la récidive d'infarctus. Plus pointues que les études de prévention primaire, elles se révèlent malgré tout décevantes en raison de la complexité persistante du problème.

Certaines furent conduites avec un simple régime (Morin et l'enquête de Research Committee de Londres ; Bierenbaum aux USA ; Leren à Oslo), d'autres travaux y associent un traitement médicamenteux (études avec clofibrate : Newcastle et Ecosse, Veterans Administration Cooperative Study of Atherosclerosis ; clofibrate avec acide nicotinique : étude de Stockholm, Coronay Drug Project...). Toutes enregistrent des résultats variés mais convergents : une réduction de la cholestérolémie diminue chez ces patients les risques de récidive. Pourtant de tels résultats ne s'observent dans ce contexte que pour des baisses très importantes de la cholestérolémie, plus importantes que celles requises dans les études de prévention primaires. Les délais d'observation sont supérieurs à 2 ans, ce qui est important du point de vue de leur réalisation technique, court par rapport à l'histoire naturelle de l'athérosclérose.

À côté de ces études évaluant mortalité et morbidité, sont menés des travaux où les critères de jugement portent sur l'évolution sous traitement d'une lésion athéroscléreuse diagnostiquée lors d'un épisode clinique. Il s'agit des « études de régressions ». Elles utilisent des techniques d'artériographies qui analysent, grâce à un produit de contraste intravasculaire, la lumière des artères sans fournir de renseignements directs sur la paroi artérielle. Plusieurs territoires vasculaires furent étudiés. Les premières observations se sont portées sur les artères fémorales (1967) et les artères rénales (1976). Malheureusement, ce type d'études portant sur les artères périphériques se heurte encore à des difficultés méthodologiques, avec en particulier des problèmes statistiques liés aux effectifs relativement faibles imposés par ces techniques invasives. Une corrélation est néanmoins démontrée entre la régression des lésions et la diminution du cholestérol total et des triglycérides.

Les artères coronaires ont également bénéficié de l'attention des médecins. Plusieurs études se sont succédé depuis celle, rétrospective, de Cohn (1975). La plus importante (la moins discutable méthodologiquement) est la Cholesterol Lowering Atherosclerosis Study (CLAS)[1] publiée en 1987. Elle porte sur 162 hommes non fumeurs âgés de 40 à 59 ans venant de subir un pontage aorto-coronarien. Il s'agit d'une étude randomisée prospective avec une coronariographie initiale et une seconde à 2 ans. Deux groupes parallèles sont constitués en double aveugle, l'un est sous placebo et régime peu sévère[2], l'autre est sous médicaments[3] et régime sévère[4]. La surveillance objective engendre une moindre progression dans le groupe traité des lésions initiales et, après 4 ans, une régression de ces lésions, tandis que sur les autres artères la progression s'est ralentie. Ce bénéfice s'observe quelle que soit la valeur initiale de la cholestérolémie totale.

Le critère roi, même en prévention secondaire, demeure la mortalité. La démonstration de sa réduction par abaissement de la cholestérolémie date de novembre 1994 avec la publication de l'étude « 4S[5] », The Scandinavian Simvastatin Survival Study. Il a fallu encore se donner les moyens de parvenir à une telle conclusion : 4 444 patients qui ont souffert d'angor ou d'infarctus du myocarde, et présentant une hypercholestérolémie, sont sous les feux de la rampe pendant 5,4 ans...

D'autres études sont en cours, en particulier en Europe. Sans attendre leurs résultats, il est désormais prouvé que la réduction d'une hypercholestérolémie, par régime ou par association régime-médicaments, permet de limiter l'évo-

1. Cf. bibliographie médicale : D.H. Blankenhorn, S.A. Nession et *al.*, 1987.
2. Cholestérol 250 mg/j et P/S = 2.
3. Colestipol 30 g/j et acide nicotinique 3 à 12 g.
4. Cholestérol 125 mg/j et P/S = 2,5.
5. Cf. bibliographie médicale : Scandinavian Simvastatin Survival Study, 1994.

Étude « 4S » Prévention secondaire : bénéfice clinique de la réduction de la cholestérolémie

		Mortalité			Événements coronariens	
	Nbre de patients	Globale ***	Insuf. coronarienne ***	Non coronaire ***	Événement clinique ***	Revascularisation ***
Simvastatin	2 221	182	111	46	431	252
Placebo	2 223	256	189	49	622	383

Différences statistiquement significatives avec * $p < 0,05$; ** $P \leq 0,01$; *** $p \leq 0,001$.

lution mais aussi de favoriser la régression des lésions de l'athérosclérose chez l'homme. Actuellement, une dizaine d'études évaluent le devenir des lésions coronaires angiographiquement définies sous des thérapeutiques visant à améliorer le profil lipidique. Malgré une grande hétérogénéité de méthodologie, les résultats sont concordants : diminution importante des événements cardio-vasculaires péjoratifs et progrès beaucoup moins nets en terme de lésions coronaires, amélioration du taux de sténose coronaire où une régression n'intervient que chez un patient sur douze.

La conclusion du survol de ce corpus scientifique plaide pour le bénéfice de la baisse de la cholestérolémie, avantage net surtout dans le cadre de la prévention primaire (étude W.H.O. [1], étude WOSCOP) dont l'intérêt est modulé par l'incidence de la pathologie cardio-vasculaire dans chaque pays.

1. Cf. bibliographie médicale : World Heath Organisation, 1980.

II-D- Du bon grain et de l'ivraie

Chacun s'accorde aujourd'hui sur le bénéfice inhérent à la réduction d'un taux de cholestérol trop élevé chez le sujet d'âge moyen [1] ; encore faut-il agir de manière sélective, car, nous l'avons dit, tout n'est pas mauvais dans le cholestérol. Une connaissance plus approfondie de ses métabolismes de transport est indispensable pour comprendre la distinction entre bon et mauvais cholestérol, pour percevoir l'influence de l'alimentation, et saisir la place de la génétique.

a - Les formes de transport

L'amateur de bonne volonté nous suivra dans le présent paragraphe où nous expliquons basiquement ces formes de transport ; pour le promeneur qui grappille, la conclusion peut se schématiser ainsi : les chylomicrons amènent le cholestérol alimentaire des intestins vers le foie, les LDL (Low Density Lipoproteins) le distribuent et le déposent dans tout l'organisme (c'est le mauvais cholestérol). Les HDL (High Density Lipoproteins) récupèrent le cholestérol en excès, le ramènent au foie pour l'éliminer : c'est le bon cholestérol.

Schéma structurel des lipoprotéines

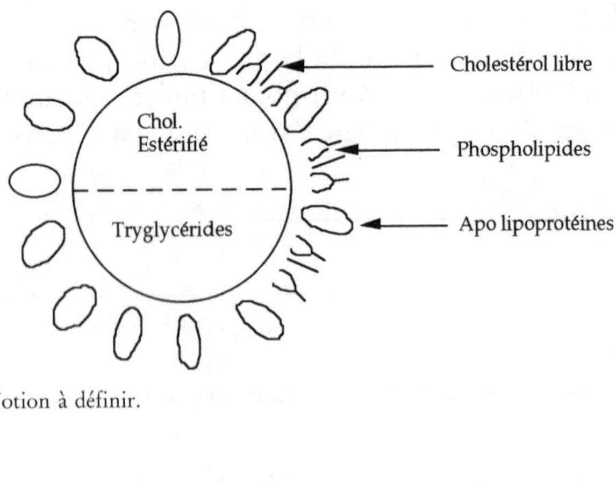

1. Notion à définir.

Des précisions permettront de mieux goûter la suite du propos. Le cholestérol, les acides gras, les triglycérides circulent dans le sang au sein de structures complexes. Ce sont les lipoprotéines (LP) (cf. *Schéma structurel*).

Quatre classes principales de lipoprotéines sont décrites. Leurs noms et leurs caractérisations originales reposent sur leur vitesse de migration électrophorétique (cf. *Schéma bande*) : les chylomicrons, les lipoprotéines de très faible densité (VLDL : Very Low Density Lipoproteins), les lipoprotéines de faible densité (LDL : Low Density Lipoproteins) et les lipoprotéines de forte densité (HDL : High Density Lipoproteins) (Cf. *Schéma conceptuel des lipoprotéines*).

Schéma : Séparation des LP plasmatiques sur bande

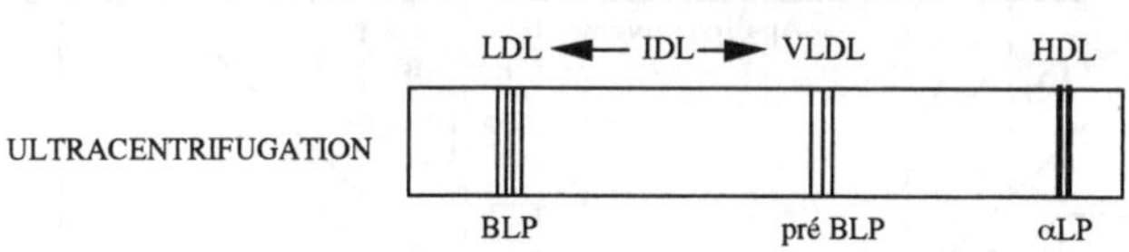

Les chylomicrons sont synthétisés dans l'intestin. Ils servent aux transports des lipides alimentaires (triglycérides et cholestérol) vers le foie. Durant leur séjour plasmatique la lipoprotéine lipase catalyse l'hydrolyse des triglycérides et aboutit à la formation des chylomicrons très riches en cholestérol.

Les VLDL sont synthétisés dans le foie. Ils servent aux transports des triglycérides du foie aux tissus périphériques où leurs acides gras seront utilisés comme source d'énergie. Dans le plasma, sous l'action de lipases, elles sont transformées en lipoprotéines plus petites et plus riche en cholestérol. Après la lipolyse périphérique, environ la moitié des résidus du VLDL (VLDL de petite taille ou lipoprotéines de densité intermédiaire nommées IDL) est éliminée par le foie, la seconde moitié étant convertie en LDL, terme final de la lipolyse des VLDL.

Schéma conceptuel des lipoprotéines

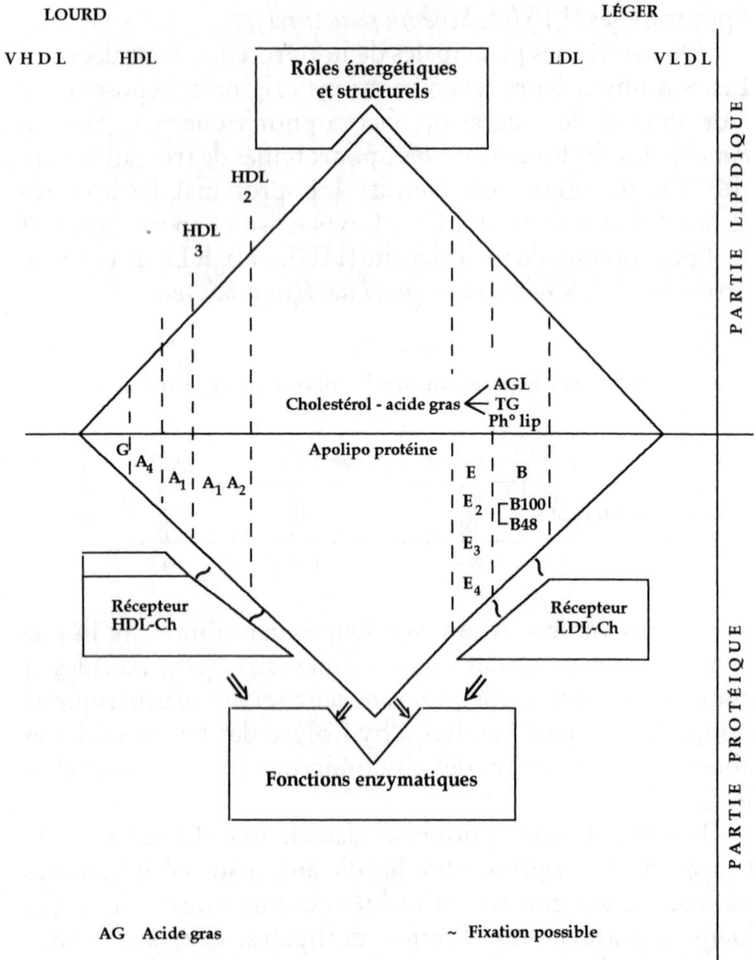

Les LDL sont des lipoprotéines majeures de transport de cholestérol chez l'homme. D'origine hépatique, ils apportent le cholestérol vers les tissus périphériques et, après un séjour relativement long dans la circulation (3 jours), leur élimination est finalement assurée essentiellement par le foie.

Les HDL proviennent de la périphérie où ils se chargent de cholestérol auprès de certaines cellules, ensuite ils le redistribuent aux cellules qui en ont besoin ou ils le déposent dans le foie qui l'éliminera.

Le cholestérol : tout un trafic

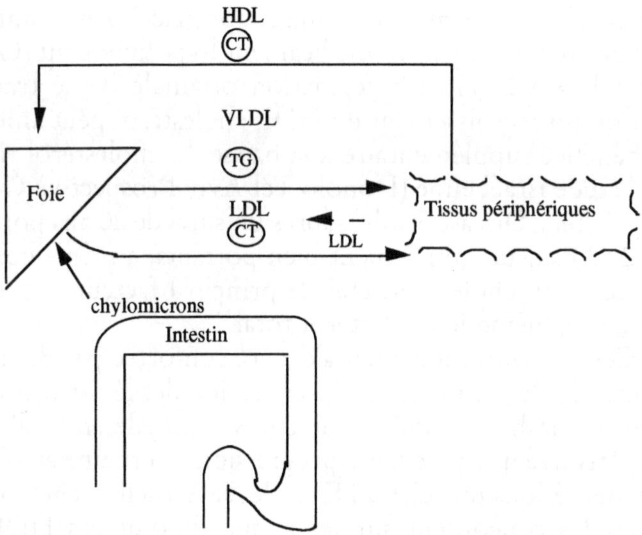

b - Le bon et le mauvais cholestérol

Très tôt, l'hypothèse est soulevée d'un pronostic différent de l'hypercholestérolémie, en fonction du type de lipoprotéine impliquée. Dans l'observation privilégiée que présente Framingham, le dosage du cholestérol total est la première approche du métabolisme lipidique et date donc de 1948. Progressivement, ce bilan se complète avec dès 1972 une quantification complète (parfois par méthode indirecte) des fractions du cholestérol. Un suivi sur 12 ans met en évidence une surmortalité des patients avec de faibles taux de HDL cholestérol (pour les deux sexes et pour tous les âges). On note alors un rôle favorable, sur le taux de HDL cholestérol, de la réduction de poids, de l'exercice musculaire et de la consommation d'alcool ; il s'agit là du début d'une belle histoire...

Contemporaines de cette phase d'observation, des études de prévention primaire ont authentifié le rôle nuisible du LDL cholestérol et celui, bénéfique, du HDL cholestérol. L'étude d'Helsinki, surnommée H.H.S. [1], est la plus probante. Parue en 1987, elle porte sur 4 081 hommes de 40 à 55 ans suivis pendant 5 ans. Un groupe placebo est comparé à un groupe traité par un médicament hypolipémiant (Gemfibrozil = 1,2 g/j). L'information originale de ce travail, c'est qu'un accroissement du HDL cholestérol peut amener un bénéfice supplémentaire à la baisse du cholestérol total. Une étude israélienne (Donolo-Tel Aviv Prospective Coronary Artery Disease Study), après un suivi de 20 ans portant sur 2 633 sujets, initialement bien portants, a même conclu que ce HDL cholestérol était le principal facteur pronostique avant même le cholestérol total.

Cette notion fondamentale a été confortée par de nombreuses études s'intéressant à l'évolution des lésions coronariennes. Nash aux USA, Aratzenius [2] à Leyde en Hollande ont retrouvé une plus lente progression, voire une stabilisation des lésions du sujet à HDL élevé. Actuellement, toutes les études concordent sur les risques liés au bas HDL et conduisent à distinguer les patients pour lesquels le cholestérol total est le risque prédominant de ceux pour qui le bas HDL est seulement redouté (sujets âgés, femmes...).

Le bon cholestérol a naturellement été récupéré. Tout médicament qui l'accroît est paré de vertus miraculeuses, toute diététique qui l'augmente est présentée comme une innovation thérapeutique. Pourtant, ce HDL cholestérol

1. Cf. bibliographie médicale : M.H. Frick, O. Elo et *al.*, 1987.
2. Cf. bibliographie médicale : Aratzenius, 1985.

n'est que la quantification, par le biais de certaines techniques, d'un ensemble hétérogène de molécules qui n'ont pas toutes des vertus protectrices.

Les progrès techniques en matière d'électrophorèse ont permis d'affiner ces connaissances. HDL et LDL ont eux-mêmes été fractionnés en sous-groupes qui, au-delà de paramètres physiques différents, ont démontré des rôles différents. Ainsi, les HDL, subdivisés en HDL1, HDL2, HDL3, recouvrent différentes étapes du métabolisme complexe de nos HDL. Nous retrouvons des propos d'amateurs... (cf. tableau : Le bon cholestérol : réalité complexe).

Le bon cholestérol : réalité complexe

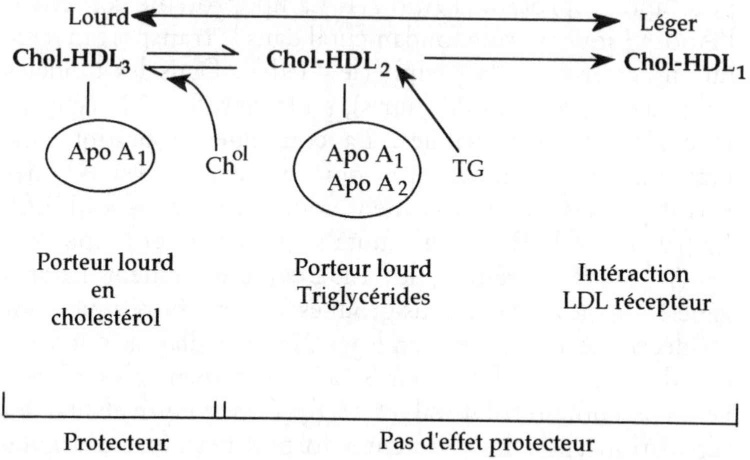

À leur naissance, sous l'action d'une enzyme (Lecithine Cholesterol Acyl Transferase ou LCAT), ils s'enrichissent en esters de cholestérol pour devenir les HDL3, lourds. Plus riches en cholestérol, les HDL 3 se métabolisent en HDL2 plus légers.

Les HDL2 sont une plaque tournante avec une possibilité de retour sous forme HDL3, ou de passage en HDL1 après enrichissement des apolipoprotéines E. Ces HDL2 peuvent également subir une complète transformation avec la perte du cholestérol et un chargement en triglycérides (action de la Cholesterol Ester Transfer Protein ou CETP) qui seront à leur tour perdues sous les coups de la lipase hépatique.

Il faut souligner que l'HDL1 peut être métabolisé par le récepteur B-E, récepteur des LDL, que nous allons bientôt fréquenter. Retrouvons le ton de la promenade.

Les caractéristiques physiques de ces lipoprotéines tiennent aux variations de leur partie protéique : l'apolipoprotéine. Il s'agit de la fraction biologiquement active de la molécule, qui permet l'action d'enzymes et se lie avec les récepteurs. C'est par ce segment de molécule que pénètre la génétique en matière de lipide. Schématiquement, HDL3 a pour apolipoprotéine l'Apo A1. La lipoprotéine contenant l'Apo A1 joue un rôle fondamental dans le transport inverse du cholestérol, de la périphérie au foie. Dans les modèles animaux (adipocytes de souris), seule cette Lp A1 récupère le cholestérol des cellules. La conséquence pratique est l'attribution au seul HDL3, qui est riche en Lp A1, des vertus protectrices initialement consenties à tous les HDL. Le frustré est l'HDL2 qui capitalise l'Apo AI et l'Apo AII.

À l'autre extrémité, les LDL sont également hétérogènes. De nombreux sous-groupes électrophorétiques ont été décrits et schématisés en légers, intermédiaires et lourds. Ces derniers, les LDL2 lourds, sont nettement plus athérogènes à cholestérol total et triglycérides équivalents. La répartition entre les différentes formes peut être d'origine génétique mais aussi environnementale. En particulier, la répartition des formes peut être allégée sous le fait des œstrogènes chez la femme et les traitements peuvent permettre le passage d'une structure lourde à une forme légère[1].

Cette nouvelle génération que représentent les LDL et HDL cholestérol éclipse le cholestérol total. Les augmentations de ce dernier étant surtout le fait du LDL cholestérol,

1. Cf. bibliographie médicale : *Atherosclerosis*, 1993.

la cholestérolémie totale n'est plus perçue que comme une approximation de ce LDL cholestérol. Lorsque le cholestérol total est à la limite de la normale (entre 2 et 2,4 g/l), les critères de traitement d'une dyslipidémie reposent théoriquement sur les taux de LDL cholestérol, modulés par le HDL cholestérol et les autres facteurs de risques coronariens (National Cholesterol Education Program [1]).

Les méthodes de dosage du HDL cholestérol s'effectuent par précipitation ; jusqu'à une date récente, la plupart des laboratoires utilisait l'électrophorèse, très imprécise. Quant au LDL cholestérol, il n'a même pas les honneurs de la paillasse du laboratoire et est calculé par la formule de Friedwald [2].

II-E- Après le transport, la cellule

Nous venons de voir que toutes les lipoprotéines comprennent une partie protéique dénommée apolipoprotéine, qui assure l'hydrosolubilité de l'ensemble et intervient dans les interactions entre la lipoprotéine et son récepteur (Apo E, Apo B). Elle permet la régulation des enzymes du métabolisme des lipoprotéines. La variabilité du rôle « néfaste » du LDL cholestérol peut s'expliquer par leur pénétration cellulaire. De nouveau, des précisions s'imposent pour l'amateur féru de génétique.

Les LDL se fixent sur leur récepteur spécifique situé sur les membranes cellulaires. Une fois captée par le récepteur, l'apolipoprotéine est rapidement intériorisée et dégradée en acides aminés. Il se produit la libération du cholestérol qui provoque un rétrocontrôle du récepteur cellulaire. Ainsi la teneur intracellulaire de cholestérol régule sa propre synthèse en jouant sur des enzymes clefs (Hydroxy-Methyl-

1. Cf. bibliographie médicale : National Cholesterol Education Program, 1988.
2. Formule de Friedwald : LDL = LT - HDL - TG/5. Dans ce calcul CT : Cholestérol total HDL = HDC cholestérol, TG = triglycérides qui, pour ce calcul, doivent être inférieures à 49/l.

glutaryl CoA Reductase) mais aussi sur la synthèse et le nombre de récepteurs.

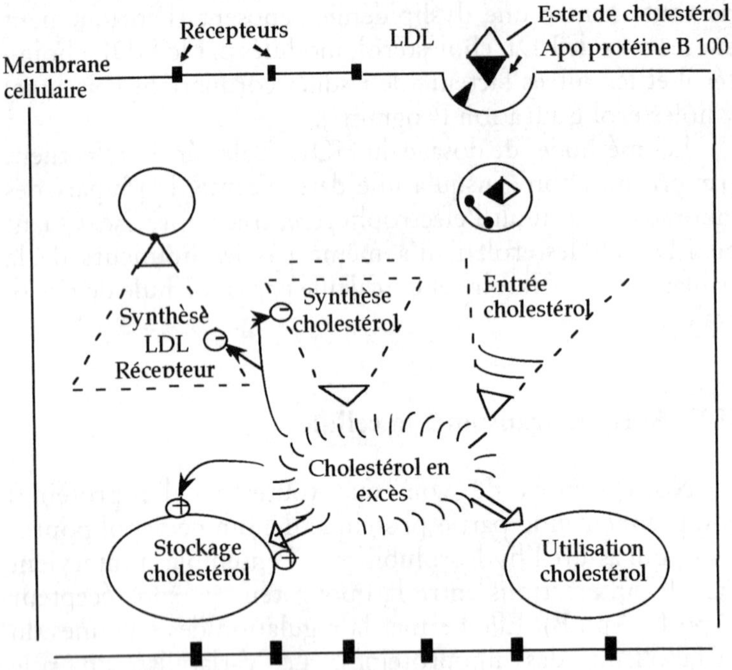

Deux types de récepteurs sont impliqués dans le métabolisme normal des lipoprotéines. Le premier a été mis en évidence en 1979 par Brown et Goldstein, découverte qui leur valut le prix Nobel en 1985. Intronisés grands savants, ils exposent, en 1986, leur découverte dans la prestigieuse revue *Science*[1]. Ils surprennent la communauté scientifique en distinguant clairement dans leur article les faits, leur découverte brute, et les hypothèses qui s'en déduisent. Désigné sous le terme de « récepteur Apo B/E », ce récepteur interagit avec les lipoprotéines contenant l'Apo E ou

1. Cf. bibliographie médicale : M.S. Brown, J.-L. Goldstein, 1986.

l'Apo B. Le second récepteur est moins connu, il réagit également à l'Apo E mais aussi aux résidus des chylomicrons.

Il est dès lors admis que les deux apolipoprotéines Apo E et Apo B jouent un rôle fondamental d'intermédiaire. Elles présentent toutes deux un polymorphisme protéique d'origine génétique. Il s'agit de la conséquence de multiples allèles sur un site génique unique. Ces variations génotypiques ont un impact épidémiologique important. Elles se traduisent par des teneurs variables en lipoprotéines (LDL, HDL...).

Population	Fréquence relative		
	e2	e3	e4
Japon - Asalihawa	0,037	0,846	0,117
USA - Framingham	0,072	0,786	0,140
Finlande - Helsinki	0,041	0,733	0,227
Allemagne - Munich	0,082	0,782	0,136
France - Nancy	0,130	0,742	0,128

Fréquence relative des allèles e2, e3 et e4 d'après Davignon et collaborateurs (1986). Arteriosclerosis 6 : 357-377.

L'Apo E présente trois formes allotypes fréquentes dans la population : les Apo E2, Apo E3 et Apo E4. Dans les différentes études, l'allèle e2 tendrait à s'associer à une baisse de 0,1 à 0,2 g/l du taux de cholestérol, l'allèle e4 à l'inverse s'associerait à une augmentation de 0,05 à 0,1 g/l de ce taux ; e3 serait neutre. La traduction phénotypique, la conséquence clinique, ici la cholestérolémie, est la conséquence de l'expression des deux allèles (un allèle sur chaque chromosome de la même paire) ; les effets de chacun d'eux s'additionnent grossièrement. Ainsi le génotype e2 e2 serait le plus favorable, e4 e4 le plus défavorable. Les écarts moyens de cholestérolémie de ces deux génotypes seraient d'environ

0,3 à 0,4 g/l. Cet écart, déjà important au niveau individuel, devient capital en terme de statistique sur de grands nombres d'individus. L'intérêt épidémiologique de l'Apo E est majoré par le caractère variable des fréquences relatives de ses allèles d'une population à l'autre. Le phénotype le plus fréquent est E3/E3.

Surtout ce polymorphisme de l'Apo E a des conséquences individuelles. Ce serait un élément déterminant pour moduler la réponse individuelle aux régimes hypolipémiants ou amaigrissants. Ce sont les hommes portant l'allèle e4 qui bénéficieraient le plus de cette inégalité[1].

L'autre apolipoprotéine, l'Apo B, a été démontrée comme responsable de maladie familiale. L'Apo B se présente sous deux formes, l'une tronquée (Apo B48), partie structurale des chylomicrons, l'autre complète (Apo B100) partie protéique des VLDL et LDL. Cette forme possède l'activité de liaison au récepteur. Il existe des défauts familiaux de l'Apo B100 rendant cette liaison impossible.

L'Apo B bénéficie d'un regain d'intérêt en raison de ses liens avec la lipoprotéine (a) (LP(a)). En effet, l'Apo B se lie à l'Apo(a), glycoprotéine de grande taille, pour former la LP(a), lipoprotéine apparentée aux LDL. Des études épidémiologiques ont démontré le rôle athérogène de cette LP (a). Son taux élevé a été corrélé avec une forte incidence de l'infarctus du myocarde chez le sujet jeune. Cette LP(a) est très stable et peu sensible aux éléments exogènes que ce soit l'alimentation ou les traitements hypocholestérolémiants.

Le polymorphisme du couple Apo B et Apo(a) est porté sur cette dernière protéine. Sa taille est déterminée génétiquement. En sus, existe une relation inverse entre la taille de l'Apo (a) et le taux circulant LP(a) athérogène. Les répercussions épidémiologiques restent à préciser.

1. Cf. bibliographie médicale : J. Lopez-Miranda, J.-M Ordioviaz, 1994.

II-F- La recherche d'un facteur ethnique

Avant même que le fort déterminisme génétique des apolipoprotéines soit démontré, les chercheurs s'attachèrent à évaluer si l'athérosclérose dépendait de facteurs ethniques. Nous avons déjà évoqué les premières études qui relevèrent de l'épidémiologie d'observation. Comparer les mortalités des Bantous, des Métis et des « Européens » dans une ville comme Le Cap des années 50, et observer une différence corrélée à un facteur ethnique est une réalité épidémiologique mais ce rapprochement de populations paraissait une utopie sociale, politique... [1]

Dans un premier temps, l'étude des populations migrantes, leur suivi sur plusieurs générations a amené à négliger un facteur ethnique. Dès 1958, Keys et ces collaborateurs étudient les Japonais de Hawaï[2]. Ce groupe est particulièrement intéressant : la mortalité coronarienne est très basse au Japon. Hawaï, île américaine, possède une importante colonie d'immigrants japonais acquis au mode de vie des USA.

Quatre groupes sont étudiés : des habitants du Japon, ceux d'Hawaï d'origine japonaise, les Hawaïens d'origine caucasienne et enfin les habitants du Minnesota. Les sujets japonais qui demeurent dans leur pays, ou qui viennent d'émigrer à Hawaï, gardent une faible mortalité coronarienne. En revanche, les Japonais de deuxième génération, élevés loin de la terre de leurs ancêtres, ont une mortalité coronarienne proche de celle des Hawaïens d'origine caucasienne ou des natifs du Minnesota[3]. Les auteurs en induisent une relation directe entre le pourcentage d'athérosclérose sévère à l'autopsie et la consommation moyenne des graisses.

1. Cf. bibliographie médicale : B. Bronte-Stewart, A. Keys, J.-F. Brock, 1955.
2. Cf. bibliographie médicale : Keys, A. Kimura et *al.*, 1958.
3. La mortalité coronarienne globale d'Hawaï est élevée, comparable à celle du continent américain.

Des constatations analogues sont rapportées après l'immigration des Juifs yéménites en Israël (1960) [1].

Autre domaine d'observation : l'analogie de la réponse aux régimes sous toutes les latitudes. Ainsi la substitution par des glucides (sucre) de 50 g de graisse quotidienne entraîne une baisse parallèle de la cholestérolémie moyenne à Hastings (Minnesota) et à Shinie (Japon).

Toutes ces études plaident donc en faveur d'une responsabilité modeste du facteur ethnique. Elles permettent également une remarque : la faible exportabilité du problème lipidique. On a affaire à une migration de population avec un patrimoine génétique mais aussi une culture.

Ces travaux commencent à dater. Avec le progrès dans la connaissance des apolipoprotéines, la génétique des populations intervient. D'un pays à l'autre, la fréquence des formes nuisibles d'Apo E ou d'Apo (a) peut varier. En Finlande, la forme E2 (favorable) est faible, E4 (nuisible) élevée ; au Japon E2 et E4 sont relativement rares ; Nancy est bien servi, E2 y est élevé, E4 bas. L'importance de ce phénomène en terme épidémiologique reste à préciser.

II-G- À la recherche d'un facteur génétique

Un élément génétique individuel est indiscutable dans la survenue précoce d'une insuffisance coronaire : dans un travail portant sur 603 sujets ayant présenté une manifestation clinique avant 60 ans, plus de la moitié des patients présentent un trouble des lipoprotéines à caractère familial [2].

Plusieurs pistes sont suivies. L'une d'entre elles porte sur des protéines intervenant dans le contrôle de la pression artérielle telle l'Angiotensine I. Dans la grande étude Monica, que nous reverrons plus loin, un segment nommé ECTIM suggère que des taux élevés d'Angiotensine I, asso-

1. Cf. bibliographie médicale : U. Godbourt et *al.*, 1978.
2. Cf. biblio : E. J. Schafer et coll., 1992.

cié à une forme particulière de son gène, est un facteur de risque de nécrose myocardique. Ce gène est situé sur le chromosome 17, il est très polymorphe et la présence de l'allèle D serait dans ce cas l'élément défavorable. L'importance clinique de ce gène est comme toujours à tempérer par des éléments environnementaux.

À côté des variations génétiques des apolipoprotéines chez des sujets phénotypement sains, trois maladies génétiques graves avec hypercholestérolémie et un défaut moléculaire ont été identifiées : l'hypercholestérolémie de type III, l'hypercholestérolémie familiale et les anomalies familiales de l'Apo B100. Leur rareté limite leur incidence au niveau d'une population.

Chacune d'entre d'elles est hétérogène lorsque l'on descend au génome. Ainsi l'hypercholestérolémie familiale est liée à une atteinte du gène du récepteur LA2. Cette atteinte est liée à plusieurs situations génétiques différentes. Chaque gène est une grosse structure pouvant subir plusieurs mutations différentes. De petites populations, vivant en quasi-endogamie, avec des individus fondateurs peu nombreux, développent une forme de maladie à la fois plus fréquente et génétiquement plus homogène. Les mutations responsables d'hypercholestérolémie familiale sont différentes dans les populations où cette maladie est retrouvée (Chrétiens Libanais, Canadiens Français, Finlandais, Afrikaners).

Le défaut familial de l'Apo B, que les Anglo-Saxons nomment « Familial Defective Apo B 100 », résulte d'une mutation de l'Apo B qui l'empêche de se fixer à son récepteur. Cette anomalie est retrouvée dans différentes populations.

À côté de ces pathologies responsables d'infarctus du myocarde, de morts subites précoces, on distingue des formes plus insidieuses de maladie génétique : les formes masquées.

De nombreuses protéines, sous la commande de gènes encore plus nombreux, interviennent dans le métabolisme lipidique. Tous ces gènes ne sont pas identifiés. Lorsqu'un individu est homozygote d'un gène péjoratif, c'est-à-dire lorsqu'il possède cette portion néfaste d'ADN sur les deux chromosomes de la même paire, il présente des anomalies biologiques évidentes et est directement menacé d'incidents cliniques graves et précoces. Il en est de même s'il associe dans son patrimoine plusieurs gènes avec une funeste concordance métabolique [1].

En revanche, lorsque le sujet est hétérozygote, le gène défavorable est masqué jusqu'à sa mise en évidence lors d'un processus stimulateur. La génétique dépend dans son expression d'éléments environnementaux. Un exemple typique est la prescription d'œstroprogestatif chez la femme jeune. En effet, les pilules modernes n'ont pas d'incidence significative sur le profil lipidique de cette population peu menacée d'athérosclérose. Mais, si une patiente présente, après le début de ce mode de contraception, une ascension brutale de sa cholestérolémie, il est licite d'évoquer une anomalie génétique jusqu'alors masquée. Cette considération plaide pour la poursuite de la rigueur médicale qui doit entourer une première prescription de la pilule. Rigueur médicale qui tend parfois à être sacrifiée à la rigueur budgétaire, facilitée par la désinvolture de certaines patientes...

L'influence du facteur génétique dans les décès par maladie coronaire décroît avec l'âge. Les Suédois ont fait une importante étude portant sur 21 000 jumeaux nés entre 1886 et 1925 [2]. Ils distinguent jumeaux et jumelles monozygotes, de même patrimoine génétique, de ceux des dizygotes assimilables à de simples frères ou sœurs. Chez les hommes jumeaux monozygotes, le décès d'un frère par infarctus avant 55 ans majore chez l'autre frère le risque relatif d'infarctus à 8, alors que, chez les dizygotes, le risque est à 3,8. Chez les femmes, en utilisant 65 ans pour le paramètre âge, ces valeurs respectives sont de 15 et 2,6. L'importance du risque relatif décroît avec l'âge ; après 75 ans la différence de risque entre jumeaux monozygotes ou dizygotes n'est plus significative.

1. Il n'est plus homozygote sur un gène pathogène mais souffre d'une multi-hétérozygotie concordante et pathogène.
2. Cf. bibliographie médicale : R.E. Marenberg, N. Risch et *al.*, 1994.

Les aspects génétique sont donc déterminants en termes individuels, mais d'un faible poids au niveau d'une population.

II-H- Déclin relatif de la mortalité cardio-vasculaire

Depuis la première moitié du XXe siècle, la mortalité cardio-vasculaire est suivie par les médecins et les statisticiens. Les chiffres datant d'avant les années 60 doivent toutefois être analysés avec suspicion, les moyens diagnostiques étant moins affinés qu'aujourd'hui. Sous une même étiquette d'insuffisance cardiaque entraient différentes pathologies dont le terme évolutif commun était la défaillance myocardique. L'insuffisance cardiaque consécutive à une pathologie valvulaire n'est que de peu d'intérêt dans le cadre de nos préoccupations lipidiques. À l'inverse, l'insuffisance cardiaque d'origine coronarienne, et non comptabilisée comme telle, représente une perte d'information importante.

Le recul de la mortalité cardio-vasculaire, très net depuis le début du siècle, a porté sur deux pathologie distinctes. D'une part on a observé la régression de la pathologie rhumatismale, responsable, essentiellement par le biais des atteintes valvulaires, d'insuffisance cardiaque ; d'autre part est survenue la régression plus tardive de la pathologie ischémique.

L'évolution des cardiopathies ischémiques s'est faite en deux phases. De 1925 aux années 75, la mortalité par infarctus du myocarde augmente considérablement, parallèlement à l'évolution des facteurs de risque (dont ceux alimentaires déjà rapportés). En 1925, le taux de mortalité chez l'homme est de 0,24 ‰ et de 0,14 chez la femme ; en 1978, ces taux sont respectivement de 1,2 et 0,32 ‰. L'infarctus chez le sexe masculin est la première cause de mortalité cardio-vasculaire et représente 10 % de la mortalité globale.

Pour le sexe dit faible l'infarctus vient après les maladies cérébrovasculaires et représente 8 % des décès.

À partir de 1971 chez les femmes, de 1975 chez les hommes, cette mortalité s'est ralentie pour plafonner, puis décliner en France de façon nette à partir de 1985. En 1990, la mortalité cardio-vasculaire demeure, avec 33 % des décès annuels, la première cause de décès en France (25,6 % des morts chez les hommes - en deuxième position après les tumeurs ; 33,1 % chez les femmes - première position). Dans la segmentation de cette mortalité cardio-vasculaire, les causes cardiaques dominent.

Les cardiopathies ischémiques restent, avec 36 % de ces morts, la première étiologie chez l'homme et, avec 25 %, la seconde chez la femme ; la pathologie cérébrovasculaire largement dépendante de l'athérome occupe respectivement la seconde (23 %) et la première place (29 %). Par contre, en données brutes, les chiffres se sont infléchis.

La comparaison de notre évolution avec celle de l'Amérique du Nord est intéressante. Aux USA et dans les pays scandinaves, cette mortalité a crû considérablement pendant la première période avant de baisser depuis 1968 ; entre 1968 et 1976 ce déclin est estimé à environ 21 %. En dépit de notre retard, la mortalité cardio-vasculaire demeure aujourd'hui plus faible en France qu'aux États-Unis.

La technologie médicale étant superposable de part et d'autre de l'Atlantique, elle ne peut à la fois expliquer le bénéfice français en terme de mortalité et le décalage de plus de 15 ans des courbes de mortalité. L'explication semble donc tenir aux facteurs de risque.

II-I- La part alimentaire

Il est fondamental de préciser la part alimentaire dans le risque coronarien, à travers le métabolisme lipidique : le cholestérol sanguin provient essentiellement de la synthèse hépatique, la partie exogène d'origine alimentaire est moindre mais sujette à variations selon la cholestérolémie, l'alimentation et la génétique.

Une mise en perspective est indispensable. Une schématisation excessive conduirait à marier, aux vues des données épidémiologiques, l'alimentation et les constituants lipidiques sanguins dont sont issus des arguments pronostiques. Mais les rapports en cholestérol alimentaire, lipides alimentaires et leurs homologues sériques réalisent une architecture à géométrie variable. Le caractère prédictif attribué à ces derniers rajoute une dimension et fragilise encore la construction.

Les biochimistes nous rappellent tout d'abord que le cholestérol sérique est pour environ 75 % d'origine endogène, synthétisé par l'individu lui-même.

Ensuite, les nutritionnistes tempèrent l'enthousiasme des défenseurs d'un régime dépourvu de cholestérol. Ils nous rappellent que ce « gras », tant craint, est fait à 95 % de triglycérides. Celles-ci s'articulent autour d'une molécule de glycérol et comportent trois acides gras. Or le rôle de ces derniers sur le cholestérol est variable. Nous les avons vus saturés, mono et polyinsaturés. Les premiers élèvent le cholestérol sanguin total. Cet effet délétère est modulé par différents éléments tels l'acide gras saturé considéré ou la faible teneur de cholestérol dans l'alimentation. Avec l'huile d'olive, nous avons évoqué l'intérêt des monoinsaturés. Enfin, les acides gras polyinsaturés appartiennent à deux familles (acide linolénique et alphalinolénique) et sont indispensables. Surtout ils sont hypocholestérolémiants par réduction du LDL cholestérol. Les lipidologues peuvent même craindre un excès de ces acides gras insaturés pour des raisons hématologiques. Les premières études de Keys ont permis d'établir une équation reliant les variations du cholestérol alimentaire, des acides gras saturés et polyinsaturés dans l'alimentation et les variations de la cholestérolémie. Mais ces études portaient sur une petite population à alimentation homogène, voire uniforme ; le résultat a conclu à la cholestérolémie moyenne de ce groupe et n'a pas une valeur prédictive individuelle. Nous utiliserons, avec précaution, ces travaux et les appliquerons à la cuisine française.

L'approche individuelle fournit des résultats fort différents et permet d'évoquer un mécanisme de régulation. Il porte sur l'absorption de ce cholestérol alimentaire et fait intervenir les éléments génétiques, l'alimentation et le cholestérol lui-même. Un phénomène cellulaire contrôle la synthèse du cholestérol fonction des teneurs intracellulaires de ce dernier, mécanisme clef pour comprendre l'action d'un régime hypocholestérolémiant. Lorsque l'apport quotidien est inférieur à 300 mg, la cholestérolémie est basse et la synthèse intracellulaire de cholestérol insuffisante. À l'inverse, lorsque l'apport est très élevé (supérieur à 1 500 mg), la cholestérolémie s'élève et le système de régulation est alors débordé. Entre ces deux valeurs, l'ingesta quotidien du cholestérol n'intervient que peu dans sa valeur sanguine (avec naturellement les précautions de dosage dont les 12 heures de jeûne).

Cette régulation est sensible à l'alimentation elle-même, avec une action des fibres et des structures protéiques des aliments. Le rôle exact de ces constituants est difficile à préciser. Il faut en particulier évaluer les conséquences des alimentations riches en protéines ou en fibres qui ne laissent que peu de place aux acides gras. De même, il est difficile d'apprécier les conséquences des apports en végétaux donnés en sus dans un but thérapeutique. Cette régulation est également sensible à la génétique, élément individuel. Elle fait appel aux récepteurs membranaires qui interviennent dans le passage intracellulaire de LDL cholestérol dont le nombre et l'activité sont variables. Ils peuvent même être absents dans le cas d'hypercholestérolémies d'origine génétique particulièrement graves. D'autres facteurs sont sur la liste des prétendants à une action sur cette absorption digestive : l'espèce animale, l'âge du sujet, son obésité... Des circonstances pathologiques modifient l'ensemble : l'alcoolisme, par le biais des triglycérides, est notamment une source de perturbations.

Il résulte de tous ces facteurs un rôle très variable du cholestérol alimentaire dans la cholestérolémie. Il convient donc d'évoquer une notion de vulnérabilité individuelle au risque alimentaire. Le pendant à ce concept est celui de sensibilité individuelle au régime. Ces deux conceptions ne sont pas liées, elles sont même très différentes. En effet, la première peut intervenir dans la relation entre une cholestérolémie observée et l'alimentation normale du sujet ; la seconde est plus artificielle, dans la mesure où la sensibilité dépend du niveau de la cholestérolémie initiale et du régime effectivement suivi de façon volontaire et consciente.

Si l'on pousse cette approche individuelle dans des retranchements qualitatifs, on s'aperçoit que la structure de l'alimentation joue sur le profil lipidique du mangeur. La modification des apports intervient dans les rapports entre HDL-C et LDL-C, mais leurs conséquences sont variables d'un individu à l'autre. Les diététiques de réductions d'apports ont été mieux étudiées que celles d'ajustements qualitatifs d'apports. Les bénéfices d'une double couche de beurre sur les tartines n'ont pas été évalués par un essai. En revanche, un abaissement isolé, par la cuisine médicale, du cholestérol total alimentaire ou des lipides totaux ou même des seuls acides gras polyinsaturés entraîne un abaissement, a priori délétère, du HDL-C ; alors qu'une réduction d'apport lipidique, qui conserve des proportions équivalentes en acides gras saturés et insaturés, préserve le taux d'HDL-C et diminue celui du LDL-C.

Forts de ce préambule, les diététiciens ont établi des recommandations. Certaines sont simples (faire maigrir les gros), d'autres sont plus sophistiquées et ne peuvent être suivies qu'après une explication précise à des patients motivés. Pour faire parvenir la bonne parole à ces derniers, un traducteur est indispensable. Il transpose en termes de cuisine les conseils rédigés auparavant en vocabulaire biochimique, au risque d'oublier parfois le reste de la machinerie du cholestérol, d'autonomiser son discours et de dire quelques bêtises...

Des notions quantitatives sont avancées : 30 % de l'alimentation de base doit être constitué des lipides (rapport lipides totaux/calories à 30 %) avec moins de 300 mg de cholestérol. Le qualitatif intervient avec la chasse aux acides gras saturés. Le rapport P/S est souhaité proche de 1, et celui S/Cal de 10 % (les acides gras saturés représentent 10 % au moins des calories alimentaires). En fait, cette diététique officielle est plus fine, plus nuancée et plus complexe. Elle prend en compte la cholestérolémie du patient, propose l'adoption de mœurs alimentaires et rejoint l'antique diététique en suggérant un mode de vie.

Le nutritionniste, outre des liens entre apports lipidiques et marqueurs sériques, constate la complexité des mécanismes en cause et leur intrication à des éléments plus généraux de l'alimentation. L'épidémiologiste, dans cette première étape du raisonnement située entre cholestérol alimentaire et cholestérolémie moyenne, retrouve l'idée générale d'une évolution parallèle de ces deux paramètres. La Finlande, l'Angleterre, le Danemark, la Suède ont un pourcentage élevé de calories alimentaires sous forme de matières grasses et la cholestérolémie moyenne par habitant est également élevée. Des pays comme le Japon, l'ex Yougoslavie, Israël offrent le schéma inverse.

Dès cette première étape, de nombreuses observations échappent à la règle : la France se doit d'avoir une cholestérolémie moyenne relativement basse pour un fort pourcentage de calories sous forme de graisses dans l'alimentation... « Paradoxe ! » En fait la règle décrite ci-dessus n'est applicable que pour des situations caricaturales : un très faible apport s'associe avec une cholestérolémie basse, un apport très élevé se marque par une cholestérolémie élevée. Mais la plupart des pays ont des apports moyens proches en matières grasses (de 25 % à 35 % des calories alimentaires totales) pour des cholestérolémies moyennes également voisines (de 2,1 à 2,4 g/l).

Isolées dans cette vision épidémiologique, ces cholestérolémies moyennes suscitent une certaine perplexité. Lorsqu'elles sont rapprochées de la notion de régulation précédemment développée, elles illustrent l'intérêt de signifiants statistiques. Dans une certaine plage d'apport en cholestérol, la cholestérolémie est peu sensible à l'alimentation et une régulation faite d'éléments génétiques, nutritionnels (non exclusivement lipidiques) intervient. L'apport de cholestérol se situe pour la plupart des pays au sein de cette zone de régulation. La cholestérolémie résultante sera davantage l'écho de la civilisation que du discours médical...

Cette vision de la part alimentaire dans la cholestérolémie a une conséquence pratique majeure. Il est classique de distinguer les hypercholestérolémies secondaires, dues à une pathologie (une rétention biliaire ou une insuffisance thyroïdienne), des hypercholestérolémies dites primitives pour lesquelles aucune cause classique d'accroissement du cholestérol n'est trouvée. Parmi les étiologies des hypercholestérolémies secondaires, il convient d'adjoindre un membre à la liste : les erreurs diététiques. Le régime consiste alors à rectifier le comportement alimentaire faussé du patient. À l'inverse, cette part du régime dans l'hypercholestérolémie primaire, où le patient a déjà un régime équilibré, est nettement moins bien définie. Nous nous rapprochons alors de la notion de sensibilité individuelle au régime.

Chez ces patients, dont l'alimentation est sans aberration diététique, une faible réponse aux régimes hypolipémiants ne promet guère un grand avenir au renforcement de ces derniers. Les médicaments deviennent les armes thérapeutiques prépondérantes.

CHAPITRE III
LE CHOLESTÉROL FRANCOPHILE

Les études expérimentales ne servent qu'à vérifier certaines hypothèses intellectuelles. Par définition, elles sont parcellaires, schématiques, souvent grandement fausses. À l'inverse, les résultats de ces travaux sont reproductibles sous toutes les latitudes, l'absence démontrée de différence ethnique majeure en matière d'athérosclérose permettant un mode de raisonnement unique dans les deux hémisphères.

« Second pilier de la connaissance » : les études épidémiologiques. La plupart sont d'origine anglo-saxonne, souvent nord-américaine. En dépit de cette orientation, nous en tirons des enseignements considérés comme valides à travers le monde entier. Or, dans cette approche, le cas de la France présente des spécificités curieuses.

III-A- Épidémiologie en France

La pathologie cardio-vasculaire demeure la principale cause de décès en France. L'incidence [1] de l'infarctus du myocarde est de 110 000 nouveaux cas par an, celle de l'hos-

1. Incidence d'une maladie : nombre de nouveaux cas par an de la maladie pour 100 000 habitants.

pitalisation pour menace d'infarctus sans évolution vers la nécrose myocardique est de 50 000 cas.

En 1985-1986, ces maladies représentaient 12,7 % des patients hospitalisés à l'Hôpital public, en 1990 elles en représentent environ 11,5 %. Durant la même période l'épidémie de SIDA est intervenue et la mortalité par pathologie infectieuse s'est accrue de son fait.

La part des maladies cardio-vasculaires, dans le paysage de la pathologie française, demeure importante avec une responsabilité dans environ 35 % des décès.

Taux de mortalité comparatifs selon la cause et le sexe
France métropolitaine

Causes de mort	Hommes					Femmes				
	1982	1985	1987	1990	1992	1982	1985	1987	1990	1992
Appareil circulatoire dont	527,3	458,5	404,8	402,2	381,0	348,1	295,8	257,5	259,0	242,4
Cardiopathies ischémiques	146,3	141,4	129,2	126,8	121,1	73,1	68,8	61,7	62,5	58,4
Pb vasculaires cérébraux	162,1	131,9	109,7	102,6	94,8	123,1	99,3	82,8	78,5	71,4
Cancers	380,7	367,3	365,3	381,9	377,2	176,1	163,2	161,16	167,2	166,1
M. infectieuses et parasitaires	18,5	17,7	18,1	25,2	28,2	11,3	10,2	9,5	11,2	12,2

Pour 100 000 habitants
Réf. : Annuaire des statistiques sanitaires et sociales

Jetés à froid, ces chiffres semblent inquiétants : le traitement de l'information à la française permet d'y trouver un élément rassurant. La méthode est très utilisée en politique : lorsqu'un ministre veut justifier une nouvelle taxe, il parvient toujours à dénicher quelques pays où celle-ci est notoirement plus élevée ; si ce politique commente des résultats défavorables, il citera des concurrents dont les chiffres sont encore moins bons... Ainsi, la mortalité cardio-vasculaire française se situe dans un rapport de 1 pour 5 vis-à-vis de l'Europe du Nord, de l'Angleterre, de 1 pour 4 en regard de l'Amérique du Nord, de 1 pour 2 face à nos voisins d'Allemagne de l'Ouest, de Belgique, de Suisse et dans une moindre mesure de l'Italie. Seul le Japon présente une mortalité légèrement inférieure.

Une baisse modérée de cette mortalité est observée en France depuis une dizaine d'années. Une évolution analogue est constatée depuis une vingtaine d'années aux États-Unis, au Japon, en Finlande, à hauteur d'une baisse d'environ 20 %. La mortalité maximale a été observée en 1969. Après ce survol mondial, la France métropolitaine retrouve au sein de son territoire une hétérogénéité qui s'intègre dans la loi générale d'un gradient décroissant nord-sud de décès d'origine coronarienne. Cette notion est connue depuis les années 50. Grâce à l'étude des sept pays (Finlande, Grèce, Italie, Japon, Hollande, USA, Yougoslavie)[1], un lien est démontré entre cette mortalité, les valeurs sériques moyenne du cholestérol total et l'apport d'acides gras saturés dans l'alimentation. Or notre position est plus favorable que ne le laisserait supposer la géographie.

Dans l'hypothèse lipidique, ces différences d'incidence justifient de cerner la cholestérolémie moyenne de la population française : celle-ci est évaluée autour de 2,3 g/l. Il s'agit d'une extrapolation, aucune étude systématique à grande échelle n'ayant été entreprise. Cette négligence témoigne du faible intérêt de la notion de normalité calculée d'après l'étude d'une population, et du non-emploi de cette abstraction mathématique pour le diagnostic individuel d'une hypercholestérolémie... Le seul intérêt de cette valeur est épidémiologique. Comparer l'incidence de la mortalité cardio-vasculaire entre deux pays, la rapporter à la cholestérolémie moyenne des populations des sites concernés permet d'illustrer l'importance du cholestérol dans la pathogénie de la maladie étudiée. La France est, ici, source de

1. Cf. bibliographie médicale : A. Keys, 1970.

surprise : un travail français portant sur 400 000 hommes et femmes a mis en évidence que 55,3 % des individus de ce groupe ont une cholestérolémie inférieure à 2,2 g/l, 6,1 % entre 2,2 et 2,4 g/l, 26,6 % supérieure à 2,4 g/l.

Toujours sous l'hypothèse lipidique, cholestérolémie moyenne et mortalité coronarienne servent d'abscisses et d'ordonnées à un graphe où un pays est représenté par un point. La relation linéaire entre ces paramètres devrait rassembler tous les points sur une même droite. Les faits ne sont pas si simples. Le calcul effectué à partir d'une vingtaine d'exemples ne permet d'isoler qu'un nuage de points dont la résultante serait la ligne idéale souhaitée par l'idéologie des chasseurs du cholestérol. Autour de cette courbe *cholesterolly correct* existe une extrême dispersion. La France fait figure d'aberration avec une cholestérolémie moyenne relativement élevée pour une mortalité heureusement basse.

Relations entre la cholestérolémie moyenne et la mortalité coronarienne

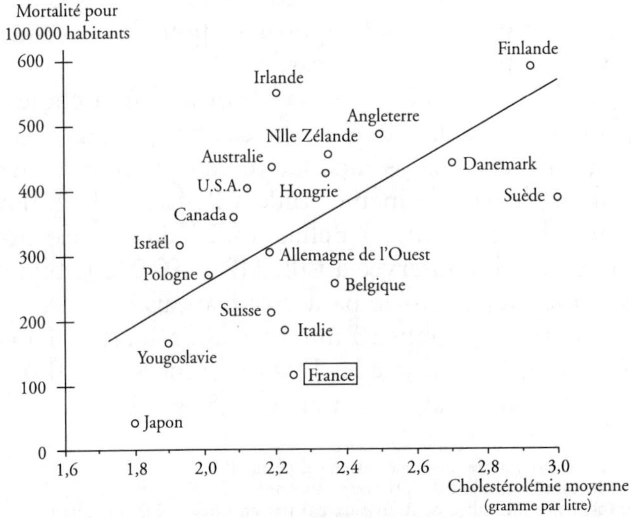

Pour préciser l'hypothèse alimentaire, l'O.M.S. a conçu en 1984 le Projet Monica (Monitoring of Trend and Determinant of Cardiovascular Disease)[1]. Dans ce travail, des zones géographiques sont déterminées, l'ensemble des infarctus du myocarde de sujets de 25 à 64 ans y résidant sont répertoriés. Pour chaque sexe, sont inclus 200 personnes par tranches d'âge de 10 ans, soit 1 200 sujets par site. Le suivi est prévu sur 10 ans avec trois enquêtes successives de populations et d'habitudes nutritionnelles au cours des 2, 5, et 7 années. À chaque fois, un diététicien analyse les aliments effectivement ingérés durant des périodes de 3 jours. D'autres paramètres sont évalués tels des facteurs socio-professionnels, l'exercice physique, le statut familial, la consommation d'alcool et de tabac, la pression artérielle, les lipides sériques.

Seize lieux d'étude sont retenus dont trois en France : Strasbourg, Lille, Toulouse. Les premiers résultats confirment la faible mortalité[2] française et mettent en évidence des hétérogénéités régionales avec des écarts d'incidence[3] de l'ordre de 1,5 entre Strasbourg (107/100 000 équivalant à la Suisse) et Lille (96/100 000) d'une part et Toulouse (78/100 000) d'autre part. Des constatations analogues portant sur la mortalité sont rapportées pour la survenue des récidives d'infarctus du myocarde.

Dans Monica, Lille est le site français où la cholestérolémie moyenne est la plus élevée avec 2,58 g/l dans le groupe des hommes de 35 à 64 ans. Cette valeur est supérieure à celle observée dans la même étude à Belfast (2,38 g/l) mais, ô surprise ! la mortalité à Belfast (370/100 000) est proche du triple de celle observée à Lille (120/100 000 habitants)...

Sommes-nous dans le paradoxe français ?

Cette question oblige à une plus large analyse. La variabilité régionale est discutée. Des différences en HDL cholestérol sont nettes avec des taux de 0,56 g/l à Lille, 0,52 g/l-

1. Cf. bibliographie médicale : Richard et *al.*, 1989.
2. Mortalité : nombre de morts par an pour 100 000 habitants.
3. Incidence : nombre de nouveaux cas par an pour 100 000 habitants.

Mortalité par cardiopathie ischémique chez l'homme de 35 à 64 ans

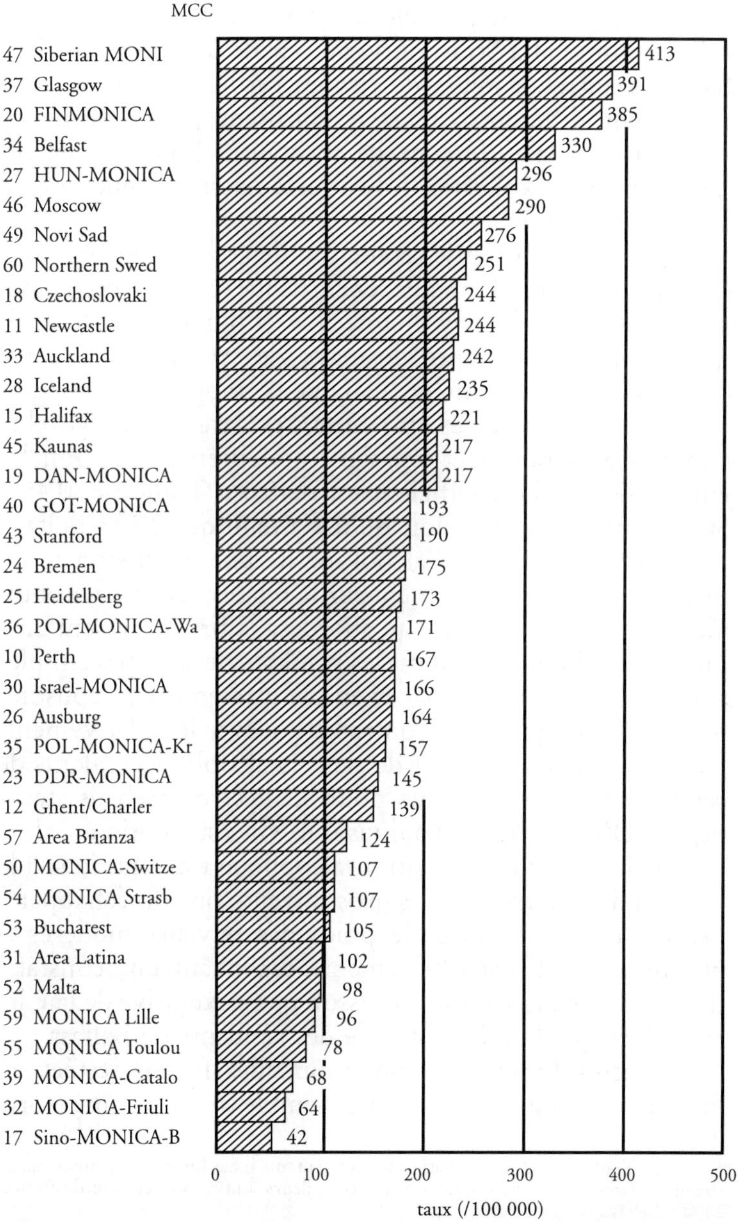

à Toulouse et 0,48 g/l à Belfast. Le classique rapport HDL/cholestérol total est plus élevé à Toulouse, intermédiaire à Lille et minimal à Strasbourg, autour de 0,2, égal avec Belfast. Les autres facteurs de risques cardio-vasculaires sont faiblement différents[1] mais ne suffisent pas à expliquer l'ampleur de la différence de mortalité. Pour pallier ces insuffisances d'explications, l'enquête nutritionnelle semble le plat de choix.

Pour notre glorieuse réputation de gros mangeurs, nous sommes rassurés. L'apport énergétique global consommé par les habitants du pays du foie gras est plus élevé (2 670 cal) que pour les habitants du pays des pommes de terre (2 330 cal). En revanche, le fameux rapport acides gras polyinsaturés sur acides gras saturés est largement favorable comparé à l'étranger et témoigne des différences régionales entre cuisines. Le coefficient est de 0,5 à Toulouse, 0,45 à Strasbourg, 0,4 à Lille alors qu'il n'atteint que 0,32 à Belfast.

La consommation d'alcool mérite une discussion spécifique avec un développement sur la relation en France entre vin et cholestérol, thème qu'abordera la fin du présent chapitre. Dans l'étude Monica, les résultats ne sont pas simples à analyser : Toulouse, par exemple, présente une consommation élevée qui est en contradiction avec le (relativement) faible taux de cirrhoses et de cancers alcoolo-dépendants de cette ville. Deux éléments pourraient être des biais statistiques. D'une part, à Toulouse, le vin est quotidien alors qu'à Belfast la consommation alcoolique est centrée sur le week-end ; d'autre part les gros buveurs ont pu échapper à l'étude, ce qui renforce le poids des buveurs modérés si nombreux en France. Il demeure cependant une constatation évidente : le vin est la boisson quasi exclusive de la Cité rose alors que la bière est celle des résidents de Belfast.

D'autres hypothèses nutritionnelles furent testées en France. La plus prometteuse semble tenir à une forte

1. À Toulouse, 32 % des patients ayant fait un infarctus ne présentent aucun facteur de risque, 26 % en associent deux ; ces valeurs sont respectivement de 30 % et 28 % à Belfast.

consommation en fruits et légumes frais dans la ville de Toulouse. L'analyse de la consommation de fromage, de pain, de poissons n'apporta pas de renseignements significatifs.

D'autres arguments que le cholestérol sont donc à considérer... La piste génétique semble mauvaise, puisque nous avons vu le faible poids d'un élément ethnique au niveau d'une population. Cette question ne se pose d'ailleurs pas en France du fait de l'absence d'un groupe homogène prédominant. Pour une population, les particularités observées semblent bien des répercussions d'éléments environnementaux modulées par quelques spécificités génomiques. Ainsi, Cambien *et Coll.* [1] ont comparé l'incidence du polymorphisme des apolipoprotéines entre les populations françaises et celles d'Europe du Nord. L'impact du polymorphisme de l'Apo E, les concentrations de LDL, de triglycérides, d'Apo A1 et Apo B sont similaires. Par contre la Lp A1, protectrice, est plus élevée en France, alors que la Lp (a) y est plus basse (91 % des Français ont une Lp (a) inférieure à 30 mg/dl contre 82 % pour nos voisins du Nord). Pourtant l'approche génétique est très prometteuse. Il s'agit, comme pour les études nutritionnelles, d'un mode de travail portant sur le collectif. L'entrecroisement des deux méthodes, l'étude de famille à risques permettent d'espérer une estimation d'un risque individuel. Dans cette optique, l'étude Monica a un prolongement en cours d'évaluation de recherche génétique : l'étude ECTIM.

Sécurisants pour le médecin, rassurants pour le curieux, les résultats de ces études épidémiologiques françaises sont cohérents avec l'ensemble des données internationales. On retrouve l'augmentation du taux de cholestérol avec l'âge et la différence entre les sexes. D'autre part, l'incidence des cardiopathies ischémiques croît de façon exponentielle avec le taux de cholestérol. Ainsi, un Français avec une cholestérolémie supérieure ou égale à 3g/l présente un risque mul-

1. Cambien et Coll. Congrès de Chicago 6-11, 1991.

tiplié par 4. Au sein de nos territoires le gradient décroissant nord-sud est retrouvé. La logique lipidique est respectée.

Reste notre particularisme, le cholestérol « français », rassurant à l'exportation, même s'il demeure menaçant sur le marché intérieur.

III-B- Cuisine française et athérome

La première piste à explorer est la cuisine française. Nous avons suivi son évolution technologique et structurale, nous avons évoqué le risque cardio-vasculaire de l'alimentation, tentons de jeter une transversale entre cuisine et athérome.

III-B-1- Pouvoir athérogène des recettes bourgeoises françaises

Pour relier alimentation et cholestérolémie, des indices ont été développés à l'échelle d'une population. Le premier fut celui de Keys en 1965[1]. Ce médecin du Minnesota est un grand nom du cholestérol moderne. À l'époque où la gloire semblait naître dans les éprouvettes des laboratoires, Keys a conquis sa notoriété grâce à des méthodes reposant sur l'épidémiologie et l'empirisme. La préoccupation majeure de cet hygiéniste est de relier alimentation, cholestérol et mortalité dans deux travaux phares que nous avons déjà évoqués : l'étude des sept pays (1970) et l'étude des Japonais d'Hawaï (1958). Dans un second axe de recherche, il tenta avec une grande rigueur scientifique de construire une diététique hypocholestérémiante. Il évalua la modification de la cholestérolémie moyenne d'un groupe d'hommes sous l'influence de régimes prenant en compte le pourcentage énergétique représenté par les acides gras saturés, insaturés et la teneur en cholestérol. À partir de ces

1. Cf. bibliographie médicale : A. Keys, J.-T. Anderson, F. Grande, 1965.

observations, il put créer une première règle générale régie par une équation.

Dans la formule cabalistique qui réunit ces différents éléments :

$$Ø = 1{,}35\,(2S - P) + 1{,}25\,\sqrt{z}$$

S est le pourcentage énergétique lié aux acides gras saturés
P est le pourcentage lié aux polyinsaturés
Z est la teneur en cholestérol alimentaire en mg pour 1 000 Kcal.
Ø : Variation de la cholestérolémie moyenne.

En langage simple, la cholestérolémie d'un groupe est prédictible et augmente beaucoup avec l'apport d'acides gras saturés, peu avec l'apport de cholestérol ; elle diminue modérément avec celui d'acides gras polyinsaturés. Les acides gras monoinsaturés ne sont pas évoqués dans cette formule. Il ne s'agit pas d'un oubli : Keys a substitué, à calories égales, des glucides par de l'acide oléique (monoinsaturé). La cholestérolémie moyenne de ces sujets demeurant inchangée en dépit de cet enrichissement en lipides, il en déduisit que l'huile d'olive avait un rôle neutre sur la cholestérolémie. Cette notion est actuellement considérée comme fausse. Par la même méthode, il établit le rôle favorable des huiles polyinsaturées.

Étudier l'indice de Keys sur des recettes est d'un intérêt purement spéculatif. Il s'agit d'évaluer l'évolution de la cholestérolémie moyenne d'un groupe de mangeurs bien portants, si possible de sexe masculin, qui ne se nourriraient que de cuisine bourgeoise, sans pain ni vin. Bien élevés, ils ne laisseraient rien dans leur assiette.

Naturellement, ces conditions ne sont pas remplies. Mais le suivi de l'indice de Keys dans nos potages, hors-d'œuvre, viandes, gibiers, poissons, desserts... permet une approche de l'évolution du risque « cholestérogène » à partir d'une recette de cuisine bourgeoise française. Il s'agirait d'un marqueur du risque individuel encouru par un mangeur bourgeois, aïeul alimentaire du Français contemporain. La valeur absolue de cet indice est sans signification réelle. Il apparaît, pour les recettes, d'une très grande stabilité depuis le XVIIe siècle. Même les points sensibles comme les viandes, les gibiers ou les volailles n'ont pas subi d'évolution statistiquement significative dans notre étude.

Après ce premier indice historique, plusieurs furent proposés. Hegsted a développé le sien à partir d'une population bien portante de schizophrènes[1]. Testé dans notre étude, son suivi sur trois siècles ne perçoit pas de variation significative.

Ces deux indices ont été établis sur des populations « expérimentales ». Par souci d'homogénéité, les deux auteurs proposent à de petites collectivités d'hommes bien portants leurs protocoles diététiques : ils recrutent chez les schizophrènes. Heureusement, une étude, large, confirme la valeur prédictive de ces deux calculs. Elle porte sur 1 900 hommes qui ne sont pas des psychopathes, mais des employés d'une compagnie d'électricité. Le suivi est de 20 ans[2].

Un troisième indice, surnommé ICS ou « index cholestérol-acide gras saturé » prend en compte que le cholestérol et les acides gras saturés.

$$ICS = 1{,}01\ (AGS) + 0{,}05\ (Ch)$$

Bien corrélé avec le risque de cardiopathie ischémique, il permet de classer les aliments entre eux. Il affiche également une grande stabilité dans notre étude.

Enfin, les autorités diététiques préconisent un apport quotidien limité à 30 % de lipides dans la ration calorique, à moins de 300 mg de cholestérol et à une pauvreté en acides gras saturés. Trois critères d'athérogénécité sont établis : les rapports acides gras saturés sur calories, lipides totaux sur masse, et acides gras polyinsaturés sur saturés. Selon ces conseils, les acides gras saturés représentent moins de 10 % de la ration calorique et le rapport P/S doit être inférieur à 1. L'étude Monica rapporte des P/S de 0,4 à 0,5 en France, valeur plus favorable que celles calculées ailleurs.

1. Cf. bibliographie médicale : Hegsted et *al.*, 1965.
2. Cf. bibliographie médicale : The Western Electric Study, 1981.

Notre étude des recettes bourgeoises relate des résultats moins glorieux. Depuis le XVIIe siècle, desserts exceptés, la part lipidique est stable : autour de 55 % des calories alimentaires (que le calcul porte sur les seules recettes ou sur les menus). Nous sommes loin des 30 % recommandés. De même, les acides gras saturés oscillent, sans variation significative, autour de 25 % de l'apport calorique global (loin des 10 % recommandés). Le dernier indice, rapport des acides gras polyinsaturés sur les acides gras saturés, est par contre sujet à de très fortes variations dans le temps : les mouvements les plus amples sont observés avec les poissons (0,12 à 0,72). Aucune tendance homogène n'est retrouvée même si le passage des recettes aux repas réduit cette variabilité. Là encore, les 20 de P/S qui apparaissent dans notre enquête sont loin des 0,5 à 1 recommandés.

Ces calculs mettent en lumière deux observations contradictoires. D'abord convergence : la stabilité des indices depuis trois siècles qui contrastent avec l'augmentation des teneurs lipidiques dans les recettes du XVIIIe siècle aux années 60. Ainsi, la préparation culinaire des viandes, principales pourvoyeuses de corps gras, a présenté une évolution néfaste avec un accroissement des teneurs en acide gras saturés et du cholestérol. À l'inverse, une amélioration constante et continue de leurs qualités diététique a été obtenue par l'élevage. Mais l'athérogénécité des plats français semble s'être peu modifiée sous l'influence du travail des hommes. L'emploi des matières grasses dans la cuisine française lui confère une constance biochimique même si P/S varie sans logique apparente ; dispersion qui souligne la variété des corps gras utilisés et est de bon augure pour l'écoute des conseils modernes.

La divergence entre nos observations et les recommandations diététiques souffre du caractère incertain de notre méthode. Le principal doute réside dans le caractère bourgeois de nos recettes, grandes pourvoyeuses de graisses mais dont on n'a jamais évalué la ration effectivement ingérée, ni la quantité de graisses évacuées au cours de la préparation.

Si la recette est l'œuvre du cuisinier qui y exprime son talent, le plat s'intègre en France à un repas. C'est lui qui est retenu dans les mémoires, lui qui marque de façon consciente notre culture.

III-B-2- Résultats médicaux

Repérer la décroissance du nombre de plats en exploitant les menus s'est révélé simple. Plus complexe est la chasse aux risques cardio-vasculaires dans notre bouillon de culture alimentaire. L'analyse de ces documents est indispensable. L'approche collective classique, reposant sur des chiffres globaux, ne peut être employée : à l'aube du XXe siècle, l'industriel et l'ouvrier n'ont pas la même « hygiène de vie » mais relèvent de la même statistique.

Le problème pourrait paraître résolu. Au cours des chapitres précédents, nous avons calculé aux différentes époques d'une part les moyennes et écarts types des paramètres biochimiques des plats et d'autre part nous avons examiné la structure des repas. Il est possible d'injecter les premiers résultats dans les menus correspondants (annexe IV).

Des limites et des contraintes sont à souligner d'emblée. L'évolution des matières premières et des techniques culinaires est inévaluable et négligée. Plus importante et plus délicate est l'approche de la consommation effective d'un individu.

Dans le chapitre des recettes, nous avions supposé constant le décalage entre le préparé et le mangé. En matière de menus, le grand nombre de plats figurant dans les premiers documents souligne le caractère d'exception des repas ainsi évoqués. Cela nous a conduit à construire deux hypothèses [1]. La première est une hypothèse haute, « à la russe ».

1. Dans l'hypothèse haute, la valeur des paramètres d'un repas est obtenue en additionnant les valeurs de chacun des plats constitutifs. Si le menu comporte deux hors-d'œuvre, un poisson, deux viandes et deux desserts, l'addition comporte sept valeurs : deux fois celle du hors-d'œuvre, des viandes, des desserts, une fois celle du poisson. Chaque valeur est une moyenne parée de son écart type. Pour une période, ce calcul porte sur chaque menu, et ainsi sur un item étudié, nous obtenons pour

Le calcul empile tous les mets du menu. La seconde est basse, « à la française ». Elle suppose que l'ordinaire de ce bourgeois se rapproche de la structure type : « une entrée, un plat et un dessert ». Un repas fictif est reconstitué en pondérant chaque moment par la prise en compte des propositions du menu.

Entre la fête et la schématisation de l'ordinaire, les deux hypothèses définissent un nuage de possibilités au sein duquel se cache l'alimentation effective.

Quels sont les résultats de toute cette cuisine ?

Hypothèse haute ou hypothèse basse, une réduction de tous les paramètres quantitatifs est constatée entre les périodes extrêmes. Dans les « menus repas », les calories passent entre les deux périodes extrêmes de 6 393 cal à 2 842 cal dans l'hypothèse haute et de 2 600 cal à 1 600 cal dans l'hypothèse basse. Cette baisse s'applique également aux glucides, lipides, acides gras saturés ou cholestérol total. Le même phénomène s'observe avec les banquets de façon encore plus drastique.

Ce résultat mérite d'être nuancé. Dans les années 60, un accès de fièvre entraîne une réascension transitoire de tous les constituants biochimiques alors que le nombre de plats poursuit le mouvement de baisse générale. L'explication réside dans l'analyse des recettes où une augmentation des différents paramètres est particulièrement nette en ce qui concerne les viandes ; l'analyse plus fine retrouve également

l'ensemble des menus une moyenne dotée de son écart type. Dans l'hypothèse basse, chaque temps du repas est supposé être un plat unique. La pondération qualitative repose sur l'établissement d'une moyenne et d'un écart type. Ceux-ci prennent en compte, à proportion, les différents plats aux différents temps du repas*. 4,17 ± 0,23 plats principaux proposés à 1,75 ± 0,25 et de 3,44 ± 0,35 desserts à 1,25 ± 0,25.

Les plats principaux proposés passent de 4,17 ± 0,23 en 1890 à 1,75 ± 0,25 en 1980 ; pour les desserts : valeurs respectives de 3,44 ± 0,35 à 1,25 ± 0,25.

* Un menu des années 30 peut être utilisé comme exemple. En moyenne il se compose de 0,23 potage, 0,92 entrée, 2,31 plats principaux (dont 25,6 % de viande, 31,4 % de gibiers-volailles et de 2,9 % de poisson) et 2,62 % desserts. L'hypothèse haute adopte les valeurs moyennes avec un coefficient de 0,23 pour les potages, 0,92 pour les entrées, (0,256 x 2,31) pour les viandes (0,314 x 2,31) pour les gibiers-volailles, (0,429 x 2,31) pour les poissons et enfin 2,62 pour les desserts. L'hypothèse basse utilise comme coefficients respectifs 0,23 ; 0,92 ; 0,256 ; 0,314 ; 0,429 et 1.

une augmentation des calories des hors-d'œuvre. Ces années 60 représentent un carrefour entre une diminution du nombre de plats et une augmentation de certains composants lors de leur préparation.

Si la chute des apports est une donnée enregistrée dans la mémoire populaire, plus surprenante est la permanence de certains éléments biochimiques. Les histogrammes des calories, glucides, lipides totaux, acides gras saturés ou cholestérol total sont superposables, témoignant de l'existence d'une liaison entre eux. Cette notion pouvait être envisagée dès l'analyse des recettes : aucune différence significative entre périodes pour une catégorie de plats n'était retrouvée sur des rapports tels que calories sur masses, calories sous forme de lipides totaux ou d'acides gras saturés, ou d'acide gras insaturé par rapport aux calories totales. Ces repères biochimiques fixes plaident pour une permanence culinaire française.

Les indices d'athérogénécité d'un repas sont peu sujets à variations. Celui de Keys est d'une constance remarquable sur l'ensemble de l'étude avec un discret accroissement (non significatif) durant les années 70. L'amplitude maximale de la cholestérolémie moyenne s'observe entre les années 30 et les années 70 : elle serait de l'ordre de 0,05 g/l, ce qui représente une différence relative de 15 %. Cette modeste augmentation n'a pas de signification à l'échelle d'un patient mais, sur une large population, son poids en matière de facteur de risque en pathologie cardio-vasculaire n'est pas négligeable.

Enfin si plusieurs indices lipidiques sont d'une remarquable stabilité, seul l'un d'entre eux (P/S), directement en rapport avec le choix des matières grasses utilisées, n'est pas figé dans la culture française.

Malgré ces variations quantitatives, l'exploration des menus des repas et banquets laisse au cardiologue une saveur de continuité. Cette aventure apporte quelques enseignements. Tout d'abord, l'existence d'une permanence biochimique sur la longue durée rend peu réaliste l'espoir d'une révolution diététique pour lutter contre l'athérogenèse. En revanche, une substitution des acides gras saturés semble plus prometteuse qu'une hypothétique réduction des apports totaux en matières grasses.

Au-delà de ces déductions, il demeure un fait scientifique : la mortalité cardio-vasculaire en France est une des plus faibles du monde en dépit du peu d'estime qu'ont nos concitoyens pour les recommandations diététique. Cela souligne l'importance du non-dit, par exemple au sujet du pain et du vin, riches en calories, mais pratiquement dépourvus de graisses. En conséquence, il apparaît que la diététique se fonde sur un postulat partiellement erroné. Le cholestérol ne devrait pas s'étudier en tant que facteur unique caractérisant une population mais comme un facteur dépendant de son environnement et centré sur l'individu.

Une revue des autres facteurs de risques vasculaires s'impose sous cette optique dans le contexte français. Descendons le grand escalier du cabaret des facteurs de risques. Les liens avec notre culture méritent d'être à chaque fois soulignés.

III-C- La revue française des facteurs aggravant le cholestérol

III-C-1- Un élément comportemental : le tabagisme

La rencontre du tabac et de l'Occident date du 2 novembre 1492 – l'heure n'est pas précisée. Christophe Colomb, aperçoit en abordant Cuba des indigènes fumant des feuilles roulées de tabac. La plante est rapidement rapportée en Espagne où elle est cultivée dès 1558. C'est à Jean Nicot, notre ambassadeur à Lisbonne, que revient le privilège de « lancer » la plante en France en 1560. Il adresse sous forme de poudre de l'« herbe de Sainte-Croix » à Catherine de Médicis pour, suivant l'usage portugais, la soulager de ses migraines. Ce courrier de 1560 inspire deux remarques : la première porte sur la précocité de l'évocation d'un tropisme vasculaire de ce produit ; la seconde est un profond respect pour ce coup de lèche vis-à-vis de son pouvoir central de la part d'un ambassadeur du Très-Chrétien en poste à l'étranger : quatre siècles plus tard, l'État se souvient encore de ce fonctionnaire zélé : une rue au nom de celui qui, dans l'élégant VIIe arrondissement de Paris, permit le mariage précoce entre tabac et fiscalité.

Rapidement l'usage du tabac va se diffuser. Il quitte sans attendre le rôle exclusif de traitement, victime d'autoprescription. Trois formes de consommation sont rencontrées : priser, fumer, chiquer. La fumée débute par la pipe. N'appartenant pas aux corps hippocratiques classiques, ses volutes sont regardées avec circonspection. On lui prête des vertus d'épuration de l'air (utilisées en temps de peste, en particulier par les croque-morts). La prise répond aux habitudes de l'époque en tant que support des sels ou des aromates. La cigarette apparaît au début du XVIIIe siècle dans le Nouveau Monde ; elle conquerra la France à partir de l'Espagne lors des campagnes napoléoniennes.

Cet essor du tabagisme s'est déroulé sur fond de polémique entre partisans farouches et détracteurs. Très vite les interdictions se multiplient, se succèdent sans efficacité sous tout les climats ; les autorités politiques s'appuient sur des arguments moraux, religieux ou... de santé publique.

Les effets pharmacodynamiques du tabac étaient déjà connus. Son action sur le système nerveux central est évoqué par Molière, qui devait décidément en consommer. Sganarelle ouvre *Dom Juan*, sa tabatière en main, avec une première réplique à la gloire du tabac... « Il n'est rien d'égal au tabac ; c'est la passion des honnêtes gens, et qui vit sans tabac n'est pas digne de vivre. Non seulement il rejoint et purge le cerveau [1] »... En 1665, Louis XIV venait d'en interdire la vente, les dévots le condamnaient. La princesse Palatine découvre, avec beaucoup d'autres, la dépendance que

1. Cf. bibliographie générale : Molière, *Dom Juan*, Acte I, Scène I.

la plante à Nicot procure et que les consommateurs d'alors ne comprennent pas.

Surtout, Vigarello rapporte la mort subite d'un joueur de jeu de Paume en 1665, décès alors expliqué par la « quantité prodigieuse de tabac qu'il prenait à tous les moments ».

Le tabac est établi comme facteur de risque cardio-vasculaire majeur par le corps médical dès 1911 ; Erb, neurologue à Heidelberg constatait un lien entre tabac et claudication artérielle[1]. De grandes études prospectives convergent en soulignant que la mortalité par cardiopathie ischémique est plus élevée chez le fumeur, croît avec le nombre de cigarettes et diminue à l'arrêt de l'intoxication[2]. Cette action vasculaire péjorative se retrouve dans tous les territoires artériels, que ce soit l'artérite des membres inférieurs ou les vaisseaux à destiné encéphalique. L'implication du tabac dans la pathologie cardio-vasculaire n'est donc plus à démontrer. Son action est double : directe et indirecte.

L'action indirecte est la mieux connue du public. Le tabac favorise le développement de l'athérosclérose aussi bien sur les artères coronaires que sur les artères périphériques. Son rôle direct est observé pendant que le sujet fume, avec une montée de la pression artérielle, une accélération de la fréquence cardiaque, une vasoconstriction en particulier cutanée et même coronarienne. Des spasmes coronaires, parfois cause d'infarctus du myocarde survenant sur des artères saines, en sont la conséquence. Dans ce cas, les coronarographies objectivent des poches musculaires akinétiques, parfois volumineuses de myocarde mort, alors que les vaisseaux qui devraient les irriguer sont normaux. Des cardiologues pervers ont même injecté du produit de contraste dans ces artères coronaires avant puis pendant que le patient fume. Les clichés pris en même temps que la cigarette montrent souvent une réduction majeure du cali-

1. Cf. bibliographie médicale : W. Erb, 1911.
2. Cf. bibliographie médiclae : R. Doll, R. Peto, 1976.

bre de l'artère. Des modifications des protéines de la coagulation aggravent encore ce processus.

Le tabac a un effet potentialisateur sur les actions délétères de l'hypercholestérolémie. Les résultats réunis de 54 études s'intéressant aux fumeurs (méthode de regroupement toujours discutable) constatent dans la population des fumeurs une cholestérolémie accrue de 30 %, une triglycéridémie de 9 %, un accroissement des (méchants) VLDL, LDL, Apo B et Apo E, alors que les (gentils) HDL et l'Apo A1, s'abaissent. Cette baisse du HDL concerne essentiellement le HDL 2 et est corrélée au nombre de cigarettes fumées.

Une équipe anglaise (Barrie, Margetts, 1993) a analysé l'apport alimentaire des fumeurs par rapport aux non-fumeurs. Les premiers mangent plus de pain blanc, de sucre, de viande, de beurre et de lait alors que les non-fumeurs privilégient (en Angleterre) la margarine, le pain complet, les céréales, les carottes, les pommes et les poires. Il en résulte une pauvreté en acides gras polyinsaturés mais aussi en fibre, fer, carotène, vitamine C chez les fumeurs. Ces derniers associaient une plus forte consommation d'alcool. Les mêmes auteurs constatent des taux plus élevés de LDL cholestérol chez les fumeurs. Or le tabagisme favorise la production de radicaux libres qui tendent à oxyder les LDL cholestérol, ce qui potentialise leur captation par les macrophages qui se transforment alors en cellules spumeuses, première étape de l'athérogenèse. Autre action sur l'athérogénèse, le tabac favorise le passage de ce produit sous l'intima artérielle.

Actuellement, en France, la mortalité attribuée au tabac est stable à 60 000 décès par an, soit près de 10 % de la mortalité totale. Ces morts se répartissent pour moitié en cancer et pour moitié en autres causes principalement cardio-vasculaire et respiratoire. Près de 35 % de la population de plus de 15 ans fume avec une prédominance masculine (48 % contre 33 %). Sur une longue période la consommation globale augmente (3 g/j en 1950 ; 6 g/j en 1985 par adulte), on enregistre un discret tassement depuis 5 ans [1]. Le tabagisme se redessine actuellement avec une diminution du nombre de petits fumeurs (de 47 % à 37 % en 10 ans), une augmentation du nombre des gros fumeurs (10 % des hommes fumeurs brûlent un paquet ou plus en 1973 ; 20 % en 1983 ; 40 % en 1993). Depuis 1984, les cigarettes blondes sont majoritaires sur le marché. Les cigarettes dites légères (moins de 10 mg de goudron) représentent, depuis 1993, le tiers du marché ; leur part ne cesse de s'accroître. Les femmes, comme dans de nombreux autres domaines, s'affirment comme consommatrices, en particulier parmi les jeunes générations.

Consommation du tabac en France

	1975	1980	1985	1990	1993
Cigarettes par habitant par an	1609	1628	1746	1695	1628

La jeunesse s'expose de plus en plus : un rajeunissement de l'âge d'initiation à la première cigarette est observée. On estime à 10 % les fumeurs réguliers en classe de 6e, c'est-à-dire à 12-13 ans. En 1984, une enquête effectuée dans les classes de la fin du secondaire à Saint-Malo confirme ce tabagisme précoce. Environ 50 % des élèves ont débuté dans leur intoxication avant 13 ans, 82 % avant 16 ans. Ainsi, 50,3 % des adolescents fument avec une nette prédominance chez les filles (62,9 %) par rapport aux garçons (36,8 %). Tout aussi inquiétants sont les modes de pratique du tabagisme exposés dans cette étude. Seuls 46 % de ces jeunes fumeurs fument moins de 10 cigarettes par jour, ces jeunes gens bien élevés (92,8 % respectent les interdictions de fumer dans les lieux publics) présentant le tabac comme une habi-

1. En 1985, période maximale, la consommation moyenne est de 1 746 cigarettes par habitant, représentant un total de 96,2 milliards de cigarettes vendues en France métropolitaine. En 1990, la consommation arrive au niveau des 1 700 cigarettes.

tude (60 %), voire un besoin (39 %) ; la plupart ont déjà tenté en vain de s'arrêter de fumer (62 %). Malheureusement, la moitié des lycéens y trouvent un plaisir et le déclarent comme un goût (47 %).

Les limites des campagnes de prévention sont illustrées par le fait que 86,5 % de ces jeunes fumeurs savent le tabac nocif pour leur santé. Des inflexions récentes tempèrent ce pessimisme : on ne compterait plus qu'un tiers de fumeurs entre 12 et 18 ans..., discret recul de la première cigarette vers 14 ans et demi, et quasi-disparition des abonnés au paquet quotidien. Malheureusement, vers 18 ans, le jeune adulte rattrape l'adolescent et sa consommation s'accroît alors nettement.

Le registre de l'étude Monica, ne révèle pas de grande hétérogénéité régionale en matière de tabagisme. Maigre consolation, le classement international médiocre du fumeur français : en sixième rang de l'Union européenne.

Consommation annuelle de cigarettes par habitant en Europe

Grèce	2 815
Espagne	2 189
Allemagne	1 820
Irlande	1 732
Bénélux	1 721
France	1 706
Royaume-Uni	1 650
Italie	1 536
Portugal	1 429
Danemark	1 288
Pays-Bas	1 204

La prévention en matière de tabagisme présente des différences avec celle en matière de dyslipidémie qui méritent d'être soulignées. Les facteurs de risque alimentaires ou génétiques viennent de la nuit des temps et répondent à des productions ou à des usages indigènes. Le tabac suit un schéma inverse. D'emblée controversé comme bouleversant les usages anciens, il n'est pas venu en tant que complément des habitudes ancestrales à l'instar des épices. Il s'installe en créant besoin et consommation, il entraîne secondairement une production agricole. 50 000 personnes vivent à plein temps du tabac. L'implication des médecins dans la lutte contre le tabagisme est curieusement moins importante qu'en matière de lipide. L'absence, jusqu'à une date récente, d'une industrie du sevrage, face au lobby du tabac, intervient dans l'indigence du discours médical et dans l'inexistence d'une nouvelle spécialité que serait la « tabacologie ».

La stratégie de masse, incitation de l'ensemble d'une population à ne pas fumer, semble plus simple. Le tabac, à l'inverse des graisses, ne s'intrique pas à un besoin physiologique telle la nourriture. Il n'est pas besoin de détecter un risque caché au sein d'habitudes ancestrales. Le tabagisme est une évidence. Les armes de cette politique sont l'éducation, la taxation, l'interdiction. Les trois méthodes s'appliquent simultanément depuis des siècles. Nous venons d'en constater le succès limité.

Curieusement, l'interdiction de la publicité sur le tabac ne semble pas s'associer à une réduction de consommation. Les pays où la cigarette est la plus onéreuse (Danemark) sont les plus faibles consommateurs ; *a contrario*, la Grèce est à la fois un pays où la cigarette est peu chère et très appréciée.

La seconde méthode appartiendrait à la stratégie individuelle. Là encore le tabagisme semble d'un maniement plus simple que les dyslipidémies. Point n'est besoin d'une politique pour définir les patients à risque, ni d'un dépistage pour repérer des paramètres biologiques. Le diagnostic est simple : le sujet fume. L'évaluation de ce risque n'est guère plus complexe : nombre de cigarettes quotidiennes et ancienneté de l'intoxication. En fait une première difficulté surgit. Ce n'est pas d'une politique de prévention du tabagisme qu'il s'agit : le sujet fume déjà. Le tabagisme est attaqué après la phase préventive, lors du traitement. Ce sont les conséquences néfastes de l'intoxication qu'on tâche de prévenir. Malgré la multiplication des méthodes de sevrage, leur taux de succès, défini comme le pourcentage de patients désireux d'interrompre le tabac parvenant à leur but, est très faible. La première cause d'échec invoquée est la dépendance que provoque la nicotine. Les gommes à mâcher, les timbres à la nicotine, correctement employés, permettent de contourner cet obstacle. Pourtant leur commercialisation ne s'est pas associée à un bouleversement en matière tabagique.

En fait, fumer est souvent l'écho de besoins sous-jacents plus complexes, s'arrêter démasque des craintes mal supportées. Le tabac apparaît comme tonique intellectuel, antidépresseur, leur alimentaire, « antigrossissant », marque sociale...

Dans ce rôle polymorphe, il n'est pas isolé.

Il n'est pas possible d'évoquer le tabac sans penser à son incidence économique. Le mariage tabac-taxe (T-T : tout terrain, tout temps) date de l'établissement par Louis XIV en 1674 de la Ferme générale du tabac. L'Empire assure encore dans ce domaine une continuité avec l'Ancien Régime en créant en 1814 le « Monopole des tabacs » ; l'alibi n'est pas encore la retraite des vieux ni celle de Russie mais le remboursement des campagnes de l'Empire. La IIIe République, imitatrice du Premier et non du Second Empire, transforme le « Monopole » en « Société d'exploitation industrielle des tabacs et allumettes » (SEITA) avec pour alibi de combler la dette de la Première Guerre mondiale.

Les taxes perçues par l'État représentent environ 70 % du prix de vente au détail de la cigarette ce qui donne une recette d'environ 25 milliards de francs par an, soit 2,5 % du budget de l'État.

L'assurance maladie dépense quant à elle environ 50 milliards de francs par an pour couvrir les conséquences des pathologies causées par le tabac...

La simple soustraction de ces deux chiffres met en évidence que, pour l'État français, le tabac est une mauvaise affaire avec un déficit annuel d'environ 25 milliards de francs... Les vies humaines n'apparaissent pas dans les comptes de la Nation.

III-C-2- Et l'alcool ?

Symbole du sang du Christ, le vin a profondément marqué la France, ses paysages, ses économies, mais aussi les hommes dans leurs goûts, leurs plaisirs et leur vision de la santé. Fernand Braudel, dans son *identité de la France*, ne peut manquer d'en faire l'éloge, pour conclure que « la vigne tient d'un art de vivre : autant dire une civilisation ».

Un tel repère culturel a naturellement bénéficié d'une multitude d'éloges et de critiques. Rappelons qu'en matière d'alcool la France ne souffre pas d'une abstinence neurasthénique mais plutôt d'un flirt trop marqué de nos concitoyens avec la bouteille. L'étude de l'ivresse et de l'alcoolisme au sens pathologique s'écarte de notre propos et mérite une lecture à part (cf. *Histoire de l'alcoolisme* de J.-C. Sournia, 1986). Il faut souligner qu'à côté du faible bénéfice cardio-vasculaire de la consommation de vin mis en évidence dans les statistiques, la France a une mortalité liée à l'alcool de 40 à 70 000 morts par an selon les modes d'évaluation. Cette disproportion souligne que l'abstinence complète constituerait une bien faible erreur diététique par rapport aux excès encore constatés.

– La vigne :

Est-ce un hasard si la nymphe Europe et le dieu Dionysos sont de la même vigne crétoise ? Cette plante pénètre en Gaule avec les Romains par Narbonne. Elle va progressivement conquérir tout le pays pour être pratiquement omniprésente à la fin de la domination romaine. À cette notion capitale d'implantation quasiubiquitaire de la vigne dans notre pays, se surajoute une autre vision fondamentale : celle du commerce. La Gaule s'est depuis cette époque romaine largement tournée vers le commerce du vin tant en direction du Sud que du Nord. Si nous ne pouvons nous targuer de la découverte de la vinification, nous avons le droit de revendiquer celle des tonneaux. Les tonneliers furent une des corporations de l'Ancien Régime, témoin de l'importance de ce commerce. L'histoire du buveur de vin s'écrit avec deux dominantes matérielles : la disponibilité du produit et son insertion dans les échanges économiques.

Le Français fut longtemps imprégné d'une culture « viniphile ». Plus qu'à Dionysos ou à son équivalent latin, Bacchus, c'est à la Bible que tous se référaient. Certes l'ivresse est condamnée, certes la cuite de Noé est restée célèbre, mais le vin, la vigne, les vignerons sont le plus souvent synonymes de joie et d'opulence. Nous en avons souligné l'importance en matière de représentation picturale. Ils sont annoncés dans la description de la terre promise ; le vin est le sang du Christ et appartient à l'indispensable communion. L'Église joue un rôle considérable dans l'évolution de la viticulture. En périodes troublées, elle protège les vignobles ; en temps de paix, elle favorise de nombreuses innovations techniques – clin d'œil à Dom Pérignon (1638-1715) – et le commerce.

– Mode de consommation :

Malgré l'apport nutritif que représente le vin, il fut considéré comme une boisson désaltérante et non comme une source alimentaire, et si les Grecs le consommaient après le repas lors des *sumposions*, les Romains et leurs héritiers, Français, Italiens, Espagnols, boivent ce précieux breuvage durant leur repas.

La consommation de vin en Europe se rapproche de celle des matières grasses avec une stabilité des comportements et une opposition qui distinguera le Nord du Sud.

Les Grecs, puis les Romains, et ensuite leurs élèves

buvaient leur vin coupé d'eau. « Ils disent que Granaus, Roy des Athéniens, fut inventeur de cet usage de tremper le vin d'eau... [1] ». Lorsqu'il était ingurgité pur, il changeait de fonction. Les agapes des Grecs sont faites de vins purs. Elles ne portent théoriquement que sur de faibles quantités et participent à un rite sacrificiel. Lorsque par la suite le vin est bu pur, il s'agit de formes liquoreuses, fortement alcoolisées (XVIe-XVIIe siècles) et qui sont servies comme apéritif ou surtout comme digestif. À partir du XVIIIe siècle, l'habitude de couper d'eau commence à décroître, l'on se met à respecter des produits comme les bourgognes ou les champagnes. Napoléon, homme du Sud, coupe son chambertin aux Tuileries (si Robespierre coupe son bourbon, il ne fait pas référence aux Amériques). Au XIXe siècle, seuls les premiers vins servis, de qualité médiocre sont coupés mais les bouteilles suivantes, provenant de crus de meilleure réputation sont bues pures.

Les peuples du nord de l'Europe n'ont pas notre chance en matière de vin. La vigne y est rebelle. Malgré quelques terroirs, ces pays ne sont pas grands producteurs. Pourtant, depuis la période romaine, de fieffés consommateurs les habitent mais ils privilégient un autre mode de dégustation. Chez les Anglais, les Allemands, les Polonais, le vin est un produit festif. Comme les Grecs, ils le boivent depuis l'Antiquité en dehors des repas. Mais, à la différence des Hellènes, ils l'ingurgitent pur. Les voyageurs soulignent ces habitudes. Montaigne, entre autres touristes, est surpris de trouver dans les alentours de Florence du vin servi « comme en Allemagne ». Une autre des différences entre Méridionaux et Septentrionaux est sociale. Le vin dans le Nord est un produit pour gens riches ; le peuple y est consommateur de bière.

Molière se moque du débat « vin coupé et vin pur » en le médicalisant [2].

Au sein de chacune des zones, les modes de consomma-

1. Cf. bibliographie générale : Montaigne, 1962, Livre Troisième, chapitre XIII.
2. Cf. bibliographie générale : Molière, *Le Malade imaginaire*, Acte III, Scène X).

tion des différents groupes sociaux semblent proches. Dans le Nord, riches et pauvres boivent leur boisson alcoolisée en relativement grande quantité et pure, le choix du breuvage dépend de la fortune de chacun. La teneur alcoolique n'est pas à prendre en compte car ce comportement est identique quelque soit le titrage du vin.

En France, les goûts en matière de vin dépendent du groupe social mais le mode de consommation présente une relative homogénéité, trop souvent ignorée. Les riches, jusqu'au XVIIIe siècle, ont préféré les vins blancs et les clairets, vins rouges clairs. « En plusieurs choses je sens mon estomac et mon appétit aller ainsi diversifiant : j'ay rechangé du blanc au clairet, et puis du clairet au blanc... [1] ». Au début de ce siècle, les progrès techniques firent des bordeaux rouges des grands vins que les Anglais, les Français mais aussi les Hollandais se disputaient ; les bourgognes rouges leur emboîtent le pas et leur commerce se dirige plus électivement vers Paris. Les moins fortunés buvaient plutôt des vins rouge sombre qui, provenant de cépages différents, étaient moins onéreux. Leur consommation répond à des contraintes économiques mais semble également correspondre à des goûts différents. Les gens du peuple consommaient des produits dérivés de la vinification comme les « piquettes » obtenues en faisant repasser au pressoir le marc mouillé d'eau et enrichi de quelques fruits. Cette boisson, très peu alcoolisée et méprisée par tous les « connaisseurs », est réclamée électivement par les pauvres.

Le commerce du vin va conforter l'hypothèse d'une consommation qui traverse les groupes sociaux. La France est depuis l'Antiquité un pays producteur et notre meilleur indice de consommation provient du suivi des échanges. La majorité du pays, alors rural, nous échappe alors que notre intérêt se porte ici tant sur l'ombre que sur la lumière. Seule la consommation urbaine, même dans sa fraction populaire, est accessible ; les mœurs rurales n'apparaissent

1. Cf. bibliographie générale : Montaigne, 1962, Livre Troisième, chapitre XIII.

au jour que dans des témoignages parcellaires ou se profilent lors de crises.

Cette consommation urbaine est précoce en Gaule et demeure importante jusqu'à la fin de la domination romaine. Lorsque, à partir du Ve siècle, l'Empire se désorganise, les échanges sont plus difficiles, les villes s'appauvrissent, la consommation populaire urbaine diminue excepté dans des villes protégées comme les cités épiscopales. Il peut sembler paradoxal que la vigne résiste à l'effondrement de ces structures. Une consommation locale, masquée à l'historien car destinée à ces ruraux pauvres qui représentaient la majorité de la population, peut expliquer son maintien ; l'usage religieux ou monastique est trop anecdotique pour suffire à expliquer une large viticulture, peut-être appauvrie, mais poursuivie par des vignerons.

Au XIIe siècle, le commerce reprend, les gosiers assoiffés et riches du nord de l'Europe relancent le commerce du vin. Les coûts de transport, les exigences de cette clientèle favorisent alors des productions de qualité. Il persiste néanmoins une consommation populaire importante. Celle-ci est de deux types : urbaine d'abord, elle porte sur des vins de qualités inférieures. Cette consommation s'est accentuée à partir d'Henri IV, elle s'incarne dans l'ouvrier qui le dimanche va boire dans une guinguette du vin moins cher car ne supportant pas l'octroi. Aux XVIIe et XVIIIe siècles, une zone est même définie autour de Paris, où la production est réservée à la capitale. La consommation rurale échappe à l'échange et a laissé le souvenir d'être réservée aux jours de fête. En fait, les témoignages plaident pour une consommation plus large pour les plus pauvres, avec le respect de la piquette, et d'un vin « de buffet » pour les paysans plus riches.

Ainsi une large consommation participe à la résistance de la culture de la vigne dans les périodes difficiles, en particulier lors des difficultés marchandes de l'Antiquité tardive. Cette constatation vaut également pour la grande crise viticole du début du XXe siècle. Elle rend compte du goût pour le vin coupé des riches, de la diffusion de la piquette des pauvres et de la disparition simultanée de ces deux modes de boisson au début du XIXe siècle. Enfin elle explique l'interdit généralisé entre vin et sexe féminin – une femme « bien » ne boit pas dans notre Europe du Sud.

Dans ce survol de la consommation alcoolique, seul le vin est jusqu'à présent évoqué. N'y voyons pas un mépris pour la bière ou les alcools de distillation qui n'eurent en France qu'une importance secondaire.

Descendante de la cervoise gauloise, la bière est une boisson fermentée à base de houblon. Elle a passé sa jeunesse dans l'Europe du Nord après une timide naissance vers le début du IXe siècle, un baptême en Flandre au XIIIe siècle, et sa généralisation en Hollande et en Angleterre au XVIe siècle où sa fabrication s'est précocement industrialisée. En France, la consommation de bière était liée à l'extrême pauvreté. Dans le *Journal d'un bourgeois de Paris*, 1447, le pauvre peuple ne boit de la cervoise ou de la bière qu'en raison de son extrême misère. Seule la Seconde Guerre mondiale, avec la valorisation du monde anglo-saxon qui s'ensuivit, a fait accepter la bière.

Quant aux alcools obtenus par distillation, ils ne sont apparus qu'au XVIIe siècle et n'ont pas la moindre incidence sur la consommation française d'alcool.

Au terme de cette approche qualitative de la consommation d'alcool, un survol quantitatif s'éloignerait trop de nos préoccupations ; le lecteur courageux trouvera en annexe « 2 » un bref historique de notre fréquentation de la dive bouteille.

– ***Médecine et vin*** :

Au XXe siècle, une augmentation continue de la mortalité liée à l'alcool a été observée entre les premières statistiques de 1925 et celles des années 70. Seule la Seconde Guerre mondiale, période de restrictions, a suspendu ce phénomène. Une décroissance s'est amorcée en 1965 pour les décès par alcoolisme et en 1970 pour les cirrhoses du foie. Depuis la décroissance s'accentue [1].

Malgré cette note optimiste, l'alcoolisme demeure un fléau avec, selon les estimations, entre 40 et 70 000 décès annuels. Il n'est point besoin de rappeler la toxicité directe de l'alcool sur le foie, le système nerveux, le myocarde, son rôle de facteur potentialisateur avec d'autres éléments de risques tel le tabac, son intervention active dans l'obésité et diverses pathologies métaboliques et infectieuses. Enfin, la route paie un lourd tribut à une consommation qui, même modérée, se révèle dangereuse. Chez les plus jeunes, l'influence anglo-saxonne se traduit par une plus large consommation de la bière, possible continuité avec les sodas de l'adolescence, par une nette diminution du nombre des buveurs excessifs et par une consommation polarisée sur les samedis et les dimanches. Ces jours-là, près de 50 % des accidents de la voie publique sont attribués à l'alcool.

Le corps médical apporte régulièrement sa contribution à la lutte contre l'alcoolisme. Les succès enregistrés ne sont pas de son seul fait malgré l'intervention de personnalités morales puissantes comme Jean Bernard (1980). Il faut avouer que les médecins eurent à travers l'Histoire une position ambiguë quant au précieux breuvage.

Le vin s'intègre dans la théorie des humeurs. La diversité des vins impose de dépasser son assimilation simple au sang et, aux quatre humeurs (le sang, la bile, la mélancolie, et le flegme), répondent quatre tempéraments de vins. La consommation d'un type de vin favorisait un tempérament sanguin, colérique, mélancolique ou flegmatique. Sur cette base simple, des conseils multiples et contradictoires fleurirent selon les époques et les expériences. La médecine, pour habiller son discours, utilisera les critères les plus variables : couleur, tanin, alcoolisation... Avec une même analyse, le tempérament diagnostiqué variera.

L'histoire des conseils médicaux autour du vin mérite

1. Cf. bibliographie médicale : J. Vallin, F. Meslé.

un livre spécifique qui dépassera la pathologie cardio-vasculaire. Durant notre XXe siècle scientifique, loin de la théorie hippocratique, les propos publics du corps médical sont dominés par les conséquences pathologiques et sociales de l'alcoolisme, les propos privés des mêmes docteurs ont souvent une connotation plus « œnologique » et, dans tous les cas, un sentiment plus œnophile. Les cardiologues se permettent d'être plus cohérents entre propos publics et propos privés après une heureuse constatation : la faiblesse de la mortalité cardio-vasculaire dans les pays grands consommateurs de vin que sont la France et l'Italie.

– ***Vin et cœur*** :

Dans notre perspective cardio-vasculaire, il est important d'isoler les faibles buveurs, qui tireraient un bénéfice de leurs habitudes, des buveurs excessifs et des abstinents. Comme en toute matière, l'éventail des comportements est très large et rend sans grand objet le recours à la notion de moyenne. Faute de mieux, quelques chiffres ont été relevés [1].

Dans une enquête de 1987, environ 63 % des hommes de plus de 18 ans (soit environ 10/15) déclarent boire au moins un verre de boisson alcoolisée par jour, 30 % des femmes (soit environ 4/15) font la même déclaration. Si quatre verres sont considérés comme la limite de l'acceptable, valeur un peu élevée pour les cardiologues, alors un homme sur cinq (soit 3/15) et une femme sur cinquante dépassent cette valeur. À écouter nos concitoyens, sept hommes sur quinze consomment entre un et quatre verres de boisson alcoolisée par jour. Ainsi, en France, dans le groupe le plus menacé de cardiopathie ischémique, les hommes, presque la moitié des sujets exposés aux risques, prennent ce que certains présentent comme un traitement préventif. Il s'agit d'une donnée majeure.

Les premières études « alcoolophiles » datent de 1974 et de 1977. Elles constatent un lien entre infarctus du myocarde et

1. À l'avenir, l'évaluation du retentissement de l'alcoolisme devra stratifier les populations en fonction des catégories de consommation, avec pour hypothèse une stabilité de chacun au sein de son groupe.

consommation d'alcool[1]. Le propos est considéré comme anecdotique jusqu'en 1979. Les Anglais ont toujours été amateurs de vin, ils le démontrèrent avec une vaste étude sur la relation entre consommation d'alcool par habitant et mortalité coronarienne chez les hommes de 55 à 64 ans[2]. De ce travail portant sur 18 pays, il ressort que les plus faibles consommateurs de vin sont les Finlandais, les Américains, les Écossais et autres Norvégiens, ils ont aussi la plus forte mortalité.

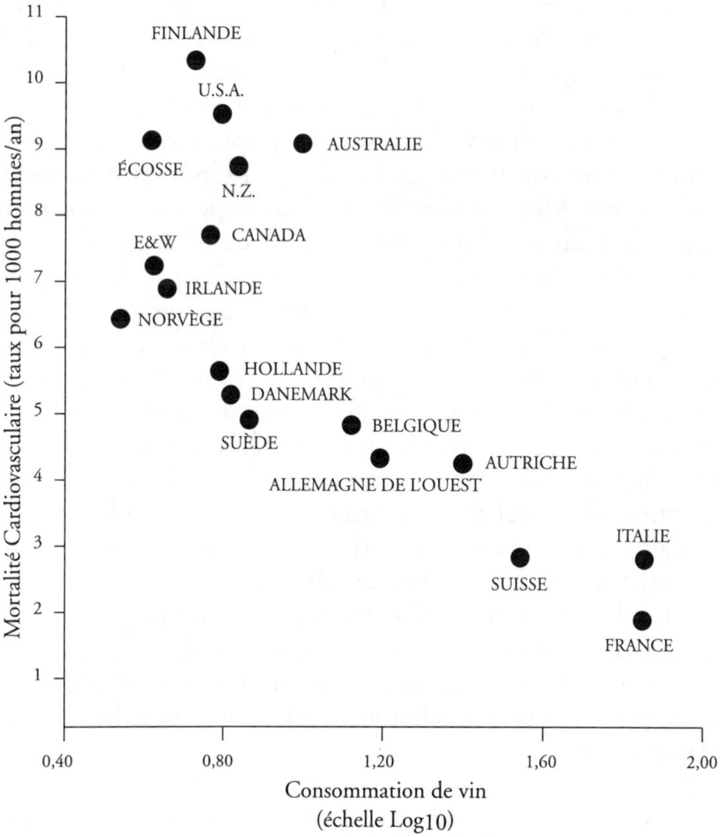

1. Cf. bibliographie médicale : Kaiser, 1974.
2. Cf. bibliographie médicale : A.-J. Saint-Léger, A.L. Cochrane, F. Moore, 1979.

Quant aux trois pays qui présentent la plus forte consommation, ils sont dotés de la plus faible mortalité. Ce sont la Suisse, l'Italie, et notre douce France, figure extrême. Ce travail, confirmé par d'autres études publiées dès l'année suivante, ne suffit pas à établir la réalité d'un rôle protecteur pour le vin. Mais ce dernier pourrait s'associer à d'autres traits spécifiques de chaque pays tels l'alimentation, le système de santé. Ce serait alors cette caractéristique nationale qui aurait une influence causale favorable.

La bière ne semble pas dotée de cet effet protecteur. Dans l'étude de Saint-Léger, les pays menacés sont ceux de la bière. Laporte relève, dans une étude américaine, une corrélation entre mortalité coronarienne et bière[1].

Après ces observations sur des populations, des études tentèrent de confirmer les bienfaits du vin, d'en préciser le mécanisme. Même les infirmières participèrent à cette aventure scientifique[2]. La consommation de 87 256 infirmières américaines fut suivie pendant 7 ans. Cette vaste enquête prospective, conduite avec rigueur, a permis de suivre le risque vasculaire en fonction d'une consommation d'alcool qu'il faut ici qualifier de modérée. Le risque encouru par les buveuses est alors bien inférieur à celui des sobres ! D'autres études prospectives ont abordé la même question ; si elles sont hétérogènes dans leur méthodologie, les trois quarts amènent des résultats concordants avec une incidence de la maladie coronarienne statistiquement plus faible chez les buveurs modérés que chez les abstinents.

Ce bénéfice vasculaire est légèrement tempéré par la corrélation positive entre alcool et accidents vasculaires cérébraux pris dans leur ensemble, relation encore plus marquée pour les accidents hémorragiques avec une dose dépendance nette[3].

1. Cf. bibliographie médicale : R. E. Laporte, J.-L. Cresanta, L. H. Kuller, 1980.
2. Cf. bibliographie médicale : M. J. Stampf, G. A. Colditz, W. C. Willet et *al.*, 1988.
3. Les buveurs sont différents selon qu'ils relèvent de la cardiologie où l'observation se porte sur le buveur modéré, ou de la neurologie où les consommateurs sont plus intempérants.

En revanche, cohérente avec les données en matière de coronaire, car relevant de mécanismes proches, une relation inverse est observée entre alcool et accidents thromboemboliques cérébraux. Cet effet protecteur est également constaté pour les accidents ischémiques : la consommation alcoolique réduit ainsi les infarctus cérébraux [1].

À côté de ces actions vasculaires, il ne faut pas oublier que l'alcool a de nombreux organes comme effecteurs. Comme en matière d'accidents hémorragiques cérébraux, c'est encore le domaine du buveur excessif qui est sur la sellette. Le cœur dans sa partie musculaire, le myocarde, est une des victimes possibles d'une imprégnation excessive et prolongée. Cette myocardiopathie entraîne, à bas bruit, une dilatation du cœur qui va à terme entraîner une insuffisance cardiaque, des troubles du rythme. Notion importante : la fréquente régression de cette pathologie lorsque le sujet est pris précocement en charge et qu'un sevrage complet est obtenu.

Ces conséquences d'un dialogue prolongé et assidu avec la bouteille ne doivent donc pas faire oublier les effets cardiaques de l'intoxication aiguë. L'ivresse peut entraîner des troubles en règle du rythme cardiaque rapidement évolutifs que le sujet soit ou non un habitué de ces boissons. Ettinger a même décrit le « Holiday Heart Syndrome [2] ». Il s'agit de troubles du rythme supraventriculaire, rapides, souvent mal tolérés, provoqués par une surconsommation brutale chez des alcooliques chroniques. Aux États-Unis, ce genre d'événement se produit souvent au cours des vacances, périodes de grands désordres...

On s'en doutait : les bénéfices potentiels de l'alcool se trouvent cantonnés dans le domaine des faibles consommations, pas de la dérive...

Cette notion de faible consommation mérite d'être précisée. Une plus forte mortalité chez les abstinents, une

1. Cf. bibliographie : A. L. Klatsky, M. A. Armstrong, G. D. Friedman, 1989.
2. Cf. bibliographie médicale : Ettinger et *al.*, 1983.

décroissance de celle-ci chez les faibles buveurs puis une réascension permet de décrire une courbe en U. Ce lien entre mortalité et consommation alcoolique est évoqué dès 1981 par l'observation des fonctionnaires britanniques[1] et conforté par des études réalisées à Chicago, au Japon, en Yougoslavie ou à Honolulu.

De ces constatations épidémiologiques et statistiques, il est tentant pour le médecin œnologue d'évoquer une relation causale. Des esprits chagrins ont invoqué un facteur associé pour expliquer la surmortalité des abstinents. Dans la British Regional Heart Study[2], les non-buveurs sont analysés spécifiquement. Il est constaté dans ce groupe une surreprésentation des patients ayant une pathologie ou un facteur de risque cardio-vasculaire. D'autre part, l'analyse des sujets exempts de tous facteurs de risque ou pathologie ne retrouve pas de corrélation entre mortalité cardio-vasculaire et alcool. Les auteurs croient au pouvoir de la médecine et arguent en guise d'explication que le diagnostic de facteur de risque entraînerait une hygiène de vie et une réduction de la consommation d'alcool ; douteux ! Schématiquement, expliquer à un homme de 50 ans que son cholestérol ou son tabagisme est dangereux ne réduit pas son usage de la bouteille alors que la motte de beurre ou le paquet de cigarettes sont démontrés comme toujours courtisés. Heureusement, d'autres travaux s'opposent à cette vision[3]. Les liens épidémiologiques de causalité demeurent difficiles à établir...

L'alcool a des effets métaboliques sur les lipides, que nous reverrons, mais il augmente également la pression artérielle, apporte des calories qui favorisent la surcharge pondérale. Ces notions posées sans développement semblent s'opposer aux effets protecteurs observés. Plusieurs hypothèses physiopathologiques cherchent à expliquer ces effets

1. Cf. bibliographie médicale : M. G. Marmot, M. Z. Shipley, More et B. J. Thomas, 1981.
2. Cf. bibliographie médicale : A. G. Shaper, G. Wannamethee, M. Walker, 1988.
3. Cf. bibliographie médicale : A. Kagan, K. Yano, D. M. Reed, 1989.

et l'existence d'un schéma renforce, sans le démontrer, le rôle de causalité attribué à l'alcool.

La première hypothèse est lipidique. Tout d'abord l'alcool diminue le LDL cholestérol, notion ancienne (1977) encore confirmée par l'étude d'Honolulu [1], et accroît le HDL cholestérol... Cette augmentation du bon cholestérol a fait couler beaucoup d'encre et mérite quelques précisions.

À l'évidence, il existe un lien entre effet et quantité. En matière d'alcool, il s'agit d'un fait expérimental bien établi, mais toujours utile à rappeler.

À faible consommation, l'alcool augmente l'HDL3 (contenant essentiellement l'Apo A1) paré de vertus protectrices [2 3].

Lorsque la consommation s'accroît, l'HDL2 et l'HDL3 augmentent. La première forme est le témoin de l'augmentation des triglycérides, secondairement des particules de lipoprotéine AI et AII qui n'apportent aucun bénéfice clinique. Si la consommation se majore, HDL3 diminue [4]. En cas d'arrêt de l'intoxication, le profil lipidique reprend sa silhouette habituelle en un mois.

Un à deux verres c'est bien, trois verres...

D'autres mécanismes plus complexes sont également invoqués, limitons-nous à les citer. La coagulation sanguine est appelée à la rescousse. L'alcoolisme chronique fluidifie le sang en diminuant l'agrégabilité plaquettaire, en diminuant le fibrinogène plasmatique. Mais, à l'inverse, l'alcool augmente les triglycérides qui favorisent la coagulation. D'autres auteurs notent une action sur la paroi de l'artère et le tonus vasculaire. Enfin, les tanins sont largement évoqués avec les hypothèses passant par les flavoprotéines. Cette approche a conduit des chercheurs à « grapper » l'intérieur de vieux tonneaux pour en étudier les substances chimiques.

1. Cf. bibliographie médicale : R. D. Langes, M. H. Criqui, D. M. Reed, 1992.
2. Cf. bibliographie médicale : W. L. Haskell, Camargo Jr et *al.*, 1984.
3. Cf. bibliographie médicale : Burr, 1986.
4. Cf. bibliographie médicale : P. Puchois, P. Alaupovic, J.-C. Fruchart, 1985.

La dernière idée rebondit sur l'acide salicylique. Nous demeurons dans le domaine des plaquettes et des prostaglandines. Dès 1984 [1], une augmentation de la prostacycline plasmatique avait été montrée après la prise d'éthanol chez des volontaires. Nos collègues d'Outre-Atlantique ont dosé l'acide salicylique et ces deux métabolites les 2-3 et 2-5 d'hydroxybenzole dans du vin rouge ou blanc de provenance californienne [2]. Chaque litre de vin contient autour de 50 mg/l d'acide salicylique ; il s'agit d'une dose qui peut être significative en terme de prévention primaire. En particulier le demi litre de vin quotidien, valeur qui approche celle prônée par les épidémiologistes, procure environ 30 mg d'acide salicylique, dose qui est proposée par les biologistes. Montaigne a vécu cinquante neuf ans (28 février 1533-13 septembre 1592) ; Bordelais, il ne devait être guère exposé aux risques coronariens car il ne fumait pas « ayme mieux le pain sans sel, contre l'usage du pays » et, en matière de vin, il écrivait : « je n'outrepasse point seulement les limites d'Auguste, qui ne beuvoit que trois fois précisément... [3] ».

III-C-3- Un café

Le café, une autre boisson qui a fait couler beaucoup d'encre, a concurrencé l'alcool au XIXe siècle.

Il représente l'élément prédominant, quasi exclusif, de petits-déjeuners français, et le digestif obligatoire à la fin d'un bon repas.

Le café pur a une valeur énergétique nulle, il contrarie ainsi les certitudes de l'expert Brillat-Savarin qui le perçoit comme fortement « énergétique ». Il est issu des grains séchés du fruit du caféier. Cet arbuste se trouve en Amérique centrale et au Brésil où est produit l'Arabica, à faible teneur en caféine (0,8 à 1,2 % du poids sec) et en Afrique et en Indonésie d'où provient le Robusta, plus amer, à teneur plus

1. Cf. bibliographie médicale : R. Landolfi, M. Steiner, 1984.
2. Cf. bibliographie médicale : C. Muller, K. Kugelsang, 1994.
3. Cf. bibliographie générale : Montaigne, 1962, Livre Troisième, chapitre XIII.

élevée en caféine (2 à 3 %). Il existe d'autres variétés plus rares comme le luxueux medellin du Yémen ou d'Amérique du Sud et l'arabusta de Côte-d'Ivoire.

La caféine, portion congrue du café, retient l'attention. Contrairement à une opinion largement répandue, elle n'a pas de saveur propre. Cette « vérité scientifique » est un résultat accessoire d'un essai clinique en « cross over ». Pour évaluer les effets cardio-vasculaires de la précieuse boisson, 45 buveurs de café (et non fumeurs) se sont astreints à boire pendant six semaines consécutives cinq tasses quotidiennes d'un premier café et pendant les six semaines suivantes d'un second. L'un est décaféiné, l'autre pas. Nos goûteurs émérites furent incapables de distinguer l'espèce de café qu'ils ingurgitaient [1]. C'est à la caféine que sont attribués des effets « sympathiques ». Dans le langage médical, ce mot signifie palpitations, accélération de la fréquence cardiaque, élévation de la pression artérielle, stimulation de la vigilance. Ces effets sont ressentis avec une forte variation individuelle. Brillat-Savarin y était sensible, et la crainte de l'insomnie l'obligeait à parler du café au passé. C'est cette expérience commune qui conduit la plupart des convives à refuser un café après un bon dîner. Le café contient également de l'acide chlorogénique qui présente quelques vertus excitantes et des vitamines PP.

Les avis médicaux sur le café ont naturellement beaucoup varié. « Les docteurs ont émis diverses opinions sur les propriétés sanitaires du café, et n'ont pas toujours été d'accord entre eux ; nous passerons à côté de cette mêlée » (Brillat-Savarin). Il se prête à notre approche bitonale : les remarques culturelles s'intègrent aux arguments médicaux.

Autour de l'an mille, les seuls consommateurs étaient les riches Arabes qui le consommaient comme tonique. Signalé en Perse dès le IXe siècle, connu d'Avicenne, il se diffuse dans le monde musulman au XVIe siècle. Les Arabes introduisent alors en Europe les précieuses graines prove-

1. Cf. bibliographie médicale : M. Van Dusseelorp, P. Smits et *al.*, 1989.

nant de la lointaine Éthiopie ou du Yémen. Le café pénètre en France par Marseille au XVIIe siècle. Rapidement, il va profiter d'un effet de mode avec la supercherie de Soliman Aga (1669) qui se présente comme envoyé personnel de la Sublime Porte et met la turquerie au goût du jour.

Très vite, d'une mode lancée par un imposteur au sein d'un public restreint, il devient un trait culturel de notre pays ! En dépit de son amertume !

Pour s'imposer, il a bénéficié de nombreuses complicités, à commencer par la société de cour. Louis XIV élevait le caféier au Jardin des Plantes, Madame de Sévigné l'a adoré avant de le rejeter, la Palatine s'en méfiait et la génération suivante, emmenée par Louis XV et la Du Barry en firent un sujet de conversation. La chère marquise se fait portraiturer en sultane buvant du café. Les écrivains prolixes l'ont d'emblée utilisé comme excitant : Buffon, Voltaire, Fontenelle, puis au XIXe siècle Dumas, Balzac... Dans la maison de ce dernier trône encore l'« immortelle cafetière de la de Belloy ». Les rapprochements entre café et médecine sont nombreux chez l'auteur de la comédie humaine. Il range le café dans les excitants dans son *Traité des excitants modernes*, lui attribue une action de mise en mouvement du sang. Son médecin, dans *Ursule Mirouet*, en propose témoignant à la fois du goût sophistiqué de Balzac, de l'accord de la Faculté, de l'intimité de la scène. Pour l'anecdote, notons que le même Balzac, pour exalter l'arôme du café, le consommait avec une pointe de sel cru, adjonction qui ne nous semble guère opportune pour un écrivain mort d'insuffisance cardiaque.

Autre complicité, la société tout court. La consommation de café échappe d'emblée au cercle doré de Versailles et se répand dans la ville. On boit chez soi, fort cher, cette boisson amenée par Candiot, vendeur ambulant. Ensuite le café fut vendu dans une échoppe avant que Procope crée en 1683 le premier « café moderne » à Paris. Il s'installe face à la Comédie-Française, propose du café mais aussi de nombreuses spécialités dans un cadre luxueux. Ces « cafés » annoncent l'éclosion des restaurants. Ils se multiplient durant le siècle. Deux mille à Paris à la Révolution, ils devinrent des cercles où se développait une opposition politique. La police les surveille, les révolutionnaires s'y réunissent.

Ultime élément de succès : l'évolution de son prix. En une génération, d'une denrée dispendieuse, exceptionnelle, il devient une boisson accessible. L'implantation du caféier au XVIIe siècle à Java sous l'influence de la Hollande et, au début du XVIIIe siècle, dans les Antilles françaises sous l'impulsion de Gabriel des Clieux entraîne une chute des cours. Dès 1763, des phénomènes de surproduction avec effondrement des cours, destructions des stocks apparaissent... le produit s'est démocratisé, il devient populaire. La manière de le préparer est plus longue à se fixer. Brillat-Savarin préfère le café bouilli en particulier à la Dubelloy, nom donné à une cafetière à deux corps dont le cardinal de Belloy s'attribua l'invention.

Devant cette conjonction d'éléments favorables, la voix des médecins n'a que peu d'influence. Ils l'utilisent comme tonique et discutent de son mécanisme d'action ; certains font référence à une construction circulatoire (*Le Mercure galant* du 29 mai 1696, p. 28), d'autres lui reconnaissent une action aphrodisiaque.

Aujourd'hui, sous l'influence d'auteurs scandinaves, nous savons que la consommation de café intervient sur le profil lipidique. Il apparaît que l'espèce du café, qu'il soit ou non décaféiné, n'a que peu d'importance. Tout est dans le mode de préparation. Le café bouilli est le coupable, qu'il soit rustique ou « à la turque ». Les adeptes de cette forme sont menacés par un accroissement du cholestérol total, du cholestérol LDL ainsi que de la lipoprotéine B. Une substance lipophile serait en cause. 50 % des Scandinaves boivent électivement du café bouilli... En France, comme aux USA ou dans la plupart des pays d'Europe, le café est préparé par filtration ou percolation. Les effets métaboliques ne sont pas observés. On suppose que la substance lipophile est arrêtée par le filtre. En Finlande, la substitution du café bouilli pour la forme filtrée s'est associée à une réduction de 3 % de la cholestérolémie moyenne[1].

Les conséquences cliniques de ces considérations métaboliques sont encore peu claires. Plusieurs études, a priori bien conduites (larges effectifs - 50 000 Américains-, prospectives, suivi de deux ans), laissent sceptique. Mais, jusqu'à une consommation de cinq tasses quotidiennes, il n'a pas été constaté de lien entre café et fréquence cardiaque, pression artérielle, et surtout, complications cardio-vasculaires tels l'infarctus du myocarde ou les accidents vasculaires cérébraux[2 3].

Aucun argument cardio-vasculaire ne nous permet aujourd'hui d'attaquer le café, si la consommation se limite à quatre ou cinq tasses quotidiennes et qu'il est obtenu par percolation ou filtration. Et ce, même après un infarctus du myocarde.

III-C-4- L'obésité

L'obésité isolée s'associe à une surmortalité avec une fréquence accrue de la pathologie cardio-vasculaire.

Cette certitude suscite plusieurs débats. Le premier consiste à définir une obésité ; l'évidence s'impose souvent mais les formes frontières sont plus difficiles à définir. Au XIXe siècle, la Metropolitan Life Insurance démontre la surmortalité en cas de surcharge pondérale et impose des critères qui lui permirent de faire payer une surprime à la plupart des souscripteurs ! De multiples méthodes furent ensuite proposées pour permettre de trancher entre normalité, surcharge pondérale et obésité. Actuellement, un indice de masse corporelle est utilisé[4] ; un surpoids de 25 % permet

1. Cf. bibliographie médicale : A. Antti, 1993.
2. Cf. bibliographie médicale : D. Grobbee, E. B. Rimm, 1990.
3. Cf. bibliographie médicale : L. A. Lynn, J. F. Kinssinges, 1992.
4. Index de masse corporelle : Poids (kg) × taille (mètre) au carré.

de diagnostiquer une surcharge pondérale, de 30 % une obésité.

Le second débat tourne autour de la « faute de l'obèse ». Longtemps l'obésité fut la punition du pécher de gourmandise ; le goinfre payait sa faute et la culpabilisation des gros était unanime. Aujourd'hui, s'il demeure que l'on ne peut grossir sans manger (il n'y eut pas de gros au sortir des camps de concentration), une part génétique dans la surcharge pondérale est également indiscutable. Une propension familiale est retrouvée et bien étudiée lorsqu'elle entre dans le cadre d'un diabète non insulinodépendant. Il s'agit d'une susceptibilité familiale à grossir. Des obésités génétiques exceptionnelles sont également décrites chez la souris [1] ; la cause en serait un défaut de synthèse d'une hormone d'origine adipocytaire à visée hypothalamique : la leptine. Ces données ne doivent pas occulter la prédominance de facteurs culturels, comportementaux, dans les prises de poids excessives.

Le troisième débat est plus médical et concerne la responsabilité de l'obésité comme facteur de risque coronarien. Les patients associent éventuellement diabète, hypertension artérielle, dyslipidémie ; cela permettra de définir un syndrome mais rendra difficile d'isoler une imputabilité spécifique du surpoids. À côté de cette pathologie cardiaque, l'obèse souffre de nombreux maux, certains médicaux...

En 1922, *Le Martyre de l'obèse* a valu à son auteur, Henri Béraud, le prix Goncourt (auteur qui s'est plus tard fourvoyé dans la collaboration active durant la Seconde Guerre mondiale). En cette fin du XXe siècle, des institutions tels l'Hôtel-Dieu de Paris, l'hôpital Bichat, développent des unités prenant en charge spécifiquement les obèses.

Sur la scène internationale, la France cultive encore sa singularité. Le pays de la bonne chère a un taux d'obèses très bas pour un pays « développé ». Notre incidence est de 6,2 % pour les hommes, 6,3 % pour les femmes alors que

1. Cf. bibliographie médicale : Science, 18 juillet 1995.

les USA dépassent le seuil des 30 %, et le reste de l'Europe du Nord les 10 %.

Aux États-Unis, un lobby « gros » s'est constitué

	Hommes	Femmes
USA	32	33,7
Allemagne	27,2	19,3
Grande-Bretagne	13	15
Hollande	8	10
France	6,2	6,3

Pourcentage d'obèses chez les adultes (1991)
(aux USA : L'obésité est définie si l'indice de masse corporelle est supérieure à 27,8 % pour les hommes et à 27,3 % pour les femmes)

III-C-5- N'oublions pas

Parfum du Sud et haleine du Vert Galant, l'ail est à la convergence médecine-culture. Néron est supposé avoir inventé l'aioli. Ail et oignons sont prescrits comme diurétiques. L'emploi médical de l'ail persistera et il interviendra comme antiseptique (à Marseille, face à la peste de 1726), comme cordiale mais aussi comme aphrodisiaque malgré des hostilités anciennes...

Malheureusement, les études évaluant le retentissement de l'ail sur le cholestérol ont un air chantant, plein de poésie, mais manquent de rigueur. Ces articles sont nombreux mais, sur 28 analyses, 5 seulement auraient la mention passable [1]. À raison de 2 à 3 g d'ail frais quotidien, la baisse de cholestérolémie serait significative, de l'ordre de 10 %, avec une baisse des triglycérides, du LDL cholestérol et de l'Apo B. Ces vertus sont dues à l'huile essentielle de la plante et à ses composés soufrés ; la cuisson ou le séchage n'altéreraient

1. Cf. bibliographie médicale : S. Warshafsky, M. S. Kamer, S. L. Sivak, 1993.

pas ces actions. L'ail et l'oignon interviennent sur l'hémostase (coagulation du sang) en l'inhibant. Les composés sulfurés de leur huile essentielle bloquent certaines propriétés des plaquettes, effet bien démontré avec l'oignon cru.

Dans la cuisine française, ail et oignon sont les épices du pauvre, attachés dans notre imaginaire à la cuisine paysanne.

III-C-6- Les éléments non comportementaux

Les facteurs de risques cardio-vasculaires non comportementaux n'auront que peu d'influence sur le cholestérol ou sur la diététique française. Ce propos est cependant à nuancer pour les diabétiques et certains hypertendus. Surtout, ces facteurs de risques interviennent dans leur expression commune : la pathologie cardio-vasculaire. Par crainte de nous éloigner de notre propos, nous ne ferons qu'esquisser leur visage en France.

III-C-6-1- L'hypertension artérielle

Comme les dyslipidémies, l'hypertension artérielle (HTA) appartient aux facteurs de risque cardio-vasculaire. Ces deux pathologies sont intriquées avec des méthodes d'études communes et surtout une prise en compte de l'autre pour toute décision thérapeutique. Des similitudes de contexte les rapprochent encore : toutes deux pénètrent le domaine du grand public, bénéficient du développement d'une industrie lourde, d'une spécialité médicale qui cherche à s'autonomiser, toutes deux sont au centre d'importants problèmes économiques et sujets de polémiques.

Le nombre d'hypertendus en France se rapproche de celui des hypercholestérolémies sévères (> 3 g/l) avec une prévalance de l'ordre de 10 à 15 % et environ 1,7 million d'individus dont 40 % à 45 % sont fumeurs.

L'histoire de l'HTA ne fut pas celle d'un concept mais d'une difficulté dans la mesure. La notion de pression artérielle et de sa variabilité découle de la théorie de Harvey

(1628). En effet, le sang progresse par saccades en circulant, ce qui sous-tend une pression variable selon la révolution cardiaque.

La première mesure daterait de 1733 et est attribuée au Révérend Stephen Hales (1677-1761). La méthode n'était guère pratique : il insérait un tube de verre vertical dans une carotide de cheval. Il fallut un siècle et le manomètre à mercure en forme de U de Poiseuille pour que cette mesure soit réalisable chez l'homme[1]. Un stylet enregistreur compléta cette machine (Ludwig, 1847) et permit la diffusion de la méthode au sein des laboratoires de recherche. La quantification clinique d'une pression artérielle, réalisée au lit du malade, ne date que de 1896. L'Italien Riva-Rocci inventa un brassard sphygmo-manométrique de maniement aisé[2].

Dans ce contexte, l'hypertension artérielle a été initialement abordée par ses complications. La paternité en est attribuée à Richard Bright, en 1832[3]. Dans sa communication de 1836, il est surpris de constater la présence d'une hypertrophie cardiaque à l'autopsie de patients albuminuriques avec atteintes macroscopiques des reins. Ses deux hypothèses physiopathologiques sont intéressantes. La première attribue l'hypertrophie « à des altérations du sang provoquant directement des stimuli irréguliers et indésirables de l'organe » (cœur), c'est-à-dire à des substances anormales liées aux reins malades. La seconde, deuxième proposition d'une même phrase, évoque « un trouble de la délicate circulation capillaire rendant nécessaire une pression accrue pour forcer le passage du sang dans le réseau vasculaire distal », il ne mentionne pas de quels capillaires il s'agit ; ses élèves précisèrent qu'il pensait au rein. Bright suscite l'admiration : en 1832, la pression artérielle n'ayant jamais été mesurée chez l'homme, il évoque son élévation sur la palpation du pouls de ces patients qui était « dur ». Et ces

1. Cf. bibliographie médicale : J.-L. M. Poiseville, 1828.
2. Cf. bibliographie médicale : S. Riva-Rocci, 1981.
3. Cf. bibliographie médicale : R. Bright, 1836.

déductions se sont révélées justes ! Durant les cinquante ans qui suivirent, hypertension et reins demeurent associés. Le savoir s'enrichit : le retentissement de l'hypertension est constaté sur tout le territoire artériel, la physiopathologie se clarifie.

L'étape suivante est franchie en 1881 par Frédérik A. Mahomed (1849-1884). Il utilisa un premier sphygmographe que Marey avait mis au point en 1863 et qui mesurait l'amplitude et la durée des pulsions radiales ainsi que la compressibilité de cette artère. Mahomed modifie cet instrument et écrase l'artère radiale jusqu'à arrêt circulatoire. Il détermine ainsi la pression artérielle systolique. Il applique sa méthode sur un large échantillon de patients et de témoins et note qu'il « n'était pas rare de voir des personnes en bonne santé apparente sans albumine dans les urines et sans aucun signe de maladie organique dont la pression est constamment élevée au sphygmographe ». À partir des études autopsiques, il complète ces constatations cliniques et dissocie, chez les sujets ayant fait des hémorragies cérébrales, l'hypertension artérielle de l'atteinte rénale[1].

En 1889, Huchard va le premier exprimer que l'hypertension artérielle chronique pouvait être conséquence mais aussi « cause d'artériosclérose ; elle précède, à échéance plus ou moins longue, d'autres maladies (affections cardiaques ou néphrites artérielles...) qui en fait sont secondaires à une sclérose artérielle[2] ». L'hypertension artérielle s'est autonomisée dans un cadre nosologique. Les formes graves et les complications sont rapidement décrites. Volhard en 1931 isole l'hypertension artérielle maligne[3]. Dès 1913, Janeway attribue à l'hypertension des morts prématurées par causes cardiaques, par accidents vasculaires cérébraux ou insuffisance rénale[4].

Dans les années 30, l'hypertension artérielle est recon-

1. Cf. bibliographie médicale : F. A. Mahomed, 1879.
2. Cf. bibliographie médicale : H. Huchard, 1889.
3. Cf. bibliographie médicale : P. Volhard, 1931.
4. Cf. bibliographie médicale : A. Janeway, 1913.

nue comme dangereuse. Malgré l'absence alors de traitement efficace, se pose le problème de la valeur normale et du seuil critique. En 1934, Ayman propose une ligne de partage entre le bien et le pathologique, barrière arbitraire[1] qu'il établit à 140/80 mm HG[2]. Les propositions vont se succéder... Comme en matière de cholestérol, les conférences à la recherche d'un consensus se multiplient et l'Organisation mondiale de la santé s'en mêle. La légitimité des « frontières » provient d'études épidémiologiques qui ont démontré un accroissement continu du risque de mortalité par pathologie cardio-vasculaire avec les chiffres tensionnels. L'enquête des Vétérans[3] et celle de Framingham ont encore été démonstratives en la matière[4].

Passons rapidement sur les bénéfices des traitements antihypertenseurs pour n'aborder que les liens entre l'hypertension artérielle, le métabolisme lipidique, la pathologie cardio-vasculaire et enfin l'alimentation.

L'hypertension artérielle et les dyslipidémies – excepté par le problème commun de la surcharge pondérale – se fréquentent par le truchement des laboratoires pharmaceutiques. Certains traitements anciens de l'hypertension, tels des diurétiques ou quelques bêta-bloquants, modifient défavorablement les profils lipidiques. Un argumentaire fut alors développé pour déconsidérer ces produits. Le faible bénéfice coronarien observé dans des essais malgré une efficacité sur les chiffres tensionnels leur est imputé. En fait, cette dernière constatation relève de mécanismes plus complexes et l'effet délétère des modifications lipidiques induites par les traitements antihypertenseurs n'a jamais été démontré à l'inverse des bénéfices en terme de mortalité, accidents hémorragiques neurologiques ou insuffisance cardiaque dont ils sont responsables. Des arrière-pensées com-

1. La pression artérielle a une répartition continue dans la population et une rapide et importante variabilité chez un même sujet.
2. Cf. bibliographie médicale : D. Ayman, 1934.
3. Cf. bibliographie médicale : Veterans Administration Cooperative Study on Antihypertensive Agents, 1970.
4. Cf. bibliographie médicale : W. P. Castelli, 1988.

merciales participèrent à la traque des paramètres lipidiques dans l'hypertension artérielle.

L'hypertension artérielle intervient dans les schémas de l'athérogène à plusieurs niveaux : contraintes mécaniques, intervention sur l'expression phénotypique des cellules musculaires de la paroi artérielle. L'hyperpression peut également favoriser la filtration des lipides plasmatiques à travers la couche de cellule interne des vaisseaux (endothélisme) pour faciliter leur accumulation dans la région moyenne de ces vaisseaux.

Si ces hypertensions sont, dans leur écrasante majorité, dites primitives, sans cause décelée, il existe un certain nombre de facteurs de risque, scientifiquement démontrés, accessibles à la prévention et dont la régression peut amener une réversibilité de l'HTA. Le premier est l'âge, et donc hors de portée. Deux autres sont la surcharge pondérale et une consommation excessive d'alcool.

Les liens entre hypertension artérielle et alimentation débutent par la surcharge pondérale : 30 % des hypertensions seraient attribuées à l'obésité qui peut relever de causes diverses. Si on se limite à celle tributaire des excès alimentaires, elle demeure un facteur d'hypertension artérielle et cela quel que soit l'âge du sujet.

De multiples mécanismes sont évoqués pour expliquer cet accroissement des chiffres tensionnels. Une hypothèse actuellement en vogue passe par les phénomènes d'insulinorésistance que nous reverrons avec le diabète ; des paramètres génétiques interviennent.

Le second pont, plus spécifique, entre hypertension et alimentation est le sel. La place de ce dernier dans notre civilisation dépasse l'alimentation. Chez les Hébreux, la sacralisation de la viande passe par son salage. Les apôtres sont pour Jésus le « sel de la terre ». L'histoire du sel en France est dominée par la gabelle, créée en 1317 par Philippe le Bel, théorisée par Colbert en 1680, et qui s'est maintenue jusqu'en 1790. Cette taxe indirecte a laissé de nombreux souvenirs d'arbitraire, d'injustices, de massacres. Le mariage entre fiscalité et sel est ubiquitaire mais c'est dans la France administrative que les abus furent le plus douloureux.

La consommation individuelle de sel est difficile à suivre. Les Romains en ont été friands. Le garum était très salé ; le gibier était conservé dans le sel et la charcuterie faisait déjà la gloire de la Gaule. On salait tout dans l'ancienne France : la viande, les légumes mais aussi le pain, la bière ou le vin. Son usage fut alimentaire, thérapeutique, surtout il servit de conservateur et, à partir du XIXe siècle, de base à de nombreuses industries. Actuellement, en France, le plus grand consommateur est le service de l'Équipement qui l'utilise pour le salage des routes.

Naturellement un tel sujet fut médiatisé et a mérité livres[1] et articles. Curieusement, le sel n'est plus à la mode, sa littérature se tarit. Le faible prix des diurétiques ne favorise pas la poursuite d'une focalisation sur le sujet. L'industrie du sel n'évoque plus, dans sa publicité, le chlorure de sodium, vital, mais vante le fluor, le magnésium.

Un travail récent règne comme référence en la matière : l'étude Intersalt[2] (1991). Elle porte sur la bagatelle de 47 000 sujets normaux et hypertendus dans de nombreux pays et démontre un lien entre niveau tensionnel et excrétion urinaire de sodium, liens plus marqués dans la population hypertendue.

Le dernier facteur alimentaire intervenant dans l'hypertension est l'alcool. Un grand nombre d'enquêtes épidémiologiques ont mis en évidence une corrélation positive et forte entre élévation de la pression artérielle et consommation d'alcool. Si des doses, même faibles, d'alcool peuvent intervenir et avoir sur des populations une significativité statistique en matière de chiffres tensionnels, un seuil de 3 ou 4 verres quotidiens semblent nécessaires pour que l'accroissement enregistré soit signifiant du point de vue clinique[3]. Ces relations effets-doses entre pression et

1. Cf. bibliographie générale : P. Meyer, 1982.
2. Cf. bibliographie générale : M. R. Law, C. D. Frost, N. J. Wald, 1991.
3. Cf. bibliographie médicale : T. Lang, P. Degoulet et *al.*, 1987.

consommation demeurent valides quels que soient le sexe [1], l'âge ou le type de boisson.

La répercussion de cette consommation se porte sur la systolique comme sur la diastolique et les conséquences à long terme de cette hypertension sont superposables à celle d'une hypertension essentielle. La régression de l'apport alcoolique réduit chez ces patients l'hypertension (étude Intersalt).

Après ce survol des liens entre alimentation et hypertension, il nous reste à clarifier les relations entre cette dernière et la pathologie cardio-vasculaire. Il existe un certain nombre de certitudes. Le traitement antihypertenseur réduit les risques de surmortalité liés à l'hypertension sans l'abolir complètement. Les accidents mécaniques telles l'hémorragie cérébrale, l'insuffisance cardiaque ou l'hypertension artérielle maligne bénéficient des traitements antihypertenseurs. Leur gravité et leur fréquence se voient réduites. En revanche, les accidents liés à l'athérosclérose, comme les accidents ischémiques cérébraux ou coronariens, tirent un profit moins évident du traitement d'une hypertension artérielle modérée, circonstance clinique plus fréquente. Nous entrons dans le domaine du doute.

La méthodologie adoptée pour lever ces perplexités est la « méta-analyse ». Les auteurs réunissent les publications parues sur le sujet, regroupent l'ensemble des patients de ces études pour créer une population théorique plus importante... Deux grands travaux servent de référence. Le premier analyse une population virtuelle de 400 000 sujets pendant 10 ans [2] ; le second évalue sur cet échantillon l'effet des antihypertenseurs [3]. Ces grands effectifs démontrent que le risque d'accident vasculaire cérébral se majore plus rapidement avec l'augmentation des chiffres tensionnels que le coronarien. Cela laisse supposer qu'en matière d'accident vasculaire cérébral, l'hypertension joue un rôle prépondé-

1. Cf. bibliographie médicale : J.C.M. Witteman, W.C. Willett et *al.*, 1989.
2. Cf. bibliographie médicale : S. MacMahon, R. Collins et *al.*, 1990.
3. Cf. bibliographie médicale : R. Collins, R. Peto et *al.*, 1990.

rant et aboutit à souligner l'intérêt de son traitement pour leur prévention. En matière coronarienne, l'HTA s'associe aux autres mécanismes pathogènes (dont nos chers lipides...), et l'efficacité des traitements antihypertenseurs pour éviter les maladies coronariennes est faible. Certains diront même nulle.

Malgré ces doutes, l'hypertension artérielle n'est pas sujette à la même remise en question que les dyslipidémies : l'efficacité en terme de prévention des décès d'origine cardio-vasculaire, des hémorragies cérébrales, de l'insuffisance cardiaque légitime le traitement systématique de tout hypertendu. Le dépistage est un acte simple, élément de tout examen médical. Les caisses d'assurance maladie ne sont pas sollicitées pour se faire.

Des arguments intuitifs calment également le débat. En cas d'hypertension sévère les patients deviennent symptomatiques et se plaignent de céphalées et autres bourdonnements d'oreilles. Une souffrance même minime appelle un traitement.

III-C-6-2- Le diabète

Dans le cadre de l'enquête prospective de Framingham, le rôle du diabète est clairement mis en évidence avec un doublement de l'incidence de l'insuffisance coronaire chez les hommes, un triplement chez les femmes.

Présenté ainsi, le diabète peut sembler une entité univoque, monolithique. Il n'en est rien. Il n'existe pas un diabète mais des diabètes, séries de maladies distinctes entre elles qui se rejoignent sur deux points : une glycémie élevée et des complications cardio-vasculaires communes, dont l'hyperglycémie semble être la cause. Parmi les hypothèses physiopathologiques interviennent des excès de synthèse de certaines glycoprotéines, une glycosylation de certaines protéines, une accumulation du sorbitol, des défauts des plaquettes et des facteurs de l'hémostase. Plus proches de nos préoccupations : des dépôts artériels de lipoprotéines, oxydées ou non, sont évoqués.

Tous les diabètes ne se prêtent pas de la même manière à notre enquête. Dans tous les cas, l'alimentation est un élément majeur du traitement, au même titre qu'elle peut participer à la cause de certains diabètes. Nous sommes alors près de notre approche du cholestérol.

Laissons de côté les diabètes d'origine extra-alimentaire. Certains répondent d'un mécanisme essentiellement génétique tel le diabète insulinodépendant ou le MODY (Maturity Onset Diabets of the Young). D'autres sont dits « secondaires » et relèvent d'une maladie pancréatique, d'une sécrétion anormale d'une hormone hyperglycémiante, d'une pathologie médicamenteuse ou d'une exceptionnelle pathologie génétique ou immunitaire. Dans tous ces cas, l'individu malade doit se soumettre à une thérapeutique comportant une part de diététique. Nous ne sommes alors ni dans le domaine du facteur de risque ni dans celui d'une prévention primaire ou secondaire : l'hyperglycémie sévère chez ces patients, par le biais de l'acido-cétose, peut conduire directement au coma et à la mort.

Revenons au diabète le plus fréquent, à celui non insulino-dépendant qui survient dans un contexte de surcharge pondérale. Il représente 80 % des diabètes dans les pays industrialisés, soit de 2 de à 4 % de la population. Jusqu'à ces dernières années, l'attitude vis-à-vis de ces patients ayant la double infortune d'un diabète et d'une obésité n'était pas très clémente. Les progrès de la génétique, les avancées conceptuelles et physiopathologiques avec la notion d'insulino-résistance, les perspectives thérapeutiques offertes par certains produits de l'industrie pharmaceutique ont métamorphosé et anobli le « diabète gras ».

La culpabilisation individuelle du patient a commencé de décroître avec la mise en évidence d'une forte implication génétique. Le taux de concordance de ce type de diabète est supérieur à 90 % chez les vrais jumeaux.

Ensuite, les anomalies de sensibilité des tissus à l'insuline (plus que les anomalies de sa cinétique de sécrétion) tendent à devenir une notion prépondérante pour expliquer les complications métaboliques et cardio-vasculaires. Chez ces patients, l'insuline perd son efficacité sur ses organes cibles, par des mécanismes multiples. Le glucose étant moins capté dans les tissus insulino-sensibles, une hyperglycémie se développe. Le pancréas, beau joueur, répond par une sécrétion accrue d'insuline afin de lutter contre l'hyperglycémie et compenser la perte d'efficacité de sa production : à l'hyperglycémie s'adjoint un hyperinsulisme. Les conséquences de cette insulino-résistance sont le diabète évoqué, mais aussi des hypertensions artérielles et des surcharges pondérales. L'accumulation des graisses se fait préférentiellement au dessus de l'ombilic et caractérise un morphotype androïde. Dans la forme gynoïde, moins concernée, les dépôts se situent en sous-cutané essentiellement sur le bas-ventre, les fesses et les cuisses.

Les répercussions cardio-vasculaires de ces diabètes sont importantes. Schématiquement sont attribuées à l'hyperglycémie des lésions artérielles siégeant sur les petites artères. Il s'agit de la microangopathie diabétique, qui atteint la rétine de l'œil, le néphron rénal, les nerfs périphériques. L'hyperinsulinisme a vu sa toxicité évoquée dans plusieurs études prospectives où une corrélation positive est retrouvée entre des taux plasmatiques d'insuline et la mortalité coronarienne. Le mécanisme de cette mortalité est mal connu et semble passer par l'atteinte des gros troncs artériels. Les lésions supposées, induites par l'insuline siègent sur les gros troncs proximaux[1].

L'insuline stimule directement les fibres musculaires lisses des parois artérielles, ce qui participe à la constitution de l'athérome. Des effets indirects par le biais des lipides (en particulier un accroissement des triglycérides et une baisse du HDL cholestérol) sont soupçonnés.

Ainsi, l'association fréquente de ce diabète non insulino-

1. Cf. bibliographie médicale : K. Pyorala, T.A. Welborn, K. Wearne, 1979.

dépendant, d'une hypertension artérielle et de l'obésité frappe par sa banalité dans notre population occidentale. L'insulino-résistance constitue le lien entre ces différentes entités, les complications cardio-vasculaires et leurs évolutions communes. Devant une histoire aussi bien ficelée il est tentant de constituer une entité que l'on surnomme syndrome « X ». L'un des traitements de cette insulino-résistance est l'exercice physique. La marche à pied, le déplacement à cheval, l'activité physique liée à de nombreuses tâches devaient épargner nombre de nos aïeux. Notre enquête alimentaire est également optimiste. Les sucres sont cantonnés aux desserts dans notre histoire culinaire et leurs valeurs glucidiques entre XVIIIe et XXe siècle se superposent. Le XIXe siècle se révèle une période charnière avec des desserts très riches en sucre, la diffusion des progrès techniques réduisant l'activité physique inhérente au travail, l'émergence d'un confort domestique source d'épargne de nombreuses calories.

CHAPITRE IV
FRANCS OU DOLLARS ?

La part économique de la pathologie cardio-vasculaire est élevée. À partir de l'extrapolation d'une statistique portant sur quatre cent mille Français, un million sept cent mille de nos concitoyens ont une hypercholestérolémie sévère supérieure à 3 g/l, nécessitant un régime et très probablement une prise médicamenteuse quotidienne à vie.

C'est en matière économique que l'interface entre individuel et collectif provoque le plus de frottements douloureux. Les chiffres avancés sont trop importants pour recouvrir une réalité pour le médecin de terrain.

Aux États-Unis 147 000 décès annuels sont d'origine cardio-vasculaire et cette pathologie aurait une ardoise de 128 milliards de dollars par an [1].

En France, le coût direct de cette pathologie est de l'ordre de 7,5 milliards de francs dont 4 vont directement à l'hôpital pour payer en outre les 220 000 hospitalisations. Les coûts indirects, qui comprennent absentéisme, perte de cotisations sociales, invalidités, décès prématurés, sont calculés à 23 milliards de francs. Face à ces chiffres, un calcul hasardeux a permis d'évaluer à environ 50 000 francs le prix d'une année de vie gagnée par un traitement de l'hypercho-

1. Cf. bibliographie médicale : A. Tosteson et *al.*, 1997.

lestérolémie ; une autre statistique reposant sur une analyse de quatre cent mille Français évalue à un million sept cent mille nos concitoyens avec plus de 3 g/l de cholestérolémie.

Même en matière de savoir, le cholestérol est trop dispendieux pour nos budgets comptabilisés en francs. Les analyses portent sur le grand nombre. L'étude cholestyramide, déjà ancienne, a coûté 150 millions de dollars pour trois vies sauvées au bout de sept ans de suivi. L'étude MRFIT est évaluée à 115 millions de dollars, cinq vies sauvées au terme de l'investissement. Des rallonges budgétaires furent nécessaires pour enregistrer des bénéfices supplémentaires en vies sauvées 4 ans plus tard.

En matière de dyslipidémie, le coût d'une vie humaine sauvée dans le cadre d'un essai de prévention primaire a été estimé à 50 millions de dollars. Naturellement, dans les problèmes médicaux où le risque de décès est plus grand, le coût de la vie sauvée est moindre. En effet, les coûts supplémentaires entraînés par la prescription de l'attitude la plus bénéfique ne s'éloignent pas trop des coûts imposés par la simple surveillance du patient dans l'attitude classique. D'autre part, même correctement traitée, l'espérance de vie dans les maladies grave est plus courte, ce qui réduit le coût d'une longue survie. Ainsi, dans l'étude SAVE portant sur des sujets ayant fait un infarctus grave du myocarde, la vie sauvée ne revient qu'à 91 000 F. La principale dépense de cette prise en charge est liée à la prescription d'un captopril, des économies sont effectuées sur certains actes médicaux évités grâce au traitement.

En janvier 1997, a été publiée dans la revue *Circulation* une projection économique, pour les années 1995-2000, d'un programme d'éducation s'adressant à tous les Américains. Le coût du contrat par campagnes médiatiques, sans prise en charge des bénévoles, est estimé par citoyen à 16,55 dollars la première année puis à 8,28 dollars les années suivantes. Avec cet investissement, d'une baisse de 1 % du cholestérol découleraient à 600 000 années de vies sauvées avec un coût par année de vies sauvées égale à 88 100 dollars par an. Une baisse de 2 % sauverait 1,2 millions d'années de vie avec un coût unitaire de 38 500 dollars !

Un dollar reste, malgré les variations de son coût, un billet palpable, l'année de vie sauvée n'étant qu'un concept qui pondère les morts évitées, l'espérance de vie... Le concret de cette notion est peu manifeste.

Lorsqu'une grande étude a démontré un bénéfice, il semble logique de proposer l'attitude favorable à l'ensemble de la population et d'assurer à cette dernière le même suivi médical, biologique que dans le travail pilote.

Les coûts des traitements sont également élevés. Avant même de les commencer, est à prendre en compte un coût diagnostic, lui-même fraction du coût de dépistage. En effet, doser la cholestérolémie et certains autres paramètres sur l'ensemble d'une population s'avère extrêmement onéreux. Le coût en est différent pour la puissance publique selon le système de santé, selon que le payeur est l'État ou qu'il est le patient. Cette différence d'investissement peut expliquer des choix et des argumentaires très variables selon les pays. Dépistage au sein de l'ensemble de la population ou dans un groupe à risque est non seulement une question scientifique mais également un choix politique et une réponse économique.

L'attitude française en la matière en fait la démonstration. L'État n'intervient pas comme moteur du dépistage mais édite à l'inverse des règles visant à freiner la répétition des examens biologiques (Références médicales opposables, thème 1993-XVI). Les éléments diagnostiques d'une dyslipidémie comprennent, à en croire les instances internationales, le LDL cholestérol avec le HDL cholestérol, les triglycérides et le cholestérol total. Or la prise en charge par la sécurité sociale comprend soit les dosages du cholestérol total et des triglycérides – LDL cholestérol et HDL cholestérol étant alors hors nomenclature (non remboursés) –, soit un « bilan lipidique » consistant en cholestérol-triglycérides-Apo B et HDL cholestérol. Difficulté de dosage empêchant la mesure directe du LDL cholestérol ou plutôt dosage trop onéreux ?

La prise en charge d'un sujet dyslipidémique, une fois

le diagnostic posé, s'associe à un coût. Le chiffre en est d'ailleurs incalculable. Car, pour l'apprécier, devrait être pris en compte non seulement le prix des thérapeutiques et des éléments de surveillance mais également de très nombreux paramètres indirects tels l'allongement de la prise en charge des retraites, la diminution de certains frais liés à la réduction des pathologies cardiaques. La liste ne saurait en être que longue et imprécise, la discussion sur le poids respectif de chacun de ces éléments s'apparentant à une agréable spéculation.

Naturellement, certains ne résistent pas à ce jeu tributaire obligatoirement d'une informatique lourde. Le rapport coût-efficacité est ainsi évalué. Curieusement, les attitudes thérapeutiques ainsi testées sont celles qui ont la réputation d'être onéreuses et les auteurs des articles, initiateur du projet, tendent à démonter la rentabilité économique des soins chers. Il en a été ainsi pour la dilatation coronarienne. Il en va de même avec les médicaments hypolipémiants les plus coûteux : les statines [1]. Alors que la relation de travaux scientifiques évoque souvent la cuisine, nous sommes ici dans le domaine du cocktail. Pour calculer la mortalité prévisible sont jetées dans l'ordinateur des données épidémiologiques (Framingham Heart-Study ; données statistiques canadiennes) ; l'efficacité des médicaments est extrapolée à partir d'études et de données pharmacologiques ; les critères économiques incluent les coûts liés à la thérapeutique, les économies réalisées en diminuant les frais liés à la pathologies cardio-vasculaires, les coûts additionnels liés au vieillissement plus important des patients et à l'émergence alors de pathologies non cardio-vasculaires. Le coût social du vieillissement n'est pas pris en compte. Le shaker informatique est alors fortement agité.

Des résultats en sont issus. Présentent-ils un intérêt réel ?

Dans l'étude canadienne citée, l'équipe de la McGill University de Montréal assure, et croit le démonter, que le

1. Cf. bibliographie médicale : V.H. Hamilton, F.-E. Macicot et *al.*, 1995.

rapport coût/efficacité est favorable à l'emploi des statines. Intérêt d'autant plus marqué que l'âge, le sexe, les facteurs de risque associés, sont menaçants.

À côté de ces jeux, ce que les économistes évaluent ce sont des volumes budgétaires, des masses d'argent dépensées ou à dépenser pour des masses d'individus à un moment donné. D'habitude, ils n'interviennent dans la chaîne sociale qu'après. Après les biologistes, les pharmaciens, les cliniciens... Dans les domaines de la prévention, l'économiste voit son rôle déplacé. On lui demande de statuer a priori et les médecins qui ont pour leur patient une obligation de moyens découvrent que, dans ces moyens, l'économie et la politique occupent des places prépondérantes ; l'état des connaissances se voit confiner à un strapontin instable.

En France, en matière de politique de prévention, ces considérations prennent une acuité particulière qui rend impropres de nombreuses considérations internationales et en particulier américaines. En effet, dans notre pays, le payeur, le juge et le contrôleur appartiennent à un même parti : l'État. En effet, la Sécurité sociale est le principal payeur, les décideurs économiques scientifiques sont des fonctionnaires, les surveillants appartiennent à la fonction publique. Seul le patient, et dans une certaine mesure le médecin, ne sont pas soumis au contrôle direct de l'État... Et encore. Ce décalage entre État et individu amène des méconnaissances de nombreuses réalités. Ainsi, en matière commerciale, les raisonnements seraient ceux des grandes surfaces alors que la médecine reste de l'épicerie. Le petit commerce est mal entendu dans le milieu lipidique.

Les autorités de tutelle le méprisent et le trouve dépensier, les lipidologues fréquentent électivement des patients sélectionnés pour la gravité de leur pathologie, les personnalités cardiologiques ont à la fois ce biais de recrutement et également une aura, source d'un autre mode de sélection et de dialogue avec leur malade.

Le cholestérol s'est emparé de l'imaginaire collectif et s'associe à tout un discours hygiéniste, voire esthétique, qui ne relève pas entièrement du rationnel. Nombre de patients transposent une légère névrose d'angoisse sur ce paramètre biologique ; il en résulte une surconsommation d'examens et même de traitements. En effet il me semble que la tâche du médecin de rendre la vie du patient la plus confortable possible et un diagnostic excessif de dyslipidémie mineure sont souvent d'un plus grand bénéfice clinique que celui de névrose mineure.

D'autre part, l'ensemble des recommandations met au premier rang un régime bien conduit, thérapeutique de faible coût. En pratique, si la plupart des patients suivent au moins un temps les conseils diététiques, le nombre de récalcitrants est considérable ; là encore, par rapport aux dogmes, le médecin de terrain se doit de multiplier examens complémentaires et thérapeutiques médicamenteuses.

Autre expérience fréquente est la répétition des examens. Si d'un strict point de vue biologique la surveillance peut être lâche, le succès à long terme d'un régime, l'observance d'une thérapeutique bénéficient d'une technique servant d'écho au discours médical ; la biologie est dans cette perspective un outil précieux. Voici trois arguments d'épicier, mais d'autres existent. Tous ont un coût, tous ont une efficacité pour l'individu qui s'assoit face au médecin dans un cabinet, tous sont menacés par l'importance des sommes nécessaires. En 1987, les coûts liés au dépistage ont été estimés à trois milliards de francs.

Une fois le diagnostic posé, le régime théoriquement suivi mais insuffisant, arrive la prescription médicamenteuse. Elle est pour 92 % le fait des médecins généralistes et seulement pour 2 % issue de la plume des cardiologues – ces prescripteurs représentent environ 62 % du corps médical. Il s'agit d'un marché considérable, en augmentation constante, avec en 1985 un chiffre d'affaires de près de 400 millions de francs, en 1990 de 1 355 millions de francs, en 1994 d'environ 2 300 millions de francs. Cette augmentation est liée à un accroissement du prix des produits modernes plus qu'à une augmentation du nombre de prescriptions qui semble stabilisé autour des 13 millions 500 000.

Prix des hypolipémiants (août 1994)

Désignation du médicament	Date AMM	Coût traitement journalier (en francs)	Classe
Bézafibrate	1987	1,69	Fibrate
Fénofibrate	1987	1,70	Fibrate
Liprofibrate	1984	1,95	Fibrate
Gemfibrozil	1985	2,04	Fibrate
Fénofibrate	1990 (1974)	2,80	Fibrate
Provastatine	1989	6,98	Statine
Simvastatine	1989	7,46	Statine
Cholestipramine	1974	5,75	Résine

Dans ce contexte, les budgets promotionnels, dépensés officiellement par l'industrie pour favoriser la vente de leurs produits est de l'ordre de 300 millions de francs.

L'analyse des caractéristiques des patients traités laisse entrevoir que la rigueur du dogme scientifique n'est pas la règle absolue dans la prescription avec, en 1991, une surreprésentation des femmes (57 % des prescriptions) et des sujets âgés au-delà de 65 ans (45 % dont 15 % au-delà de 75 ans)... Un tel décalage témoignerait-il d'une réalité impossible !

La petite épicerie échappe aux grandes surfaces, les contraintes administratives favorisent ces dérapages. En effet, il est devenu plus facile de suivre un malade, même d'une maladie sans intérêt, que de surveiller un bien portant...

3e PARTIE

LE MALADE OU DU COLLECTIF À L'INDIVIDU

Dans la dernière partie de ce livre s'exprime l'opinion, voire la polémique. Dans le domaine de la science faits et interprétations ne doivent pas être confondus ; pour la médecine, les faits sont la maladie, la guérison ou la mort. Lorsque l'on quitte ces réalités, l'interprétation intervient. Elle permet de construire un raisonnement, de comprendre des phénomènes mais se doit d'être périodiquement revisitée.

CHAPITRE I
CRITIQUE DU CHOLESTÉROL COLLECTIF

Le cholestérol, au centre de la polémique médicale, illustre parfaitement un problème millénaire de la médecine : celui du savoir.

Le disciple d'Hippocrate, riche du corpus scientifique de son époque, prodigue soins et conseils. Ses connaissances légitiment la diététique appliquée à toute la cité. Les débats et les controverses sont trop nombreux pour accréditer cette image idéale supposant une doctrine unique.

Un état de la science à un moment donné est une somme de certitudes et d'incertitudes et non un bloc monolithique. Il associe plusieurs phases avec un mouvement, celui des questions et de l'enrichissement des données. Les faits rencontrés sont ceux de l'expérience avec ses incertitudes et ses enthousiasmes. La seconde phase est celle de la formalisation qui permet enseignement et diffusion. La pratique se doit de proposer des systématisations intellectuelles. Enfin la dernière phase est celle de l'exploitation individuelle de ce savoir.

Source supplémentaire d'hétérogénéité, chacune de ces phases correspond à un mode d'exercice médical différent avec à chaque fois ses experts et ses fantassins. Les biologistes, épidémiologistes, pharmacologues et, ici, lipidologues ouvrent la marche ; ensuite viennent les enseignants ; les derniers, attachés aux grands nombres, sont les praticiens thérapeutes. C'est leur savoir d'utilisateur qui nous a intéressé. La médecine devra réunir tous ses enfants et surmonter une difficulté intrinsèque : faire en sorte que savoir théorique et savoir pratique ne s'opposent pas mais se complètent.

I-A- Quelle question ?

En matière médicale, les critères qui permettent à une hypothèse de s'imposer comme une vérité semblent aujourd'hui admis. Dans un domaine défini, des études analysent, avec une rigueur maximale, une ou deux questions chacune. C'est l'empilement de ces travaux qui constitue un savoir. La cohérence de l'ensemble tient souvent à une perception pour partie commune à tous les membres de la secte que représente une spécialité scientifique.

Un certain espace de liberté est néanmoins reconnu à chacun, dans la limite des paramètres idéologiques qui, selon les époques, se sont réclamés successivement de la religion, de la morale et, aujourd'hui, de l'éthique. Les deux autres bornes considérables sont la technologie et l'économie. Pour des thèmes médicaux « sensibles », qualificatif répondant à plusieurs acceptions, certains membres du groupe ressentent le besoin de créer une sorte de religion, un dogme « consensuel ».

Une succession d'incertitudes remet régulièrement en question tout l'ensemble. On peut ainsi discuter le champ des connaissances, la méthodologie des études, la synthèse de ces résultats par empilement... Et, à terme, c'est la notion même de consensus qui est remise en cause.

Question 1 : Définir le domaine d'étude

La première question, apparemment simple, consiste à définir le domaine où des connaissances s'appliquent. Que de pièges sont déjà à éviter !

Trop étroit, le champ des connaissances risque d'être

coupé du réel, de s'éloigner de toute application et de se développer comme abstraction avec une absence de système de contrôle. La médecine hospitalière, par le biais des contraintes de carrière, encourage la sur-spécialisation sur un thème ou la sous-spécialisation dans une discipline (opposées dans la formulation, ces deux notions sont synonymes dans les faits). Le jeune postulant s'est souvent fait connaître sur un sujet, qu'il a développé, étudié, et qui lui a servi de base de publications. Ses connaissances dans les autres domaines de sa discipline, la qualité de ses rapports avec ses patients, sa compétence clinique ne sont jamais pris en compte car inévaluables.

Un champ d'étude trop large est menacé d'hétérogénéité, les questions et les réponses y perdant de leur clarté. À côté de ces problèmes d'étendue, la complexité de l'humain est incompatible avec le thème isolé, indépendant des autres organes ou métabolismes. Isoler un thème n'est donc que le moyen de parvenir à une clarté des résultats, mais rend implicite le recours à une méthode reposant sur une modélisation. En pratique, l'absence de conclusion univoque en matière de cholestérol provient de l'homogénéité supposée des populations soumises aux lois de la signification statistique synonymes de grands effectifs et de longues durées de suivi. Les statisticiens postulent que le grand nombre et le hasard gomment les différences, mais l'humain continue d'altérer les calculs.

Par ailleurs, une même discipline comporte plusieurs thèmes dont l'importance relative varie avec le temps. Les facteurs de risque cardio-vasculaire fournissent d'excellents exemples. Ceux d'entre eux qui peuvent bénéficier d'un traitement médicamenteux et, par ce fait, du soutien d'une industrie, sont l'objet de toutes les sollicitudes et voient leur importance s'amplifier. Les dyslipidémies, l'hypertension artérielle sont très largement étudiées sous l'impulsion de l'industrie pharmaceutique. En revanche, le stress, les facteurs de risques environnementaux, le rôle de la génétique, ne bénéficient ni de budgets ou de littérature comparable.

Cette difficulté à circonscrire les champs de connaissance se retrouve dans les débats visant à attribuer une spécialité aux experts d'une nouvelle pathologie. Quelle est la spécialité de l'hypertension artérielle : la cardiologie, la néphrologie, l'hypertensiologie ? Les cancérologues et les pneumologues se disputent le traitement du cancer du poumon. Et si l'on déborde la médecine, quelle spécialité en science s'occupe des sociologies animales ? Les éthologistes, les naturalistes ou d'autres évolutionnistes ?

Au-delà des difficultés à définir le domaine d'exploration, les outils de cette recherche méritent également une remise en cause.

Question 2 : Méthodologie des études

L'essentiel de nos certitudes provient de cette méthodologie. Dans leur critique, le fond semble accessoire par rapport à la forme du travail. Les initiés emploient un jargon, reflet de progrès considérables mais également source de nouvelles limites. « Groupes parallèles », « randomisation », « double aveugle », « prospectif » sont les maîtres mots de la nouvelle langue ; et les statistiques sont devenues le seul outil intellectuel digne de foi.

Aborder une question consiste à soulever une hypothèse unique puis à fixer le plan de l'étude. La méthode perçue comme la plus rigoureuse est celle des groupes parallèles en double aveugle. Véritable Golgotha, elle suppose plusieurs stations : définir la problématique – retenir des critères d'inclusion et d'exclusion –, répartir les patients en deux groupes « parallèles » selon un mode de répartition dépendant du seul hasard (randomisation). La population étudiée est alors supposée homogène (voir schéma, p. 305), le seul élément de variation ne devant porter que sur la question posée. Un des deux groupes est ensuite exposé ou soustrait à un stimulus (médicament, attitude thérapeutique, mécanisme physiopathologique). L'enrôlement des patients dans l'étude est prospectif, c'est-à-dire qu'il débute après que la question a été formulée. Dans le cas d'école où la question de travail est formulée le 1er janvier 1990, le plan d'étude sera élaboré en janvier 1990, l'accord d'un éventuel comité d'éthique, d'industriels, interviendra en février 1990, le recrutement des patients se déroulera de mars 1990 à mars 1991, l'essai en groupe parallèle s'étalera de 1991 à 1993, l'analyse des résultats devra être datée de 1994 pour aboutir à une publication en 1995. Le fin du fin est d'effectuer cette étude en « double aveugle ». Dans ce cas, ni le patient ni le médecin ne savent dans quel groupe le premier a été inclus lors de la randomisation. Cette information confidentielle est gardée jalousement dans les données informatiques de la structure organisatrice. Ce type de recherche permet de répondre à une question précise dans un contexte donné. Elle suppose d'écarter les facteurs hasard et placebo pendant la durée de l'essai, de répartir les éventuels risques d'erreurs dans les deux groupes et d'annuler ainsi certains écarts. Mais pas tous...

Schéma « Plan des études »

a/ Groupes parallèles :

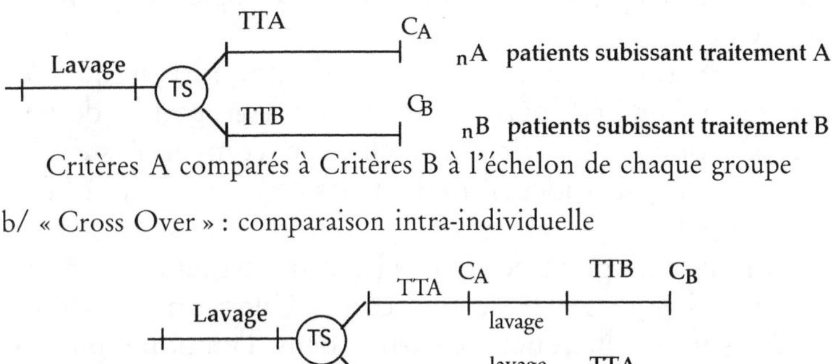

Critères A comparés à Critères B à l'échelon de chaque groupe

b/ « Cross Over » : comparaison intra-individuelle

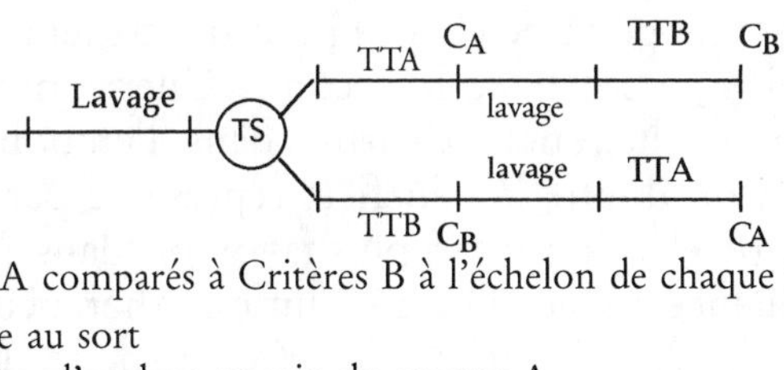

Critères A comparés à Critères B à l'échelon de chaque individu

TS = Tirage au sort
CA = Critère d'analyse au sein du groupe A
CB = Critère d'analyse au sein du groupe B
TTA = Traitement A
TTB = Traitement B

Assimilable dans l'esprit aux groupes parallèles : la technique du « Cross Over ». Dans le premier cas, un patient prend un traitement et utilise pour élément de comparaison un autre patient relevant du même traitement. Dans le « Cross Over », chaque patient est son propre témoin et il prend durant les périodes successives chacun des traitements. La réalisation pratique de ce chassé-croisé est plus complexe. Les principales objections sont les mêmes dans les deux protocoles.

Un lissage incomplet par le dieu hasard des erreurs liées à une hétérogénéité des patients transparaît dans les études « multicentriques ». Lorsque le recrutement des patients s'avère difficile, que le nombre de ceux-ci doit être élevé pour des raisons de statistiques, il n'est pas possible d'effectuer l'ensemble de la randomisation sur un seul site. Plusieurs lieux géographiques seront concernés. Dans ces études « multicentriques », il est donc fréquent de noter une disparité des résultats en fonction des centres ; il est même courant d'observer des résultats plus favorables dans le centre qui a proposé l'étude, dérive témoignant d'ambiguïtés persistantes en dépit de la formation en aveugle des groupes parallèles.

Ces méthodes présentent des limites intrinsèques et d'autres liées à l'éthique. La première est un conflit de voisinage. Pour qu'il soit admissible de comparer sur des patients deux attitudes, il ne faut pas que l'une soit à l'évidence supérieure à l'autre, ou, à l'inverse, soit déjà considérée comme une perte de chance pour des patients. Nous ne sommes plus au sortir de la Seconde Guerre mondiale où les Anglais évaluèrent l'héparine dans l'embolie pulmonaire[1]. Issu du doute, le bénéfice, représenté par l'attitude qui se sera révélée comme la plus favorable dans l'essai, sera en conséquence faible. Des révolutions thérapeutiques ne peuvent donc être évaluées par cette méthode. Un bouleversement médical, comme l'efficacité spectaculaire de la

1. Cf. bibliographie médicale : D.W. Barritt, S.C. Jordan, 1960.

pénicilline G sur la pneumonie à pneumocoque, n'a pas été et ne pourra jamais être validé ainsi.

Même dans le cadre de l'incertitude, des considérations éthiques apparaissent dès la formulation statistique. Le problème est théoriquement une recherche d'équivalence entre deux méthodes : le traitement A est-il statistiquement équivalent au traitement B [1] ? Le médecin praticien n'aurait alors aucun scrupule à proposer ce protocole à ces patients. Mais la problématique réelle est différente. L'essai clinique a pour but de s'assurer dans les faits du bien-fondé d'une hypothèse intellectuelle et suppose d'inclure des patients dans un groupe a priori moins avantageux. Délicat problème de conscience !

Dans l'histoire des essais cliniques, l'hypothèse la plus défavorable a priori s'est révélée parfois la meilleure pour les patients. En cardiologie, l'étude CAST constitue un exemple célèbre. Cet essai multicentrique s'attaquait aux troubles du rythme d'origine ventriculaire, cause importante de mortalité après infarctus du myocarde. Ces complications peuvent être asymptomatiques mais aussi se révéler sous forme de mort subite. Il semblait légitime d'espérer qu'un traitement antiarythmique réduirait les troubles du rythme et la mortalité – traitements théoriquement indiqués pour des troubles du rythme auriculaire chez des patients avec un bon ventricule gauche. Le résultat à partir de 2 309 patients fut plus que décevant : lors d'une analyse intermédiaire, en mai 1987, l'étude dut être interrompue en raison de la surmortalité du groupe traité par rapport au groupe placebo [2]. À la lecture de ces conclusions, un orage s'abattit sur la rythmologie : les produits testés furent bannis ; les industriels désertèrent la recherche en la matière. Ce traumatisme laisse une ombre de suspicion sur la classe thérapeutique.

Depuis 1989, en plusieurs domaines, l'expérience s'est

1. Il s'agit du travail statistique sous l'hypothèse nulle.
2. Cf. bibliographie médicale : CAST, 1989.

répétée et des groupes traités eurent des résultats plus défavorables que les groupes placebo. Ainsi, dans une circonstance grave, parfois tragique, l'infarctus du myocarde, un produit largement prescrit s'associe, dans de nombreuses circonstances, à une surmortalité. Malgré la parution de cette étude dans le New England, cette constatation n'a guère eu d'écho [1]. L'industrie a appris à gérer ces crises. Un scoop défavorable ne provoque plus qu'un frisson d'angoisse chez les chefs de produits, de la curiosité chez les médecins. Perfidement, il est possible de remarquer que le système y trouve un avantage : des erreurs de raisonnement a priori peuvent justifier moralement la poursuite des essais. Ces désillusions liées à des résultats péjoratifs demeurent assez rares mais doivent être rappelées...

Autre conséquence de l'éthique qui interdit une supériorité évidente d'un traitement sur un autre, la fréquence des événements comptabilisés sera proche dans les deux alternatives thérapeutiques. Pour obtenir un résultat statistiquement significatif, il faut augmenter le nombre de patients, la durée du protocole, ce qui affaiblit la puissance des conclusions. L'intérêt clinique d'un essai se devine à ces indices : plus l'effectif s'accroît, plus la durée de l'expérience s'allonge, moins le bénéfice est manifeste. À l'inverse, lorsqu'un travail est interrompu prématurément en raison de résultats observés lors d'une analyse intermédiaire, les conclusions prennent une force considérable.

Une deuxième limite des essais en groupes parallèles tient à la rigueur. Ce type d'étude pose une question précise dans un contexte précis ; la réponse ne vaut que dans ce cadre et l'extrapoler est source d'erreurs. Les essais de prévention secondaire d'accidents cardio-vasculaires par les hypolipémiants ou l'aspirine sont un exemple classique. Il existe une fâcheuse tendance, selon les besoins du propos, d'étendre des résultats obtenus chez des hommes de 45 à

1. Cf. bibliographie médicale : MDPT, 1988.

65 ans au sexe féminin ou à une autre tranche d'âge. Le risque inverse d'interpolation existe : ce qui est valable pour un groupe n'est pas ipso facto vrai pour un sous-groupe. Si l'on compare une attitude dans la prévention secondaire de l'infarctus du myocarde, le résultat du travail portant sur l'ensemble des sujets ayant fait un infarctus n'est pas obligatoirement superposable au sous-groupe des fumeurs, des diabétiques, à la tranche d'âge des plus de soixante ans... Déterminer les critères d'inclusion qui doivent éviter à la fois le manque comme l'excès de discrimination est une des difficultés de ces études.

En poussant ce raisonnement, c'est le principe même de statistique qui se trouve malmené, car chaque individu, par la multitude des sous-groupes auxquels il appartient (de manière acquise ou innée), peut se retrouver le seul représentant de son propre sous-groupe. Cette science mathématique apparaît ainsi comme un outil d'enrichissement du savoir, comme une aide au choix thérapeutique mais elle ne peut en aucun cas être une méthode mécanique de décision.

Troisième limite de ces méthodologies : leur champ d'application. L'essai d'un produit (hypocholestérolémiant), d'une attitude thérapeutique (conseil diététique), voire la modification d'un facteur de risque actif (tel le tabac), se prêtent au schéma des groupes parallèles. En revanche, des populations ne peuvent rentrer, malgré le désir de beaucoup, dans ce cadre.

Deux méthodes sont alors employées. La première est l'évaluation d'un pourcentage, d'une valeur moyenne d'un paramètre dans chaque population. Ces variables sont corrélées à d'autres. Ainsi Keys, dans l'étude des sept pays, a démontré une mortalité cardio-vasculaire corrélée avec un rapport, celui des teneurs en acides gras polyinsaturés sur celles en acides gras saturés retrouvées dans l'alimentation de chaque pays.

L'autre approche est la constitution d'observatoires. Comme nous l'avons vu, le plus important, historiquement, est américain et se situe à Framingham. Il en existe d'autres.

En France, la première étude a débuté en 1967. Il s'agit du dépistage des maladies cardio-vasculaires sur 7 434 hommes du personnel de la préfecture de police de Paris. Un autre observatoire se constitue autour de l'étude Monica. Leur principe commun est simple : isoler un groupe d'individus, retenir et analyser un grand nombre de paramètres et suivre le plus longtemps possible cette population en terme d'événements cliniques.

Ces études sont complexes et onéreuses car elles imposent d'inclure un effectif de plusieurs milliers d'individus et d'organiser un suivi sur plusieurs années. Elles mettent en évidence des faits ; mais il s'agit de constatations et non d'explications : la constatation d'une corrélation entre deux réalités n'implique pas une liaison causale. Un troisième élément, parfois insoupçonné, peut réunir entre ces groupes deux réalités. Par exemple, dans l'enquête de Framingham, la mortalité cardio-vasculaire est associée à un taux élevé de triglycérides, mais la discussion d'un lien de causalité directe entre ces deux items est une des bouteilles à encre de la cardiologie, sujet de dissension entre la France et les USA.

Question 3 : Critique du critère

La quatrième limite de ces études est l'opportunité des paramètres retenus pour évaluer une question. Les expérimentateurs ont pour règle une conscience aiguë de la sensibilité et la spécificité de leurs critères de jugement. Une sensibilité affinée permet de détecter des variations peu importantes, une spécificité forte permet d'écarter les faux positifs, les fausses améliorations dues à des facteurs extérieurs. Mais il subsiste d'autres causes d'erreurs, plus sournoises.

Le critère d'analyse le plus simple, et le plus définitif, semble la mortalité.

Malgré la déclaration de la mort de chaque patient à la mairie de son lieu de naissance, les perdus de vue sont nombreux. Le problème n'est certes pas nouveau et Gogol avait déjà souligné la difficulté de compter les « âmes mortes ». Lors d'une discussion thérapeutique, si une des attitudes s'associe à une plus faible mortalité, elle est d'évidence supérieure à sa rivale. En fait, la validité d'une telle conclusion dépend de la pathologie considérée et de sa propre histoire naturelle.

Si la pathologie étudiée est responsable d'une mortalité importante tels la nécrose myocardique ou les cancers du poumon du sujet jeune, la diminution du nombre de décès peut être le fruit d'une thérapeutique. À l'opposé, en matière de dyslipidémies mineures, la mort n'est pas une menace imminente et bien d'autres causes de décès peuvent survenir chez ces patients. D'autres critères que la mortalité doivent donc être utilisés : valeur biologique, image cardiologique... Les meilleurs sont supposés validés, leur évolution est statistiquement corrélée – sous des conditions précises – à celle des risques cliniques évalués. Il est dès lors tentant de généraliser excessivement certaines corrélations.

L'industrie pharmaceutique, par le biais du marketing, est un important élément de dérive. Pressée par des impératifs financiers, elle ne peut attendre le résultat de trop longs essais. Le nombre de patients ne peut aisément s'accroître, les budgets pour raccourcir le temps sont hors de portée des industriels du médicament. Enfin, la concurrence commerciale conduit à un raccourci des messages, autre source de confusion.

Exemple caricatural : l'attaque des diurétiques dans l'hypertension artérielle. Certains induisent des élévations de la cholestérolémie ou de la glycémie. Si leur efficacité antihypertensive n'est pas mise en doute, leurs répercussions métaboliques sont des facteurs de risques au moins commerciaux. Or, la réduction de la mortalité et des accidents cardio-vasculaires cérébraux a été démontrée avec certains diurétiques[1] et non avec la plupart de leurs concur-

1. Cf. bibliographie médicale : Medical Research Council, 1992.

rents. Le rôle délétère de l'hypercholestérolémie induite par ces traitements déplétifs n'a jamais dépassé le fantasme intellectuel.

Question 4 : mesure du sucre et des poireaux

D'autres difficultés sont atténuées mais non surmontées par les études en groupes parallèles. L'une d'entre elles, souvent mésestimée, est la difficulté de la mesure. Le premier obstacle est la stabilité de la mesure, qui suppose une absence de fluctuation trop large du paramètre chez un même individu. Certains syndromes sont soumis à des variations saisonnières, tels l'angine de poitrine, les syndromes dépressifs. Des facteurs climatiques interviennent sur les douleurs artériques ou rhumatismales ainsi que d'autres éléments, tel le stress, ce sont des facteurs classiques d'instabilité.

De nombreux critères d'évaluation ne sont pas quantitatifs, et ne peuvent contribuer à établir une moyenne. Une évaluation semi-quantitative est entreprise, elle rime alors avec poésie. Une lésion histologique, une image radiologique sont difficiles à appréhender. La reproductibilité de la mesure est souvent faible et toujours discutable.

Même les valeurs quantitatives, comme les taux sériques d'hormone, de substances biochimiques, sont soumises au hasard. Et la cholestérolémie, référence des références, présente d'importantes variations chez un même individu sur des durées relativement courtes. Des médicaments, des pathologies associées (cholestase) majorent ces variations[1] et la standardisation rigoureuse des techniques de mesures (horaire, méthodes) ne peut écarter l'ensemble de ces aléas.

Question 5 : La mémoire incertaine

Une fois les études effectuées, se pose le problème de leur empilement pour constituer un savoir. L'abondance

1. Cf. biblio : J. Costougs, J. Cli-Bioch 23, 7-16, 1985.

actuelle des publications rend impossible leur lecture et leur connaissance exhaustive. Les lecteurs les plus publivores doivent délaisser les tâches cliniques importantes, favorisant le développement d'un corps de gloseurs officiels. Souvent issus de la Faculté, valorisés par l'industrie, ils exportent le savoir en doctes mercenaires de congrès en séminaires. Des revues médicales se spécialisent dans la synthèse des travaux publiés, les informations sélectionnées et ainsi exposées n'échappant pas vraiment aux enjeux commerciaux.

Enfin, la mémoire est courte et sélective, et même la diffusion mondiale de l'information ne peut empêcher que se répète l'exemple lointain d'Ibn Nafis... Mendel serait aujourd'hui bien oublié sans la reconnaissance par Morgan de son importance.

En matière de cholestérol, les incertitudes de la mémoire ont même été étudiées. Un sceptique, Ravnskov [1], a relevé en 1992 tous les essais thérapeutiques de traitement hypocholestérolémiant évaluant l'incidence des événements coronariens, la mortalité globale ou la mortalité cardio-vasculaire. Il comptabilise 22 travaux (26 en segmentant l'un d'entre eux) ; il mélange des études effectuées avec des produits très différents, avec des mécanismes d'action très variés. Tout cela pondère l'importance de son travail, sujet lui-même à des critiques de fond qui font perdre de leur pertinence à une partie de ses conclusions. Dans l'une de ces analyses, en relation directe avec nos préoccupations actuelles, il relève le nombre de citations de chacune de ces études dans la presse scientifique. L'analyse porte sur 5 ans et utilise la « Science Citation Index ». Il distingue les travaux en « Supportive », dans lesquels les auteurs plaident pour une prévention par thérapeutique hypocholestérolémiantes, et en « Unsupportive » où l'opinion inverse prévaut. D'après ses constatations, les premiers sont cités 40 fois par an contre 7,4 fois pour les seconds, les études considérées étant de volume comparable et publiées dans des revues toutes également prestigieuses.

1. Cf. bibliographie médicale : V. Ravnskov, 1992.

Ces lacunes dans le souvenir affectent le domaine entier de la médecine et de la biologie. Les exemples sont trop nombreux pour être cités. L'apparition de l'électronique a même été un outil de l'oubli ; tout ce qui précède l'ère de l'informatique et n'a pas été saisi dans les banques de données est passé aux oubliettes. L'exercice de mémoire, pour un chercheur, c'est dans l'établissement de la bibliographie de ses articles qu'il l'exerce. Or, seuls les articles les plus récents ont droit de cité. Les plus anciens sont congédiés à l'arrivée de petits jeunes parfois moins importants. Le jeu de l'enquête bibliographique permet de constater que nombre de notions ont besoin d'être redécouvertes sur plusieurs générations. Il est fréquent, lors d'une recherche dans un domaine que l'on croit novateur, de retrouver des articles datant d'une vingtaine d'années ! L'inverse est également vrai : lorsque l'on contrôle les bases d'une connaissance qui semble établie, l'absence de fondement est fréquent. Les articles originaux, même issus des meilleures revues, se révèlent souvent décevants et d'application restreinte.

Enfin la mémoire médicale est soumise à des phénomènes extramédicaux. La position politique du pays d'origine des auteurs a parfois plus d'importance que leur propos. Ainsi, à l'heure actuelle, la langue du savoir est l'anglais. Jusqu'au XVIIe siècle inclus, ce fut le latin. Les médecins écrivaient dans cette langue savante, alors que les chirurgiens, officiers d'un art mineur, se permettaient en raison de leur rôle modeste de communiquer en français. Le premier vocabulaire médical en français est trouvé à la fin du XIVe siècle dans un livre de chirurgie : *La Grande Cyrurgie* de Guy de Chauliac. Ambroise Paré publie en français.

Les éditions d'Hippocrate suivent l'autorité culturelle. Rabelais publia, en la même année que son *Pantagruel*, une version latine d'Hippocrate que les spécialistes considèrent comme bonne mais qui servit peu dans nos facultés. À la Renaissance, ce sont des éditions de Bâle (Cornarius, 1538) ou de Francfort (Foes, 1595) qui auront cours. Au XIXe siècle, Paris rayonne et Littré publie en français une édition d'Hippocrate qui demeure une référence internationale. Malgré ces propos militants, le lecteur notera que, dans le présent essai, la plupart des références bibliographiques sont en anglais et issues des grandes revues américaines...

Le statut personnel de l'auteur intervient également dans la profondeur de sa trace. Ambroise Paré, médecin du roi, a laissé un souvenir précis et est mort dans son lit. Son ami et collègue Franco, huguenot comme lui, auteur du fondamental *Traité des hernies et du bec de lièvre*, n'est connu que de quelques spécialistes et est mort assassiné...

Question 6 : Un truc : la méta-analyse

En cas de controverse, il est tentant de regrouper les études publiées, de récupérer les multiples travaux statistiques autour du même thème dont les résultats furent non concluants ou divergents. Cette approche est celle des méta-analyses. Il s'agit d'une exploitation a posteriori d'essais conduits en groupes parallèles avec des populations et des hypothèses proches. Les méthodes statistiques employées, pour retraiter l'information, sont complexes car les différents data doivent être pondérés en terme d'effectifs et homogénéisés malgré leurs méthodologies dissemblables.

L'intérêt du traitement antihypertenseur dans la prévention des accidents coronariens illustre bien les difficultés rencontrées. Cette question semble cruciale : la pathologie coronarienne est une cause majeure de décès, l'hypertension artérielle est une véritable endémie. La réponse à cette question doit être sans détours : des millions de sujets sont traités. Il s'agit de la caricature du problème fréquemment rencontré avec un long suivi et des critères d'évaluation simples : des chiffres tensionnels, de l'angine de poitrine, des infarctus du myocarde, de la mortalité, du concret !

Et pourtant, il n'existe aucune étude définitive sur le sujet. Collins, Peto, Mac Mahon et leurs collaborateurs [1] ont

1. Cf. bibliographie médicale : R. Collins, R. Peto et *al.*, 1990.

conduit une méta-analyse qui s'est appuyée sur 14 articles très hétérogènes, écrits en anglais, et comportant de larges effectifs. Le résultat global de cette étude portant sur 36 908 patients, avec un suivi moyen de 5 ans, conclut à un bénéfice du traitement antihypertenseur avec un taux de significativité à 5 %. Résultat tangent qui perd encore de sa pertinence à l'examen détaillé, la positivité n'étant acquise que grâce à une seule étude [1] ! La limite de la méta-analyse apparaît ici clairement, car si l'on ne prenait pas en compte les résultats positifs de la HDFP, une autre étude, le MRC [2], regroupe 80 % des épisodes coronariens. Sous l'effet de cette seule étude négative, les méta-analystes seraient alors conduits à une conclusion inverse.

Parfois la problématique est purement artificielle. L'excellent *New England Journal of Medecine* a publié un article de Ness et Collaborateurs sur les risques cardio-vasculaires liés à la grossesse [3]. Ce travail regroupe plusieurs études, dont celle de Framingham, et porte sur 2 533 patientes suivies pendant 12 ans. Les auteurs annoncent qu'après avoir ajusté les autres facteurs de risques, il existe à partir de la sixième grossesse une augmentation faible du risque relatif (1,7) de coronaropathie (la significativité statistique de la pluriparité sur le risque cardio-vasculaire n'était obtenue qu'en regroupant l'ensemble des pathologies cardio-vasculaires). Que dire ! L'incidence de la pathologie coronarienne étant faible chez la femme, l'augmentation du risque absolu représente-t-il une réalité ?

À partir de 6 grossesses, les différences culturelles, socio-économiques, alimentaires sont si profondes qu'elles dépassent les simples paramètres quantitatifs que la statistique veut pondérer. Et d'ailleurs cette question coronaire et grossesse présente-t-elle un intérêt en terme de facteur de risque ? Le planning familial va-t-il trouver dans cette étude un argu-

1. Cf. bibliographie médicale : *Hypertension, Detection and Follow-up Program*, 1988.
2. Cf. bibliographie médicale : Medical Research Council Working, 1985.
3. Cf. bibliographie médicale : R.B. Ness, T. Harris et *al.*, 1993.

ment majeur pour calmer les ardeurs de ces femmes ou de leurs maris ? L'exemple cité dépasse l'anecdote et révèle une conséquence directe de la problématique de ce type de raisonnement : la volonté de transformer une succession d'incertitudes en certitudes.

L'autre méthode pour constituer un savoir ne s'embarrasse pas d'une méthodologie lourde. L'expérience, le survol de la littérature professionnelle, et les bruits de couloir occupent des places importantes. Chaque information est considérée comme une tache de couleur et la vision globale de ces points réalise finalement un tableau. La synthèse de chacun conduira à faire de cette représentation une vague silhouette ou un chef-d'œuvre à la façon de Seurat. C'est la technique pointilliste qui est revendiquée dans le présent travail. L'analogie avec ce peintre mérite d'être poussée : l'artiste du *Bain à Asnières* peint sur sa toile le cadre qui limitera l'œuvre ; la couleur du cadre et celles des points sont liées. En médecine nous avons évoqué les difficultés pour percevoir le point, pour définir le cadre et pour comprendre que couleur du point et du cadre sont liées.

I-B- Consensus : de quoi es-tu fait ?

Question 7 : Terrain pour un consensus

Depuis les années 70, la médecine, sous le couvert d'une idéologie scientifique, prône une unité d'attitude. Ce souhait peut sembler innocent. Pour les malades, comme pour les médecins, consulter deux spécialistes sur un problème et en retirer trois avis est une expérience banale. Pour une même situation clinique, au sein d'un même hôpital, les attitudes sont souvent divergentes. Dans les années 80, au sein du CHU Necker-Enfants malades, à Paris, la découverte d'un cancer du sein de petite taille, sans métastase ni ganglion, pouvait bénéficier d'une simple radiothérapie comme d'une ablation complète du sein (mammectomie) avec curage ganglionnaire. La volonté d'uniformiser traitements et investigations semble donc légitime. Pour définir les données les plus pertinentes sur un thème, le principe est théoriquement simple : il s'agit du consensus. Ce dernier revêt naturellement plusieurs aspects.

Le consensus officiel d'abord : agréé par la Faculté, il est le seul à avoir légitimement droit à ce titre « Consensus ». Des experts réputés, après de longues années de pratique et des publications de valeur, se réunissent et se mettent d'accord sur un savoir ou une attitude thérapeutique. Ces commissions œuvrent à l'élaboration de ces règles dans la plus grande rigueur et, de facto, très lentement. Plusieurs années sont souvent nécessaires.

Proches de ces consensus, il existe des « lignes de conduite » – les « guidelines » de nos collègues d'outre-Atlantique. Le principe fondamental est le même mais les règles sont en théorie plus souples. Les progrès techniques, les discussions scientifiques, entraînent leur révision fréquente. Il existe une analogie troublante entre la brève intransigeance de ce savoir officiel voué à une obsolescence rapide et le dogme religieux.. Un même texte, en terre chrétienne, selon les périodes, est canonique ou apocryphe ; en terre médicale, il est salvateur ou criminel.

Nous l'avons dit, la nécessité de faire le point sur un savoir et d'uniformiser les soins face à certaines pathologies n'est pas à mettre en doute. Le problème tient à ce que, en pratique, le contrôle des dépenses de santé a favorisé l'émergence du kit maladie et fait perdre de l'innocence au consensus. Le mot prend aujourd'hui des allures d'alibi. Son contenu, dessiné par un petit nombre, habille à la mode médicale des préoccupations financières. Une attitude médicale standardisée permet de réaliser un budget prévisionnel pour chaque pathologie et de limiter ainsi le recours à des examens ou à des thérapeutiques onéreux. Ces contraintes économiques justifient des attitudes répressives et tout écart à la règle générale est puni ; le malade n'a plus la possibilité d'être un individu hors groupe.

Les conférences-consensus fleurissent dans des domaines de la pathologie qui sont également de larges marchés commerciaux. Les économistes de la santé trouvent dans ces réunions des oreilles attentives mais pas toujours innocentes, et leurs propos sont sujets à beaucoup de déformations.

Le traitement des facteurs de risques, auxquels appartient notre cholestérol, est une proie de choix pour les maniaques du consensus. Les délais nécessaires pour évoquer un hypothétique bénéfice, l'absence de visibilité à long terme en matière cardio-vasculaire jointe aux contraintes financières, nécessitent l'avis d'experts. Le suivi à long terme indispensable en ce domaine le rend sensible à des variations de coûts très importants.

En 1994, un jour de traitement hypolipémiant avec du bézafibrate coûte 1,69 F ; la même journée sous simvastatine revient à 7,46 F. À l'année, les frais médicamenteux oscillent entre 616,85 F et 2 722,90 F. Ce calcul artificiel ne tient compte que des médicaments à une posologie moyenne, mais la multiplication prévisionnelle de cette différence de prix sur plusieurs années et une population de quelques millions d'individus incite les pouvoirs publics à soutenir le conseil thérapeutique uniciste le moins onéreux. Ces contraintes financières finissent par nuire au consensus. Le contrôle accru des dépenses de santé, la mise des médecins sous surveillance conduisent à modifier les comportements. Les études analysant les prescriptions enregistrent un recul de la prise en charge d'une hypercholestérolémie. Le chiffre-seuil moyen qui déclenche l'administration d'un traitement s'est élevé à 2,9 g/l de cholestérolémie totale ; les médecins, sous la peur du contrôle, tendent à s'éloigner du consensus.

Malgré les bonnes volontés, la qualité et l'honnêteté des approches techniques par des experts médicaux ou économiques, ces notions de consensus portent leur aberration et leur danger dans leur existence même. Le premier danger tient à la rigidité de cette notion. En médecine moderne, la loi risque d'être obsolète dans le seul temps qu'il faut pour l'écrire. Les experts, conscients du fait, proposent des mises à jour successives ; mais cette succession des consensus affaiblit la diffusion de son message et son écoute. Cette évolution, en forme de démentis consécutifs à des essais cliniques, fait d'attitudes non éthiques d'hier le canon d'aujourd'hui et peut être le délit de demain. Ces méthodes, rendues obsolètes par le jugement de quelques théoriciens influents, peuvent-elles être abandonnées par le médecin, qui les a appliquées des années durant et leur attribue, par expérience, des bénéfices parfois vitaux ? La nouvelle loi peut n'être qu'une mode !

Question 8 : Un ou des consensus ?

Le second obstacle à la loi du consensus est son unicité implicite, qui suppose une autorité médicale mondiale, de caractère pontifical. Le mode de désignation de ce pouvoir est mal défini et repose en grande partie sur l'autoproclamation ou sur le choix d'un sous-groupe au sein d'une aristocratie elle-même dépendante du politique. Ce type de pouvoir, sans légitimité écrite, ne peut rester unique et favorise des phénomènes de concurrence entre les différents groupes d'aristocrates. Le consensus du cholestérol en est un exemple frappant par les débats qu'il suscite.

Il n'y a pas eu un premier consensus mais deux premiers, et beaucoup de seconds. Chaque rive de l'Atlantique a érigé simultanément sa règle. Le consensus américain a été publié dans les *Archives of Internal Medecine* de janvier 88. Ce rapport émane de la National Institute of Health (NIH), forme américaine de notre INSERM national. Cette publication, reprise dans les travaux ultérieurs, n'a pour nous qu'une valeur historique. De son côté, l'aristocratie européenne s'est fixée sa propre loi, publiée de façon presque simultanée dans l'*European Heart Journal* de janvier 1987.

La dissonance entre ces deux textes porte essentiellement sur les triglycérides. Leur taux a été constaté comme élevé chez des patients présentant des pathologies cardio-vasculaires. S'il existe de nombreux arguments biologiques permettant d'établir un pont entre triglycérides, thrombose et athérome, une analyse statistique multivariée n'a pas permis de confirmer leur statut de facteur de risque (à l'exception de l'hyperlipoprotidémie de type III). Il s'agit d'un marqueur de risque dans la population générale. Les Européens utilisent ce critère comme élément de décision dans leur « conduite à tenir », les Canadiens le prennent en compte, les Américains l'ignorent.

Autre pomme de discorde : le LDL Cholesterol. À l'ouest de l'Atlantique, ce mauvais cholesterol est déterminant dans la prise en charge d'une dyslipidémie. Outre-Manche, ce critère est également prépondérant ; dans l'étude WOSCOP[1], travail écossais de référence en matière de prévention primaire, l'inclusion repose sur un LDL Cholesterol superieur à 1,55 g/l. En France, le LDL Cholesterol n'est ni pris en charge par la Sécurité sociale, ni même dosé ; il est juste estimé par calcul.

À l'exemple de ce pouvoir européen, il est logique que la puissance française se réveille. La régionalisation renforce les potentats locaux et favorise la dispersion des messages. Dans l'hexagone, le bien pensé est bicéphale. Il existe d'une part le protocole français de l'ARCOL, installé depuis 1988, qui comporte des lipidologues, des cardiologues, des biologistes, des épidémiologistes et des cliniciens. Par rapport au consensus européen, nos sages soulignent l'importance des apolipoprotéines A et B. Leur dosage est aisé techniquement, et – corollaire de ce protocole français – leur remboursement est assuré par la Sécurité sociale. Malgré ces nuances, cette première loi est conforme au schéma international et est régie par la Faculté. Plus curieuse est la conférence dite « de Bichat », émanation de la volonté de la Mutualité française et de la Fondation pour l'Avenir. Sous la forme des jurys américains, des intervenants issus d'horizons les plus divers expriment leurs points de vue devant un tribunal dont les juges

1. Cf. bibliographie médicale : J. Shepherd, S.M. Cobbe et *al.*, 1995.

comprennent quelques experts, mais aussi des personnes sélectionnées pour leur poids social (journalistes, économistes). La volonté de produire un événement sur 48 heures (17 et 18 novembre 1989) est incompatible avec les notions de durée, de maturation et probablement de réflexion. Il s'est agi au mieux d'une suite d'exposés sur le thème « Cholestérol sanguin, alimentation et risque coronarien ». Cette conférence a donné lieu à de nombreuses critiques de la part de lipidologues connus lui reprochant sa méthode, sa superficialité et l'incompétence de certains juges en matière de dyslipidémie. Chacun défend son fonds de commerce et, au-delà de la validité supposée des arguments, c'est la notion même de consensus qui se relativise en se multipliant. Peut-être, en l'absence d'un utopique savoir incontestable, cet état de fait est-il la chance du praticien, garante de sa liberté de conscience.

Question 9 : Droits d'auteur

En théorie, les experts chargés d'établir le consensus représentent des spécialités diverses et des opinions divergentes ; ils se réunissent pour établir le dénominateur commun de leurs connaissances. En pratique, le recrutement des experts se fait par cooptation dans un collège scientifique. Ce mode de désignation est une source d'ambiguïtés en raison de l'absence de débat contradictoire. Les intervenants sont des scientifiques dont la lipidologie est la raison de vivre, et qu'ils acceptent d'en débattre implique qu'ils avalisent la notion de consensus. Les opposants ne trouvent donc pas à s'exprimer dans ces structures et n'ont souvent pour forum que des tribunes de mauvaise qualité. L'écho de leurs propos s'en trouve réduit, caricaturé.

D'autre part, ces experts couvrent plusieurs domaines, d'où une tendance à l'élargissement des propos : ils s'intéressent moins à l'intersection de leur savoir qu'à sa réunion. Le mérite réel des conférences de consensus ne tient plus à l'unanimité d'un savoir minimal mais à la cohérence d'une culture plus large, sans remise en cause de ses fondements.

Question 10 : Observance ou observation

La meilleure démonstration de la faiblesse du consensus est le peu d'observance dont il fait l'objet. Ainsi, en 1991, un travail évalue l'attitude des cardiologues d'un hôpital universitaire de New York (Montefiore Medical Center) face aux anomalies lipidiques [1]. Si, dans ce protocole, tous les patients subissaient un bilan lipidique initial lors d'une coronographie, le suivi à 1 an était décevant. À ce terme, seuls 1/3 des patients ayant un cholestérol total supérieur à 2 g/l avaient été traités.

Nous avons vu que les guidelines, règles de conduite anglo-saxonnes, étaient en théorie plus souples que les grandes et longues structures des consensus. Néanmoins, dans un contexte médical où aucun geste n'est anodin et s'expose à des poursuites légales, elles revêtent un pouvoir que ne soupçonnent pas leurs auteurs. Exemples pluri-quotidiens en cardiologie : les coronarographies, examens nécessitant une ponction artérielle et qui gardent, même dans les mains les plus habiles, un risque iatrogène non nul. Nicod et collaborateurs ont évalué en 1991 la pertinence de leurs indications selon les critères nord-américains. D'après ces auteurs, seuls 50 % de ces examens suivent les dogmes de prescription. Les 50 % restants s'expliquent quelquefois par des indications imprécises mais le plus souvent pour répondre à une question à laquelle la règle ne pense pas. En cas d'incident, le patient souffre d'une complication, certes exceptionnelle (la belle affaire !), liée à la technique, le médecin s'expose à des tracas juridiques. Du côté du consensus, le langage est celui des pourcentages, du côté du patient, le vécu répond à la loi du tout ou rien.

Cette discordance entre la théorie et les faits est confor-

1. Cf. bibliographie médicale : M.V. Cohen, M.J. Byrne et *al.*, 1991.

tée dans une étude qui évalue les techniques utilisées en fonction des moyens disponibles[1]. L'article cité met en évidence que les centres possédant une machine tendent (inconsciemment[2]) à la suremployer, et ceux qui en sont privés à la négliger. L'usage de la coronarographie après un infarctus du myocarde est évalué en fonction de l'équipement du centre hospitalier accueillant le patient en urgence. Les auteurs rapportent une évidence : les examens sont davantage pratiqués en fonction des disponibilités matérielles locales que des règles édictées par les autorités médicales. Dans cette étude, il ressort que la mortalité hospitalière des infarctus n'est pas différente selon les possibilités techniques des différents sites avec des patients de gravité comparable... Le sous-emploi en France de la médecine nucléaire est un exemple caricatural de ce phénomène.

Aucune loi médicale, aucun consensus, quel que soit son bien-fondé, ne peut aller contre les contraintes matérielles. Parmi ces dernières, sous nos climats, la Sécurité sociale est un élément non tempéré et prééminent. Sa fonction est devenue principalement économique, sa vocation est sociale, son alibi est médical. En France, un conflit financier entre caisse de Sécurité sociale et médecin est jugé par un tribunal ordinal dont la légitimité théorique est disciplinaire et non financière. Il devient dès lors plus dangereux pour le médecin d'associer antibiotique, anti-inflammatoire et protecteur gastrique pour une angine que de tuer, avec les formes, son malade...

Dans cette perspective, l'administration veut favoriser une attitude médicale univoque face à un problème. L'officier payeur voit se profiler une facture sinon unique, du moins prévisible dans une étroite fourchette. Selon la même logique, ces autorités ont imposé un mode de validation pour définir la qualité d'un médicament, son prix et son remboursement par la Sécurité sociale. Le problème est

1. Cf. bibliographie médicale : Every et *al.*, 1993.
2. Ces considérations négligent par fausse innocence les contraintes économiques et n'évoquent pas le rôle de l'appât du gain.

complexe, car la mise au point de nouveaux produits, ne fût-ce que par les frais liés à ces contraintes réglementaires, est de plus en plus onéreuse pour des avantages cliniques souvent faibles. Les critères de mise sur le marché, de plus en plus bureaucratiques, stimulent le monde du « double aveugle ». Dans ce contexte de perpétuel progrès, de coûts de recherche considérables, il n'est plus évident qu'en France une nouvelle révolution thérapeutique puisse aisément émerger des laboratoires.

I-C- Les opposants au « consensus »

Dans le cadre de notre étude, qui met en évidence les difficultés d'établir des certitudes concernant les pathologies liées aux cholestérols, il importe de rapporter les arguments des opposants aux consensus. Ceux-ci, très divers, ont en commun de s'opposer aux discours lipidiques officiels. Les Américains utilisent deux mots recouvrant bien ces réalités : « Unsupportive » pour les opposants et « Supportive » pour les adeptes de la chasse au cholestérol à des degrés divers. Dans certaines circonstances cliniques, un membre de la première secte peut passer dans la seconde et vice versa.

Victime de sa médiatisation, le cholestérol a recruté des opposants de tous poils, certains valeureux, d'autres plus suspects, voire totalement étrangers aux domaines médicaux.

Question 11 : Les irréductibles

Pour reprendre la vieille logique : les ennemis des ennemis du cholestérol sont les amis... du cholestérol. Leurs arguments sont parfois étayés par des données médicales mais, comme souvent chez les partisans inconditionnels de la traque, on assiste à une schématisation des objections. Ces laïcs du cholestérol ont souvent d'autres motivations que le bien-être physique de leurs contemporains. Les thèmes du refus sont les plus divers : motifs religieux, croyance dans les bienfaits de la nature, culte de la tradition... Pour les opposants de principe, les médecins et leur prétendue puissance sont l'objet d'une animosité ancienne. Leurs discours qui prônent une diététique qui s'insinue dans la vie privée, agressent une perception de la liberté individuelle et entraînent un rejet global.

D'autres oppositions se fondent sur des arguments économiques. Selon leur appartenance politique, certains s'insurgent contre le pouvoir de l'argent dans l'industrie agro-alimentaire ou pharmaceutique, voire dans le petit commerce médical. Les coûts engendrés par le cholestérol étant fort élevés, ces fonds considérables pourraient, selon eux, trouver un meilleur emploi budgétaire en faveur du bien public. Sans préjuger de l'intégrité de ces irréductibles, l'observateur constate qu'un certain nombre de leurs choix sont en relation avec l'intérêt de leur profession.

Question 12 : Degrés variables d'une opposition

Dans le monde médical, les opposants sont assez rares, mais les contradicteurs fréquents. Si certains d'entre eux développent quelques thèmes en vogue dans le grand public, avec parfois un goût du débat médiatique, voire des partis pris politiques ou économiques, beaucoup d'autres sont des disciples, conscients ou non, de Montaigne, qui ont élevé le doute en principe. « ... *Servare modum finemque tenere Naturam sequi* » (« Garder la mesure, observer la limite et suivre la nature » ; Lucain, *Pharsale*, II, 381, dans la Librairie de Montaigne).

Parmi les professionnels de la médecine qui ne partagent pas l'enthousiasme soulevé par la traque systématique du cholestérol, on distingue une grande variété de prises de position. La rhétorique part du plus simple, du moins discutable, avant d'aller vers le plus complexe et, tôt ou tard, les mêmes approximations intellectuelles sont employées comme outils dialectiques dans les deux camps.

Tout d'abord, effet de manche oblige, il est de bon ton de souligner que le cholestérol n'est pas un poison et de rappeler son rôle fondamental dans la physiologie. Cette glorification du cholestérol n'appartient pas à un argumentaire, son utilité est reconnue de part et d'autre.

Premier niveau d'objection : la notion de facteur de risque. Il n'est guère discuté qu'une cholestérolémie élevée chez un sujet en bonne santé s'associe à un risque accru d'une pathologie ischémique cardio-vasculaire – comparaison qui se ferait par rapport à un même sujet, même âge, même sexe, à cholestérolémie plus basse. Les sceptiques s'attaquent à l'intérêt de cette notion avec parfois des arguments spécieux qui s'apparentent à du fatalisme : l'homme n'est pas immortel et au-delà d'un certain âge la réduction de la mortalité cardio-vasculaire sous-tend l'accroissement d'autres causes de décès, parfois plus pénibles. Dans le même esprit, des propos relèvent de la pirouette : développer pour argumentaire la survenue d'insuffisance coronaire chez des sujets exempts de tout facteur de risque est un raisonnement basé sur l'analyse a posteriori alors que le facteur de risque est du domaine de l'a-priori.

Leur multiplicité a engendré la suspicion et à côté des grands classiques comme le tabac, les analyses statistiques ont fait apparaître des curiosités : le nombre de cheminées dans le quartier d'habitation, l'anglais pour langue maternelle ou l'origine sociale... Au-delà des chiffres, seuls sont intéressants les facteurs susceptibles de bénéficier d'une thérapeutiques médicale ou non. Il n'est pas possible de changer son patrimoine génétique, son profil psychologique ou d'oublier l'anglais...

Autre discussion : le poids réel du facteur de risque cholestérol dans la mortalité cardio-vasculaire. Naturellement aucune mesure directe n'est possible. Tous les chiffres proposés reposent sur des calculs, abstractions toujours contestables... et contestées.

Un second terrain d'opposition s'articule autour des politiques de prévention. Deux attitudes s'opposent. Les maximalistes de la guerre au cholestérol suggèrent une attitude d'éducation, de dépistage, s'adressant à la population entière, vision très américaine du problème. Leurs adversaires proposent de ne protéger qu'une sous-population à risque. Cette stratégie individuelle suppose un dépistage dont les modalités sont sujettes à débats : sonder toute la population, avec quelle fréquence, avec quel bilan ? Autant de questions non résolues. Le dépistage fait passer des individus du statut de bien portant à celui de malade heureusement asymptomatique.

Un troisième champ de bataille est celui de la thérapeutique. Les opposants les plus nombreux sont les adversaires aux traitements médicamenteux. La diététique est chérie, la lecture critique des données épidémiologiques a le statut d'argumentaire scientifique, et des considérations économiques sont souvent prédominantes. Si tous les produits présentent une efficacité indiscutable sur la cholestérolémie (sinon ils n'auraient ni droit d'exister, ni prise en charge par la Sécurité sociale), peu ont fait l'objet d'études de morbimortalité. Ces travaux effectués, quels que soient leurs résultats, fournissent des arguments aux polémistes chevronnés de tous les camps.

Des contradicteurs plus discrets reconnaissent dans l'hypercholestérolémie un facteur de risque, concèdent qu'il faut la traiter mais leur pragmatisme les amène à douter de la séquence thérapeutique actuelle. Le régime, arme classique de première intention, a démontré son intérêt sur l'évolution de la cholestérolémie ; il a été corrélé à certaines observations épidémiologiques mais son rôle direct, son action sur la mortalité cardio-vasculaire reste sujet de débat. Comme tout traitement, il existe un décalage entre la prescription par un médecin et l'observance du régime par le patient ; combien de patients tirent-ils un bénéfice de ces contraintes diététiques ?

Ces doutes ont été l'un des moteurs du présent travail. Nous développerons plus loin la place du régime dans la séquence thérapeutique actuelle.

L'exploitation des références bibliographiques est un aspect intéressant du débat. Les protagonistes tirent une idée et son contraire d'une même étude alors qu'elle est terminée, publiée.

Dans l'enquête de Framingham, les uns lient mortalité cardio-vasculaire et cholestérol, les autres rapportent que l'amélioration des facteurs de risque principaux (tabac, cholestérolémie, hypertension artérielle) observée entre 1950 et 1986 s'est paradoxalement associée à un accroissement de la mortalité coronarienne. Depuis, l'évolution de ce paramètre est favorable et l'argument a perdu toute pertinence. Il apparaît aujourd'hui comme un signe d'impatience de la part des détracteurs qui souhaitent des résultats rapides avec une méthode lente.

Les essais d'intervention, où une thérapeutique est testée, ont également fait le lit de la polémique. L'essai cholestyramine (étude Questran) est une des références les plus citées par les deux camps. Il s'agit d'un travail ayant inclus 4 000 hommes hypercholestérolémiques après examen du bilan de 500 000 hommes. Sept ans de suivi ont révélé, parmi le groupe traité, huit décès de moins d'origine cardio-vasculaire ; résultat statistiquement significatif qui satisfait les champions de la lutte contre l'hypercholestérolémie. Leurs adversaires soulignent avec perfidie l'augmentation des morts par cancers digestifs. Le bénéfice final du groupe traité se réduit en terme de mortalité globale à 3 patients. Argument négligé par la partie adverse car statistiquement non significatif. Ce type d'objection a pu être développé avec de nombreuses autres études (nous avons déjà évoqué Clofibrate et MRFIT).

Pour ma part, je retiendrai trois points. Le premier est la difficulté d'établir un protocole ; le second tient à l'esprit partisan qui se révèle des deux côtés – 7 ans de protocoles, 15 ans de polémique ; le troisième, c'est que des études aussi longues et coûteuses n'apportent que des informations ambiguës et soulignent à prix d'or la seule certitude qui fasse l'unanimité : la complexité du cholestérol.

I-D- Médecine et consensus : incompatibilité de nature

« En publiant cet ouvrage, je n'ai eu d'autre désir que de mettre la doctrine et les chefs-d'œuvre d'Hippocrate à la portée des médecins et des étudiants qui n'ont que peu de temps à consacrer à la lecture médicale », « Tout en restant fidèle à mon plan primitif, j'ai d'abord étendu sur plus d'un point le champ des discussions historiques... La lecture de ce volume peut contribuer [à favoriser] le goût de la philologie médicale et de l'histoire de la médecine. » Ces deux citations proviennent de l'introduction de Duremberg, grand érudit et philologue, à ses traductions d'Hippocrate.

La première citation provient de la première édition de 1843, la seconde date de 1855. 12 ans se sont écoulés. Nous constatons que, durant cette période, le savoir hippocratique change de statut : il passe de l'outil médical à la référence historique. Cette observation anecdotique entérine le fait que la collection hippocratique est désormais obsolète.

Aujourd'hui, peut-on encore considérer Hippocrate comme le « père de la médecine » ? La réponse est oui, dans la mesure où il a ouvert, à son insu, le débat entre collectif et individuel.

Si ce débat demeure d'actualité, c'est parce qu'il est intrinsèque à la médecine. Nous avons insisté dans ce livre sur l'importance des trois temps du savoir en médecine : études, consensus, critique. Il est possible d'attribuer à trois grands anciens chacune de ces étapes. Dans ce schéma, Hippocrate, trois siècles avant J.-C., pourrait être considéré comme le père de l'approche globale ; Galien, au IIe siècle, serait celui du consensus ; et il faut attendre le XVIIe siècle pour que Paracelse (1493-1541) campe le grand opposant.

Par Hippocrate, nous entendons la famille hippocratique ; à partir de données pratiques, de la récupération probable d'un savoir plus ancien, de considérations religieuses et philosophiques, il établit le premier un système médical global. Le malade apparaît comme le lieu où s'ébattent les humeurs, son traitement s'inscrit dans celui de sa communauté et prend en compte les facteurs environnementaux (« Épidémies »). Aujourd'hui, le souvenir d'Hippocrate occulte cette approche globale au profit d'une seule image symbolique : le serment. Il est intéressant de rappeler que, de ce dernier, la mémoire collective n'a sélectionné que l'aspect de l'engagement du médecin au malade témoignant ainsi du souci d'une approche individuelle. Or le texte – dont cette image est issue – a pour vocation première d'intégrer le futur praticien à la confrérie médicale. Cette organisation a initialement une structure familiale et les élèves sont adoptés en son sein. Et si Hippocrate interdisait, dans les *Aphorismes*, les fèves à ses élèves, c'est qu'un favisme (pathologie génétique due à un déficit en glucose 6 phosphate déshydrogénase) touchant cette « famille » d'Hippocrate peut être supposé.

En tant que médecin, Galien, comme Hippocrate, est aujourd'hui dépassé. Il n'aide en rien à la lecture d'une radiographie ou d'un électrocardiogramme ; en revanche, il inaugure le consensus – ce qui, non seulement le rend moderne, mais lui promet encore un bel avenir. « Grand patron » de Rome, imbu de lui-même et de sa science, il privilégie lui aussi l'approche globale pour des raisons qui tiennent autant à sa vision de la médecine qu'à sa pusillanimité : il fuit devant la peste de Rome. Homme autoritaire, il va poser les fondements d'un principe autoritaire : le Consensus. La valeur canonique accordée à son œuvre a figé la médecine pendant quatorze siècles. Cette responsabilité n'est pas le fait du seul Galien mais de la convergence de différentes autorités, notamment religieuses et médicales. Bien vu du clergé pour ses tendances monothéistes, et en l'absence de remise en cause expérimentale, tout a concouru pour que son savoir soit érigé en diktat.

Il faut attendre l'aube du XVIe siècle pour que Paracelse fissure par sa violence, non seulement les certitudes médicales, mais surtout la philosophie au nom de laquelle celles-ci passaient pour immuables. Ce « Luther de la médecine » rejette les théories humorales et propose comme mécanisme des maladies des causes locales liées à des agressions externes. Dans sa thérapeutique, il fait entrer l'alchimie et souligne la notion de dosage. Cette remise en cause est liée à l'émergence du schisme protestant annonçant le déclin du pouvoir autocratique de l'église. De nos jours, si ce pouvoir s'est définitivement dissous, nous savons qu'il s'y est substitué la dictature du fait économique.

Les problèmes que rencontre la médecine moderne puisent donc leurs racines, trois siècles avant notre ère, dans une île sous le soleil entourée d'une mer bleue. Le duel entre collectif et individuel est intrinsèque à la médecine et constitue une dialectique nécessaire. Malheureusement, l'introduction d'éléments extérieurs à cette conversation déséquilibre les rapports de force. La portée des consensus devrait être limitée à des considérations purement médicales, pour laisser le praticien libre d'assurer son indispensable responsabilité individuelle vis-à-vis de son malade.

CHAPITRE II
PARADOXE ET PARTICULARISME

Après la critique du savoir, le cholestérol hexagonal mérite d'être discuté. Le « paradoxe français » est une formule à la mode pour présenter la position de la France en matière de lipide. Le mot est saisi, débattu, dans la confusion qui caractérise et accompagne habituellement les concepts flous.

Paradoxe : « Opinion qui va à l'encontre de l'opinion communément admise [1] ».

Pour valider le paradoxe, il convient d'abord de définir l'opinion commune. Elle se présente sous deux aspects : premièrement, les Français depuis les banquets d'Astérix mangent beaucoup, très gras, leurs repas sont très arrosés : secondement, à manger comme on mange, la cholestérolémie devrait être très élevée et la France devrait être leader en matière d'infarctus du myocarde. Or, nous l'avons dit, non seulement ce n'est pas le cas mais c'est même le contraire.

II-A- De « l'Oxe » à « l'Isme »

Lorsque l'on parle d'alimentation française, chacun pense au pays de la viande et du rôt, à Rabelais et à ses

1. Cf. bibliographie générale : Le Nouveau Petit Robert, 1993.

festins gargantuesques, à Louis XIV et à ses repas royaux, à nos cuisiniers, nos grands sauciers, et à leur suprématie mondiale. Cette image d'Épinal de la France aristocratique n'est ni entièrement juste ni totalement fausse.

La France a bien été la terre du rôt. Ce n'est pas un hasard si les seules évolutions biochimiques que nous avons dépistées portent sur la viande. Mais la France a aussi été la terre du blé et du pain. Les « grandes bouffes », les banquets fastueux ont existé mais ils ne furent pas la nourriture quotidienne. Même chez Rabelais, leur fréquence dans la vie d'un homme était limitée. Le service était à la française et les gourmands ne consommaient que ce qui était déposé sur la table à portée de main. Les longues listes de plats retrouvées dans les archives évoquent la magnificence des hôtes, l'art des cuisiniers plus que le repas consommé par le convive. Les quelques individus qui vivaient quotidiennement sur ce mode se limitaient aux rois et à la cour. Le nombre réduit des Français privilégiés, concernés par les plaisirs de bouche, tempère l'image de l'ancienne France présentée comme un pays glouton.

Aujourd'hui la cuisine s'est démocratisée, et le danger qu'elle représente pourrait être considéré comme une réalité moderne. Tous les mets sont accessibles pratiquement toute l'année et à tous les groupes sociaux. L'étude des consommations globales de notre pays rend compte de fortes ingestions des poisons modernes comme les viandes, les beurres, les fromages et d'une inappétence pour les huiles végétales et les fruits, antidotes à la pathologie du siècle. En toute logique, notre taux de cholestérol moyen (2,25 g/l), relativement avantageux si on le rapporte à notre alimentation, nous pénaliserait par rapport aux Américains (2,05 g/l). Le « paradoxe français » réside dans cette opposition entre bien-manger et faible mortalité cardio-vasculaire ou entre cholestérol relativement élevé et faible mortalité. Dans le gradient décroissant nord-sud de mortalité coronarienne, la France échappe à la géographie commune. Elle devrait se trouver au sud de l'Italie, de l'Espagne, du Portugal ou de la Grèce ; nos meilleurs voisins seraient les Japonais.

Pourtant ce « paradoxe français », si flatteur, n'est pas dû à une indépendance du cholestérol national par rapport à la règle mondiale. Notre cholestérol est cohérent. Il suit au sein de notre pays ce même gradient nord-sud décroissant, superposable à celui de la mortalité. Dans l'étude Monica, les sites français et les zones géographiques étrangères proches ont des comportements superposables. Lille colle à Gand, Strasbourg à la Rhénanie et Toulouse à Barcelone. Ce paradoxe est une constatation statistique dépendante de la zone d'observation : il serait moins net si nos frontières se cantonnaient au domaine royal d'Hugues Capet ou s'étendaient à l'empire de Napoléon avant la campagne de Russie. Le Français n'est pas un surhomme indifférent au métabolisme lipidique, et ici comme ailleurs l'accroissement de l'ingestion de graisses saturées accroît la cholestérolémie. Le cholestérol sanguin demeure un facteur de risque coronarien. L'infarctus guette.

Le paradoxe n'est pas une exclusivité française. Les Japonais ont eu la même surprise. Entre 1980 et 1989, ils ont modifié leurs habitudes alimentaires avec un accroissement de consommation de la viande (+10 %), des œufs et du lait (+ 15 %), des produits laitiers (+ 40 %). Logique, leur cholestérol a crû (+ 8 %). Mais, singularité nippone, leur espérance de vie s'est allongée de 8 ans avec une réduction de la mortalité cardio-vasculaire. Paradoxe ou particularisme lié peut-être à une baisse du tabagisme ou à d'autres caractéristiques ignorées du Parisien [1].

Le « paradoxe français » est aussi une affaire d'image. Le succès de la formule relève de l'accroche publicitaire et témoigne de l'intrusion dans le débat d'une France virtuelle caractérisée par le goût du bien-manger, de la fête, et la revendication d'une douce rébellion intellectuelle. À la lecture des revues anglo-saxonnes, notre joyeuse contrée nous

1. Cf. bibliographie médicale : A. Okayama, J. Ueshima et *al.*, 1993.

apparaît comme victime d'une suspicion systématique : nous ne savons pas être raisonnables devant la bonne chère et la bouteille. Rebelles, nous n'écoutons aucun conseil médical, nos médecins ne peuvent nous soigner correctement. Nos épidémiologistes sont même incapables de recueillir des données exactes. Nos auteurs hexagonaux, lorsqu'ils développent le sujet sur la scène internationale, justifient la qualité de leurs informations [1] dans une remise en cause systématique de tout ce qui est autochtone. Héritage de Montaigne ou de Descartes, cette intelligence appartient à notre identité culturelle.

Plutôt que d'évoquer un paradoxe, le médecin doit développer la notion de particularisme français. À croire nos recettes, à suivre la stabilité de l'index de Keys, à regarder la discordance persistante entre nos indices d'athérogénécité et les recommandations diététiques, la cholestérolémie des adeptes de la cuisine française semble relativement élevée depuis longtemps.

Notre cholestérol mérite une analogie avec la vigne. Si l'alcool du vin s'obtient avec une forte exposition au soleil, produire un grand bourgogne ou un grand bordeaux ne se borne pas à l'équation : vigne plus soleil. Hervé This dans ces « secrets de la casserole » rapporte les travaux d'un chimiste dijonnais sur les vieux bourgognes. Ce chercheur, Patrick Étiévant, attribue à deux molécules (le paraéthylphénol et le paravinylphénol) l'effet miraculeux de leur arôme. This a enrichi un vin ordinaire de ces deux produits : ses papilles ni celles de ses complices n'ont éprouvé le plaisir escompté. Pour le vin, tout Français sait que le cépage, le terroir, le travail de l'homme avec l'indicible expérience du maître de chais, sont indispensables pour aboutir à un bon cru. Tout Français apprécie l'extraordinaire hétérogénéité du produit avec des éléments de variations géographiques ou temporelles : les bonnes et les mauvaises années. Notre mortalité cardio-vasculaire comme notre production vini-

1. Cf. bibliographie médicale : P. Ducimetière, J.-L. Richard, 1992.

cole varie au sein de notre territoire, et avec le temps. Elle dépend du cholestérol, le soleil de notre propos, et comme nos cépages elle ne relève pas d'une génétique uniforme. D'autres facteurs de risque interviennent et la France a le bonheur d'être à la traîne en matière de tabagisme et d'obésité. Même la consommation d'alcool a la bonne idée de se faire sous forme de vin et de se répartir sur l'ensemble de la semaine. Ces sagesses comportementales ne doivent pas être comprises comme un satisfecit définitif et moins encore comme un ersatz de régime. Cette faible mortalité cardio-vasculaire découle de la conjonction de multiples éléments favorables qui induisent un équilibre opportun créant le « particularisme français ».

Alors, n'en déplaise aux législateurs, les discours moralisateurs et plus ou moins justifiés seraient peu efficaces pour combattre ces habitudes alimentaires. De nombreux autres domaines pourraient se trouver inclus dans ce particularisme. Dans cette perspective, que faire de la large automédication française d'antidépresseurs et d'anxiolytiques ? Il est tentant de faire le rapprochement entre cette réponse des Français à nos difficultés de civilisation et la longue espérance de vie de nos concitoyens.

Le paradoxe acceptable serait celui qui, omettant le particularisme français, poserait cette question : comment expliquer que, parmi les pays à faible mortalité cardio-vasculaire, deux soient quasiment antipodiques d'un point de vue géographique et culturel : le Japon et la France.

II-B- Le modèle français est-il exportable ?

À regarder les résultats flatteurs en matière de pathologie cardio-vasculaire de nos compatriotes, il serait tentant de se convertir en donneurs de leçons !

Exporter notre cholestérol... Made in France, labellisé comme nos vins, ou nos parfums de luxe, notre HDL ferait fureur aux USA comme en Russie. Derrière ce modèle

« haute couture », tout notre prêt-à-porter culturel, génétique, trouverait des parts de marché... Mais comme nous l'avons déjà indiqué, notre molécule vedette est une denrée qui voyage mal : en une ou deux générations ses spécificités s'estompent chez les Juifs Yéménites en Israël, chez les Japonais émigrés à Hawaï ou en Californie.

Malheureusement pour notre marketing, heureusement pour nos concitoyens, il n'y a pas eu de population migrante récente de Français. Les particularités lipidiques des Québécois relèvent plus du domaine de la génétique que du comportement alimentaire. L'influence du mode de vie américain ne permet pas d'intégrer ces cousins à notre propos.

En tout état de cause, notre cholestérol ne saurait être expédié seul, il doit être accompagné de l'ensemble de notre alimentation.

Les faits s'opposent à l'exportabilité du modèle alimentaire français. Dans les anciennes colonies, la langue, les structures politiques ont eu plus de succès que le foie gras. L'hétérogénéité économique, celle des matières premières, ont contribué à cette indifférence. Il est également probable que la cuisine traditionnelle de ces peuples était un refuge inconscient de leur particularité nationale.

La Tunisie est en la matière un bon exemple. Ancien protectorat, la séparation avec la France ne fut pas aussi violente qu'avec l'Algérie. Il existe sur place une classe sociale supérieure qui vit entre Tunis et Paris. Elle fréquente les restaurants des deux capitales. Ce groupe n'a pas, comme dans d'autres pays du Maghreb, de césure profonde avec ses classes moyennes. Ces dernières vivent également sur les deux rives de la Méditerranée, suivent les modes de Paris. Malgré le grand nombre d'initiés à la cuisine française et l'absence de rejet revendiqué du modèle français, riches comme pauvres conservent dans l'alimentation domestique une nourriture traditionnelle en l'aménageant progressivement. Il est curieux de noter que la cuisine anglaise, si décriée, a laissé davantage d'empreinte dans le Commonwealth. Le ketchup est mondial. Le breakfast avec son thé, ses céréales, son jus d'orange, a pénétré le quotidien des anciens sujets de l'Empire. L'heure des repas et leur importance en demeurent largement dérivées. La tactique anglaise qui consiste à peupler des territoires vides ou vidés de leurs occupants, comme en Australie ou aux USA, favorise naturellement l'implantation et la diffusion d'un modèle métropolitain.

Chez les professionnels, la cuisine française se prévaut d'exercer une influence historique. Les menus, les cartes, les restaurants, sont autant de mots de notre langue, et pourtant... La moitié des restaurants dans le monde sont chinois, le cinquième italien, le vingtième français... Il est très difficile de retrouver à l'étranger nos saveurs familières, même dans les restaurants français les plus réputés. La cuisine internationale des chaînes hôtelières se revendique comme française à travers toute la planète. Mais cette déclaration d'intention culinaire, qui se conjugue souvent au passé, n'est qu'un élément superficiel ne pénétrant pas dans les habitudes alimentaires.

L'alimentation française n'est donc pas exportable dans son ensemble ; en revanche, certaines de nos spécialités pourraient être expédiées au-delà de nos frontières. Le vin semble un candidat idéal : son commerce est ancien, l'Église l'a soutenu, les médecins le vantent, les malades l'acceptent. Pourtant la difficulté paraît grande de promouvoir une consommation individuelle modérée dans des populations où l'alcoolisme est craint, où le mode de consommation est différent (Europe du Nord : excès hebdomadaire), où le goût de la bière est ancien. Les constatations actuelles plaident davantage en faveur d'une pénétration des mœurs « nuisibles » des Anglo-Saxons en France, que pour le phénomène inverse.

À cet échec à l'exportation de la cuisine française et du cholestérol français s'adjoint une question corollaire : quelle menace représente le cholestérol étranger ? Le hamburger américain, la bière allemande, l'œuf au bacon anglais ne semblent pas dangereux. J.-F. Revel a rappelé l'influence des cuisiniers italiens à la cour de France des Valois, arrivés avec

Marie de Médicis. Sans leur attribuer la naissance de la cuisine française, leur influence fut grande. La France n'en est pas devenue pour autant, comme l'Italie, le pays des pâtes. L'anglomanie du XIXe siècle n'a pas fait franchir la Manche à la sauce à la menthe ou à la grouse. L'engouement américanophile du XXe siècle semble promis au même avenir gastronomique, il passera comme une mode.

Notre cholestérol collectif, l'un des meilleurs du monde, apparaît comme un enchevêtrement d'éléments comportementaux, génétiques, auxquels s'imbriquent des faits objectifs isolés et des facteurs moins définis. La relativement faible mortalité cardio-vasculaire est un fait tangible qui résulte pour partie de l'imperceptible. Cette part presque subjective du cholestérol français rend impossibles la modélisation et donc l'exportation. Excepté pour quelques biochimistes, l'intérêt réel de cette molécule provient de sa position centrale au sein de ce magma et de ses rapports avec chacun des éléments la constituant. Le cholestérol devient un œil qui scrute la médecine, la société, l'humain.

CHAPITRE III
L'INDIVIDU DERRIÈRE LE CHOLESTÉROL

III-A- Pas de surestimation

À l'époque où la notion d'espérance de vie n'existait pas encore, le cholestérol, qui restait à découvrir ne représentait pas un danger mortel, et la mortalité cardio-vasculaire ne semblait pas être la première cause de décès. En ces temps encore récents, selon l'expression de Braudel, « les chiffres sont alors à inventer, voire même à définir ».

L'espérance de vie ou la mortalité sont des valeurs qui n'ont qu'une signification récente. Elles supposent une stabilité des modes de vie. Ce crédit d'années décerné à un individu à partir de calculs faits sur d'autres qui viennent de mourir est en somme une valeur définie a posteriori et qualifiée comme a-priori. Le prétendu cadeau d'environ quatre-vingts années à un petit Français qui naît actuellement est une sorte d'abus de confiance ; ce chiffre peut sembler pessimiste car il a été établi à partir des générations passées, comme il peut paraître optimiste en raison du manque de lisibilité dans l'avenir. Cet indice illustre une situation fictive et, en terme d'espérance de vie, une seconde exprime une notion culturelle plutôt que temporelle.

On ne nous a pas attendus pour mourir vieux
L'Œil du Peintre

EUROPE DU NORD	Dürer	1471-1528	57 ans
	Bruegel le Jeune	1564-1638	74 ans
	Rubens	1577-1640	63 ans
	Jordaens	1593-1678	85 ans
	Rembrandt	1606-1669	63 ans
	De Vos	1584-1651	67 ans
mais aussi...	Bruegel l'Ancien	1525-1569	44 ans
	Van Dyck	1599-1641	42 ans
FRANCE	Clouet	1485-1541	56 ans
	Poussin	1594-1665	71 ans
	Le Lorrain	1600-1682	82 ans
	Champaigne	1602-1674	72 ans
	Mignard	1612-1695	83 ans
	La Tour	1593-1652	59 ans
	Largillière	1656-1746	90 ans
	Nattier	1685-1766	81 ans
	Van Loo	1684-1745	61 ans
	Oudry	1686-1755	69 ans
	Boucher	1703-1770	67 ans
	Quentin de La Tour	1704-1788	84 ans
	David	1748-1825	77 ans
	Millet	1814-1875	61 ans
	Courbet	1819-1877	58 ans
	Manet	1832-1883	51 ans
mais aussi...	Watteau	1684-1721	37 ans
EUROPE DU SUD	J. Bellini	1400-1471	71 ans
	Vinci	1452-1519	67 ans
	Titien	1490-1576	86 ans
	Michel-Ange	1475-1564	89 ans
	Le Tintoret	1518-1594	76 ans
	Le Greco	1541-1614	73 ans
	L. Carrache	1555-1619	64 ans
	Vélasquez	1599-1660	61 ans
	Tiepolo	1696-1770	74 ans
	Goya	1746-1828	82 ans
mais aussi...	Raphaël	1483-1520	37 ans

Parmi les éléments influant sur ce paramètre, la médecine n'est qu'un facteur mineur. En dehors des brefs instants de l'histoire où la mortalité néonatale s'est réduite de façon drastique et où l'antibiothérapie a vaincu les pathologies infectieuses, les contraintes socio-économiques eurent plus d'influence que toute la science médicale. Dans le monde moderne, il faut souligner que la médicalisation d'un individu réduit son espérance de vie. Infarctus, cancers, sida, pathologies non entièrement curables imposent une prise en charge mais réduisent l'espérance de vie : paradoxe de la statistique. Dans l'Ancien Régime, on distingue trois espérances de vie radicalement différentes : à la naissance, à cinq ans en milieu riche à cinq ans en milieu pauvre.

L'espérance de vie à la naissance a subi des modifications considérables en raison de la réduction de la mortalité infantile. De nombreuses villes comme Paris et Lyon eurent du fait de ces décès une évolution déficitaire de leur population. En 1934, les femmes atteignent la barre des 60 ans ; les hommes ne la franchiront qu'en 1946.

Jusqu'à l'aube du XIXe siècle (1801), l'espérance de vie à la naissance est stable autour de 30 ans. À Beauvais, 25 % à 33 % des nouveaux nés décèdent dans l'année. À 20 ans, seulement 50 % des enfants nés sont encore vivants. L'accroissement de cet écart est multifactoriel. Des mécanismes doivent intervenir pour expliquer partiellement ce décalage mais ils ne peuvent être avancés pour comprendre son évolution. Actuellement les femmes françaises ont une place de choix sur la scène internationale en terme d'espérance de vie alors que les hommes ont un classement médiocre. Les facteurs environnementaux, avec une plus faible consommation alcoolique, un tabagisme jusqu'à présent moindre, interviennent. Les accidents de la route, les suicides les concernent moins. Autre facteur important : meilleure médicalisation des femmes grâce à la grossesse et à la contraception orale. Le gynécologue dépiste tôt le cancer du col de l'utérus ou du sein, son contrôle permet également la prise en charge rapide d'une hypertension artérielle, d'une dyslipidémie, ou d'autres facteurs de risque. Le débat autour des risques de la contraception orale néglige trop souvent ces bénéfices. Les pouvoirs politiques devraient être plus observants de ce chiffre ; dans notre période d'économie de Sécurité sociale, le coût d'une prise en charge de la population féminine entraîne certes des bénéfices pour les gynécologues mais également pour leurs patientes. En 1850, les espérances de vie sont de 38 ans pour les hommes et de 41 ans pour les femmes, en 1900 de 43 ans pour les hommes et de 46 ans pour les femmes.

En 1913 les hommes sont gratifiés d'un crédit de 48 ans, les femmes de 52 ans. Les employés de l'État accèdent également à une retraite par la loi du 9 juin 1853. Les survivants à 60 ans étant alors suffisamment nombreux, le législateur autorise à s'arrêter les militaires, universitaires et employés d'administration ; ces fonctionnaires, après trente ans de service, touchaient une pension. L'inégalité sociale, en terme de train de vie comme d'espérance de vie, apparaît dans la mesure où la question de la retraite ouvrière ne fut pas abordée. Peu d'ouvriers atteignaient un âge avancé et la richesse du corps social ne permettait pas une large redistribution sur les inactifs. Les données plus récentes, plus fiables, soulignent un allongement des espérances de vie qui prend une allure asymptotique au-delà de 80 ans pour les femmes et de 72 ans pour les hommes. Ainsi la différence d'espérance de vie entre homme et femme s'accroît et passe de 3 à 8 ans. Pour le sexe masculin, les espérances de vie en 1965, 1980 et 1990 sont successivement de 67,6 ans, de 70,2 ans et de 72 ans, alors que chez les femmes les paramètres respectifs sont de 74,8 ans, 78,4 ans et 80,3 ans.

L'espérance de vie, passé 5 ans, est nettement plus importante. Avant d'aborder les chiffres, donnons quelques repères qui concernent les privilégiés et plaident pour l'existence d'une population relativement âgée. Dans son étude testamentaire parisienne, Pierre Chaunu note que l'âge des testateurs pour les femmes comme pour les hommes se situe à la fin de la cinquantaine et durant toute la soixantaine. L'autre témoin est la création d'une véritable retraite au

XIXe siècle pour les cinquantenaires fortunés avec la distribution d'un revenu assuré sur des rentes.

Sous l'Ancien Régime, l'espérance de vie à 5 ans d'un sujet riche est de cinquante ans. L'inégalité entre les sexes est alors flagrante, Paris est une ville de veuves ou de femmes solitaires. Chez les plus pauvres, la mortalité infantile reste élevée ; elle est relativement moindre dans les campagnes, où les nouveaux-nés échappent aux épidémies de proximité, et chez ces nourrices éloignées auxquelles les grands bourgeois de l'Ancien Régime confiaient leurs enfants, hors de tout contrôle. Seul cas de figure où il valait mieux naître pauvre que riche.

Excepté ce léger élément favorable aux paysans, la surmortalité infantile chez les ouvriers en milieu urbain est un problème majeur. L'espérance de vie des pauvres sous l'Ancien Régime et au XIXe siècle est estimée plus courte de dix ans que celles des riches. Comme celle des enfants, la mortalité des moins nantis s'est considérablement abaissée durant le XIXe siècle et surtout lors de la première moitié du XXe siècle : l'espérance de vie s'allonge, ce chiffre se rapproche de l'espérance de vie à 5 ans pour la rattraper après la Seconde Guerre mondiale. Il persiste cependant des hétérogénéités d'espérance de vie dominées par les disparités sociales ; avant même l'arrivée de l'épidémie de sida, entre 1975 et 1980, neuf ans d'espérance de vie séparaient, à 35 ans, un professeur d'un manœuvre.

III-B- Voir l'invisible : l'humain

Dürer-Seurat, deux bornes dans la représentation picturale. Le premier introduit une nouvelle finalité dans le portrait avec son *Portrait de l'artiste par lui-même* de 1493 conservé au Louvre. H. Jantzen le signale comme le premier autoportrait autonome de l'histoire de la peinture. En effet, l'importance de cette toile tient moins à sa perfection technique, témoin de l'assimilation de la peinture italienne de l'époque, qu'à la double représentation de l'individu : portrait réaliste indépendant de toute commande dont l'ambition est de révéler le modèle autant que l'artiste. Dürer voit dans son individualité une justification de sa peinture.

Seurat serait avec *Un dimanche à la Grande Jatte* (1884-1886) non seulement l'initiateur du néo-impressionnisme ou du pointillisme, mais surtout il modifie la valeur de l'homme en peinture. Il lui attribue une fonction plus conceptuelle qu'individuelle. L'être humain n'est plus qu'un support à son art.

Entre ces deux bornes, guettons le fait alimentaire, notion physiologique, loin des préoccupations conscientes de l'artiste devant son œuvre.

III-B-1- Le mangeur illustré

En dehors des évocations religieuses, la représentation des repas évoque volontiers la joie à travers des scènes de genre ou des caricatures. Les premiers chefs-d'œuvre du genre sont à attribuer à Pierre Bruegel l'ancien. Son *Pays de cocagne* de 1567, conservé à la Pinacothèque de Munich, montre trois gourmands de diverses professions (soldat, paysan, homme de lettres), de conditions sociales différentes, plongés dans une sieste digestive. Ce tableau est réaliste par son style mais tout à fait irréaliste dans sa composition. Il ne s'agit pas d'une scène de ripaille mais d'une humanité abandonnée au vice de gourmandise : même le ciel est envahi d'un nuage de purée qu'un personnage, vu de dos, mange. La gourmandise est nettement liée aux plaisirs des participants ! Le diabolique, cousin du divin, et la morale ne sont représentés que par un œuf, probablement à la coque, ce dernier est entamé et il s'enfuit avec un couteau fiché dans le jaune. Cet œuf court ! Bruegel devait être un joyeux compagnon, il ne devait pas imaginer que le jaune de son œuf était du cholestérol, diable actuel de bien des médecins... D'autres chefs-d'œuvre représentant des scènes de libation ou de fête lui sont attribués : la *Moisson* de 1565 [1] montre des femmes mangeant au milieu des foins et un homme, toujours corpulent, faisant une sieste post-prandiale ; en 1566, une *Danse des paysans* [2] est largement arrosée ; en 1567, il traite une *Noce villageoise* [3], l'abondance des mets est évidente. Dans ces derniers tableaux aucune connotation morale n'est évidente [4].

Dans ces scènes, le mangeur apparaît en tant que concept. Il appartient aux deux sexes, adulte jeune et d'âge mûr. Le vieillard et le malade sont exclus de ces fêtes joyeuses. Sur aucun visage ne se voit la couperose accusant un alcoolisme chronique, des séquelles de variole ou d'une autre pathologie cutanée que l'on sait alors fréquentes. Dans ces tableaux une notion d'abondance est habituelle, particulièrement nette dans la peinture flamande ; restes et détritus sont copieux, éventuellement rongés par des chiens, des chats (ex : *Le Déjeuner de jambon* de Nicolas Lancret [5]). Paradoxe de l'art, malgré la présence de personnages parfois mythologiques, ces scènes de genre se rapprochent de la nature morte, Philippe Ariès l'évoque dans les « Noces de Cana [6] ». Cette fresque du XIIe siècle représente un banquet nuptial. La peinture de la nourriture est stylisée à l'extrême et introduit des natures mortes dans un tableau à personnages. Il ne s'agit pas d'un repas mais de la calligraphie d'un idéogramme où le fait « physiologique » n'a pas sa place. Ainsi, sept plats de terre contiennent des poissons. Laissons à Ariès l'analyse picturale mais, comme lui, remarquons l'analogie avec la terre, la notion de carême, de pénitence, suggérée par la représentation du poisson et par la vaisselle

1. New York, Metropolitan Museum of Art.
2. Vienne, Kunst-historisches Museum.
3. Vienne, Kunst-historisches Museum.
4. *Triomphe de la mort* de Pierre Bruegel l'Ancien 1562, Musée du Prado : la Mort autour d'une table, d'un reste de banquet.
5. Chantilly Musée Condé.
6. Cf. bibliographie générale : P. Ariès, 1977, tome 1, p. 134.

de terre. La lecture de cette fresque suppose l'utilisation de connaissances extérieures à la représentation.

Ces scènes s'opposent aux représentations des banquets officiels : tout y est rangé, les convives selon la préséance, les couverts selon l'étiquette. Tout est propre !

Les caricatures sont plus dures et plus parlantes. Le dessinateur exprime de façon explicite les conséquences du bien-manger. Alors le personnage est souvent déformé, bouffi. Ces caricatures de la « bouffe » peuvent également débuter avec Pierre Bruegel l'Ancien ou plus exactement par les gravures effectuées à partir de sa *Cuisine des Gras*. Dans ces dessins souvent populaires, le personnage central est enveloppé, voire gros, associé à des notions de joie, de bonheur, de santé florissante. Ce convive est parfois, dans les scènes de groupe, associé à d'autre fêtards qui sont à l'inverse longilignes, anguleux (ex. : *Réunion gastronomique*[1]). Cet homme heureux s'oppose à l'homme raisonnable à table qui naturellement est maigre, triste, légèrement démodé dans ses vêtements (ex. : *Portrait du gourmand*[2]).

Si le péché de gourmandise appartient aux thèmes religieux majeurs, domaine de la peinture, la caricature, l'estampe s'intéressent plus à la grande bouffe joyeuse. Seule l'ivresse inquiète. En effet, l'excès d'alcool est parfois associé à la mort (ex. : *La mort guette ceux qui boivent excessivement...* gravure extraite de Op de Kapelle der Donden door den bervemden Pater Abraham van Santa Clara[3]). Le buveur est alors maigre.

Dans ces scènes, le peintre s'attache à décrire l'atmosphère du repas, l'humain est un concept et l'artiste ne s'attarde pas sur le détail. L'humain s'efface derrière le signifiant de l'œuvre. Sur les portraits, le médecin peut poursui-

1. Estampes, XIXe siècle, musée Carnavalet.
2. Estampes, XIXe siècle, musée Carnavalet.
3. XVIIIe siècle, collection Van Loock.

vre son enquête et chercher le patient derrière chaque sujet du peintre.

III-B-2- La recherche du malade

Loin de vouloir prétendre fonder une théorie à partir de l'observation de symptômes physiques représentés plus ou moins fidèlement dans les portraits figuratifs, tentons l'expérience originale de percevoir derrière quelques portraits des malades ignorés. L'exemple portant sur Dürer, développé en introduction, souligne les limites de cette inspection. Notre volonté rétrospective de dénicher un détail contributif, au même titre que le coup de main d'un peintre, peut suffire à créer des symptômes. Ces petits signes peuvent échapper à l'artiste et ne pas figurer sur le tableau ; mais la corpulence d'un homme en pied ou l'importance des bajoues, sont des témoins manifestes de surcharge pondérale.

Ô surprise ! Lorsqu'on suit des séries de tableaux, le gros est rare ! La collection des autoportraits des Offices à Florence contient 2 300 œuvres dans lesquelles les peintres se sont représentés. Il s'agit d'artistes connus de leur époque qui, sur commande princière, se sont immortalisés à l'âge du succès. Dans ces portraits sans complaisance d'hommes mûrs, le gros est exceptionnel. Certes, il existe dans l'Histoire des portraits de modèles corpulents, souvent des sujets âgés recrutés parmi les prélats.

Raphaël peint le pape Léon X ou le préfet de la bibliothèque vaticane Tommano Inghirami sans atténuer leurs rondeurs, Jean Fouquet fait de même avec le portrait du légat du Pape. Les grands seigneurs fournissent également des modèles bien en chair (Le chancelier des Ursins, pour J. Fouquet, Évrard de la Marck pour Uerineyen).

Surtout les tableaux célèbres de gros privilégient des personnages royaux tels Jean le Bon, François Ier [1], Louis XVI en

1. Clouet.

France ou Henri VIII en Angleterre[1], l'empereur Maximilien en Autriche[2]. Ces monarques étaient corpulents mais l'interrogation porte sur la relative rareté des obèses moins prestigieux...

Pour certains historiens, l'embonpoint du sujet semble davantage exprimer une puissance terrestre que des unités de poids. Si, pour la caricature ou le dessin, la remarque est recevable il n'en est rien pour les toiles. Les rois minces sont multiples. Certaines professions sont également représentées avec de l'embonpoint : les médecins, les cuisiniers (*Le Cuisinier et sa femme* de Dürer vers 1496). Dans la peinture du gros, un certain réalisme est néanmoins indiscutable. Sur une même toile des gros jouxtent des maigres. Bruegel l'Ancien avec ses banquets des gras et banquets des maigres dépasse d'évidence la simple description de morphotypes dans ces rondeurs des ventres, ces joues fessues et autres visages ronds qui concernent tous les sujets, enfants compris, d'une même composition. Chez les maigres à l'inverse tout est en creux, anguleux. Il est intéressant pour notre propos de relever que le repas du gros appartient à la viande et aux charcuteries (saucisses, volailles, cochon de lait) alors que les tristes maigres n'ont que des huîtres. Cornelis de Vos (1584-1651) n'a pas tendance à hypertrophier ses personnages, ses femmes ne sont pas opulentes. Par contre dans le *Triomphe de Bacchus*[3] deux obèses sont saisissants (Bacchus et probablement un satyre) avec le ventre énorme et mou, le double menton. La raison est naturellement représentée, un nain la croque et lie la consommation à l'obésité : enfin une évidence représentée.

Avec la fin du XIXe siècle les gros paraissent plus honnêtes. On a affaire à de véritables portraits et sur certaines toiles des personnages de corpulences variées se côtoient.

1. « Henri VIII Jeune » de Joos Van Cleve, vers 1540, Hampton Court Palace.
2. Dürer.
3. Musée du Prado.

Ainsi, dans *Un enterrement à Ornans*, un obèse est au milieu d'un groupe d'une vingtaine d'homme et de dix-huit femmes aux silhouettes diverses. Les prêtres de Courbet semblent d'ailleurs avoir une vieille pratique de l'alcool[1]. Fantin-Latour également est réaliste. Une composition de 1885, *Autour du piano* permet d'observer un gros, Charbier au piano, un enveloppé, Antoine Lascoux, au milieu de minces. Des portraits d'obèses existent tels *Le Peintre Thaulow et ses enfants* par Jacques-Émile Blanche[2], ou les images de *Propagandes* d'Eugène Buland (1889)[3] ou celui de Louis-François Bertin (1766-1841) peint par Ingres en 1832[4].

En peinture, le gros demeure néanmoins rare, voire exceptionnel. L'artiste, par son réalisme, ne peut plus être soupçonné de complaisance envers un commanditaire obèse ni arguer d'un effet d'optique lié aux modes vestimentaires. Reste une question simple : ces goinfres n'étaient-ils pas relativement minces ? Le gros était-il exceptionnel ?

L'observation du corps humain en matière de peinture permet d'obtenir des éléments de réponse.

Le corps de l'homme, si intéressant pour le cardiologue, est trop anonyme pour permettre une étude systématique. La silhouette des femmes mérite toujours d'être suivie. Les portraits sont ceux de femmes habillées ; leur forme est souvent difficile à apprécier, leur âge est des plus variables. Dans les scènes de genre c'est une idée conceptualisée du corps de la femme qui est représentée. Jordaens est réaliste dans ses portraits de femmes et peint obèse le corps d'un personnage mythologique. Évitons nos Françaises, trop de susceptibilités seraient à calmer. Au nord, Rubens, Rembrandt et autres Van Dyck, au sud la liste est également trop longue avec Michel Ange, Vinci et autres compères. Au nord, des Vénus blondes en chair, au sud la silhouette est

1. Musée d'Orsay.
2. Musée d'Orsay.
3. Musée d'Orsay.
4. Musée du Louvre.

plus légère, la chevelure châtain. Pour prendre des extrêmes, comparer deux Vénus, l'une de Rubens et l'autre de Botticelli, c'est apprécier des charmes très différents. Ces deux peintres plaçaient peut-être dans leurs peintures respectives des significations proches mais leur expression très personnelle témoigne de la singularité de la vision de chacun, écho possible des légères variantes morphologiques des silhouettes qu'ils avaient à peindre. Même si les modèles graciles, blonds aux yeux clairs, de Botticelli sont de jeunes Anglaises d'un couvent proche, le goût des Florentins est clairement exprimé. Il se retrouve chez les maniéristes avec les beautés du Pontormo.

Ces constatations amènent à rechercher des tendances générales pouvant intégrer ces variations. Deux paramètres d'analyse s'intègrent dans nos préoccupations épidémiologiques : le critère géographique et le critère temps.

L'approche géographique explore une disparité de la représentation du corps féminin à une époque donnée. Nous avons déjà évoqué un gradient décroissant nord-sud en matière de cardiopathie ischémique, de diabète, d'indice de surcharge pondérale. Les exemples précédemment cités laissent espérer un gradient équivalent en matière de rondeurs féminines.

Les corps de femme dans les scènes mythologiques ne retrouvent pas un tel gradient. Au XVe siècle, une Vénus italienne de Gentile da Fabriano, des Bellini, de Botticelli, est à rapprocher des belles déesses flamandes de Jérôme Bosch, Van Eyck (Hubert et Jan), Rogier Van der Weyden. Aux XVIe, XVIIe, XVIIIe siècles, même constatation avec une proximité de forme du nord au sud. L'idéal féminin parcourt ainsi l'Europe de façon relativement homogène à une époque donnée.

La seconde approche est historique et analyse le corps féminin du XVe au XIXe siècle. Une évolution est nette. Au XVe siècle ces dames sont maigres, elles deviennent minces (Dürer) mais Raphael et le Titien les empâtent très légèrement au XVIe siècle, mouvement qui va s'amplifier au nord comme au sud au XVIIe siècle avec Rembrandt et Rubens au nord ou Johann Liss et Giordano en Italie. Malgré cette apparition puis cette majoration des rondeurs, la taille demeure fine, le rapport de la largeur de la taille avec celle des hanches des Vénus debout de face demeure durant ces siècles proche de 0,8. Les masses adipeuses se gagnent souvent sur les fesses et les cuisses, parfois au détriment des seins. Les formes gynoïdes se marquent. Un lien possible avec des modifications climatiques peut être évoqué. Le Roy Ladurie [1] évoque un refroidissement portant sur « les années qui couvrent grosso modo entre 1560 et 1850 ». Concordance amusante ou adaptation inconsciente ?

Le cardiologue guette des surcharges pondérales androïdes avec prise de ventre et non de fesses. Ce genre de silhouette n'a jamais été un canon de beauté en Europe. Le Bouddha n'a guère été prisé. Les exemples d'œuvres où des hommes sont vus, debout de face, sont trop limités et surtout les corps sont trop uniformes pour permettre une analyse géographique ou historique.

Le XIXe siècle mérite une mention particulière. Le gros est répandu dans la peinture française. La mythologie est passée de mode mais s'épanouissent des scènes de genre où les personnages féminins répondent à la conception de la beauté d'alors. Si Seurat, Degas, Toulouse-Lautrec peignent des femmes minces, Ingres, Courbet, Renoir, Derain les voient enveloppées. Plusieurs éléments concourent à évoquer une prise de poids généralisée dans la population. Les portraits, l'idéal féminin en peinture, en littérature Brillat-Savarin aborde l'obésité dans sa *Physiologie du goût...* Nous baignons dans les hypothèses... Cette fois le climat se réchaufferait...

À côté de la prise de poids, le médecin moderne recherche dans les portraits les stigmates de pathologie. Les toiles de qualité doivent permettre ce genre d'analyse. En effet, chez certains tableaux, on retrouve les traces d'anciennes

1. Cf. bibliographie générale : E. Le Roy Ladurie, 1990.

blessures (*Portrait de Sir Richard Southwell* de Hans Holbein le Jeune). Dans le Lancet, une toile du Caravage du palais Pitti est le thème d'une étude clinique, le diagnostic de polyarthrite juvénile est porté (Carlos Hugo Espinal, 1994).

Les peintres représentant sans aucune complaisance le poids des années. Les hommes se rident, deviennent chauves, acquièrent un double menton et s'enrobent légèrement (*Les Trois Âges de l'homme* de Giorgione[1]). Mais le vieillissement se signifie pas gain de poids. Le vieillard est souvent de taille moyenne.

L'art du portrait va progressivement pénétrer les scène de genre. Des personnages de statuts sociaux équivalents se côtoient sur une même toile, la stature de chacun apparaît.

L'alcoolisme est souvent représenté, son observation devait être fort commune. Les peintres comme les médecins connaissaient la couperose qui donne une teinte rosée au nez, aux ailes du nez, aux joues. L'intoxication chronique se révèle aussi par un élargissement de la racine du nez, un subictère responsable d'une couleur jaune des yeux du sujet, voire un épaississement des traits. *Les Joyeux Buveurs* de Frans Hals[2] en est un exemple des plus achevés avec sa représentation consciente d'un éthylique chronique joyeux, à la peau grasse, à l'œil brillant, à la lèvre lippue, à la base du nez élargie.

Avec courtoisie, des signes de dyslipidémies, ou de coronaropathies, peuvent être guettés. Ainsi, en cas d'hypercholestérolémie, un halo bleu clair, légèrement gris, peut se voir à la circonférence de la pupille, il s'agit d'un gérotoxon. Cet arc coronéen est par contre physiologique chez le sujet âgé. Chez le sujet jeune il est plus fréquent en cas d'hypercholestérolémie. Une étude a suivi pendant 8 ans 4 000 hommes de 30 à 69 ans. Chez eux, cet arc semble être un réel facteur de risque indépendant qui se surajoute chez les dyslipidémiques mais qui prend également une valeur péjorative chez

1. Florence, Musée des Offices.
2. Amsterdam, Rijksmuseum.

le sujet à bilan lipidique normal[1]. Le gérotoxon ne peut être qu'un procédé pictural pour dessiner la pupille. D'un pinceau plus clair l'artiste délimite ainsi le noir d'un œil. Sur deux toiles de Jan Van Eyck, un doute est possible. À l'examen du portrait de *L'Homme au turban rouge*[2] et de *La Vierge au chanoine Van der Paele*, les pupilles des hommes sont évocatrices d'autant que sur d'autres toiles la pupille est pleine. Malheureusement, la Vierge du second tableau a également un arc coronéen : portrait d'une femme, technique de peintre ? Ces doutes se répètent ; Bellini peint un homme jeune, gros, avec un tel halo péri-pupillaire. Rubens fait un même halo sur le portrait d'un homme jeune conservé au Prado (Santiago el Mayor). Surtout un tel cercle n'apparaît pas dans les dessins des yeux sur les autres toiles de l'artiste. Enfin, un Français, Georges Dumesnil de La Tour, s'attache aux détails des yeux. Il dessine des capillaires traversant le blanc, les iris clairs de ses femmes participent de la lumière et de la quiétude de ses œuvres. La présence de probables gérotoxons serait le témoin de l'existence de la dyslipidémie dans la France du début du XVIIe siècle, mais dans le contexte de l'œuvre ils expriment mieux l'alcool dans la *Rixe de musiciens*[3] ou la malice du *Tricheur à l'as de trèfle*[4].

D'autre part, des petits dépôts blancs ou jaune clair sont dans les mêmes circonstances visibles sur les paupières, parfois volumineuses. La présence de ces xantholiasmas ne fait aucun doute pour l'observateur actuel. Ils doivent être distingués des verrues probablement fréquentes car non traitées. Pierre II, sire de Beaujeu et duc de Bourbon, est un suspect du XVe siècle, dénoncé par le portrait[5] peint en 1492 par Jean Hey ; ce seigneur est mort à l'âge de 64 ans (1439-1503).

1. Cf. bibliographie médicale : L.E. Chambless, 1990.
2. Londres, National Gallery.
3. Malibu, J.-Paul Getty Museum.
4. Kimbell Art Museum.
5. Musée du Louvre.

Un signe classique, mais de faible valeur, peut être recherché en inspectant les oreilles d'un sujet coronarien. C'est le signe de Frank qui consiste en un fin pli du lobule de l'oreille. Avec beaucoup de conviction, on peut l'apercevoir sur un autoportrait de Rembrandt vieux[1] et sur un autre de Chardin vieux[2]. Le premier est mort à 75 ans, le second à 80 ans ; ces plis ne sont pas des arguments de gravité... Un tel pli du lobule apparaît pourtant de temps en temps. Giorgione en gratifie le lobule de l'oreille du sujet âgé dans *Les Trois Âges de l'homme*, Van Eyck en dessine un au cardinal Nicolo Albergati. Antonio Moro (1517-1576) en attribue un au Bouffon Pejeron[3], le galbe des autres oreilles chez ce peintre sont sans pli. Par contre, le modèle semble présenter des signes d'alcoolisme chronique...

Enfin la calvitie du vertex, partie médiane la plus élevée du crâne, serait, surtout si elle est étendue, un signe de risque coronarien (Samuel H. Lesko, 1993) chez l'homme de moins de 55 ans. La calvitie du vertex est plus fréquente avant l'ère de la perruque, chez les personnages de scènes historiques ou mythologiques. En règle générale, la perte des cheveux s'associe à une notion d'âge et s'intègre dans un cortège comprenant la barbe et les rides. L'homme jeune est chauve, est barbu et musclé, de façon instinctive la testostérone était présente... Ah ! sacrées perruques ! Le XIXe siècle les ôte et dévoile quelques crânes tel celui d'un monsieur Adolphe Jullien, peint à 47 ans par Fantin-Latour. Cet homme précocement et largement dégarni serait, heureusement pour lui, décédé à 92 ans[4] ! Degas peint, lui, *Henri de Gas et sa nièce*[5], un fumeur de cigare, chauve, enveloppé ayant peut-être même un gérotoxon. Enfin un client pour les cardiologues, il est mort à 70 ans...

D'autres marques d'anomalies métaboliques peuvent

1. Musée du Louvre.
2. Musée du Louvre.
3. Musée du Prado.
4. Musée d'Orsay.
5. Institute of Art of Chicago.

également être dépistées tels les tophi (pluriel de tophus) qui consistent en des dépôts sous-cutanés d'acide urique.

La pêche aux anomalies morphologiques est toujours facteur d'interprétation en dehors des conséquences de l'alcoolisme.

Quand on évoque l'exceptionnel en peinture, Léonard de Vinci est d'emblée suggéré. Effectivement, même sous le petit bout de notre lorgnette, son œuvre se prête avec complaisance à nos théories modernes. *La Joconde* présente à l'angle interne de la paupière gauche une tache claire très suspecte de xantholiasma. Un cercle clair autour de la pupille évoque un gérotoxon dans *La Vierge, l'Enfant Jésus et sainte Anne* conservé au Louvre comme dans le portrait de *Ginevra Benci* conservé à la National Gallery de Washington.

Quelles valeurs donner à ces constatations ? Elles semblent a priori peu fondées car ces anomalies observées normalement chez des hommes d'âge mur sont représentées chez des femmes jeunes. Les peintures ou dessins d'hommes laissés par Léonard de Vinci ne comportent pas les mêmes anomalies. Certains ont développé une théorie faisant de *La Joconde* un autoportrait stylisé mais les biographes ne rapportent pas dans son ascendance des morts précoces (décès de son grand-père à 96 ans...) ; il meurt lui-même à 67 ans (1452-1519) en laissant des biens à des frères cadets. Tout cela ne plaide guère pour une dyslipidémie familiale.

Déjà cité, Hubert van Eyck mérite une attention particulière avec le portrait de Josse Vigd. Il s'agit dans l'*Agneau Mystique* d'une représentation réaliste de ce donateur dont le visage apparaît « légèrement rubicond, cheveux rares, paupières supérieures tendues sur un globe oculaire, paupières inférieures tombantes découvrant le blanc de l'œil, le front ridé, les tempes saillantes avec artères saillantes portant le “signe des arthritiques”, les bajoues molles (in *Van Eyck* par Leo Puyvel, Amiot-Dumond, Paris). » Ainsi ce chef-d'œuvre témoigne du souci du peintre de montrer l'humanité de son modèle.

Une analyse systématique des toiles exposées au Louvre, au Musée d'Orsay, au Prado se révèle très décevante. La première hypothèse pour expliquer la pauvreté de notre récolte, c'est que les portraitistes étaient dans l'impossibilité de voir des caractéristiques qu'ils n'avaient pas appris à observer. La faible représentation des sujets gros témoigne de la limite de cette idée. La seconde résiderait dans la rareté des faits, obésité, gérotoxon, xantholiasma, calvitie du vertex. Cette rareté expliquerait la faible représentation picturale de ces indices d'athérome et surtout nous amènerait à considérer que cette pathologie est une maladie récente.

Quel que soit le genre pictural, l'élément central de notre recherche, c'est-à-dire le mangeur en tant qu'individu ou la nourriture comme matière première, occupe une place accessoire. Mais plusieurs traits liés à l'observation méritent d'être rapportés.

À de rares exceptions près, ces ancêtres qui semblaient attablés pour des heures devant des menus très riches, n'étaient pas obèses, pas même gros. Les peintres ne trouvent que des modèles en bonne santé. Le Pontormo est une exception : il stocke les morts dans un placard, à son domicile, pour peindre avec réalisme la décomposition des corps. La peinture est une source de déformation optimiste par rapport à ce que serait une photographie. D'autre part, la table semble avoir toujours été un lieu de bonne tenue. La débauche alimentaire est plus rare en peinture qu'en littérature. Le facteur économique est plus contraignant. Probablement, le commanditaire d'une toile tient-il à laisser une bonne image de lui-même, de sa famille, de la société de son temps. Les belles-lettres furent beaucoup moins directement censurées.

III-C- Le cholestérol particulier

III-C-1- Le consommateur moyen : une abstraction inexploitable

L'approche « scientifique » cherche à décrire les individus à partir de données très larges et définit à travers les chiffres un individu moyen. Notre démarche est inverse, elle a tenté de cerner, en utilisant les menus comme outils de la connaissance, un mangeur appartenant à la bourgeoisie.

La méthode classique n'est pas suffisante pour évaluer un risque individuel sur le long terme. Le consommateur moyen a changé rendant impropre cette méthode.

La répartition sociale s'est transformée. La France a perdu son immense masse rurale. L'urbanisation est devenue reine. Les cadres moyens et les employés voient leurs effectifs gonfler et le travail des femmes des classes moyennes s'est généralisé.

La conséquence de ces changements est que les besoins énergétiques moyens sont profondément différents. Ouvriers et agriculteurs aidés par des machines performantes on vu s'alléger les tâches physiques. La ménagère, équipée d'aspirateurs, machines à laver et autres appareils, a été heureusement soulagée de beaucoup d'efforts musculaires. La généralisation du chauffage est une révolution à ne pas sous-estimer : elle réduit les besoins caloriques. Quant aux progrès des modes de transport, ils ont transformé pour beaucoup la marche, la bicyclette ou l'équitation en sports de loisir.

Même le rituel du repas change, la restauration collective croît. Elle ne représentait que 5 % des repas en 1955 ; depuis les années 75, elle est stable aux environs de 10 à 12 %. Des formules d'assouplissement telles que le ticket restaurant supposent une alimentation relativement fixe et ont une vertu uniformisatrice dans nos statistiques.

Le consommateur type des années 90 ressemble beaucoup aux bourgeois que nous avons suivis depuis le XVIIIe siècle. Nourri tous les jours à sa faim, chauffé en sa demeure, correctement vêtu pour résister aux intempéries, se déplaçant sans fatigue, il s'offre de temps en temps un bon restaurant. Si le consommateur moyen est un concept qui ne recouvre aucune réalité, utilisé comme pont avec les données collectives, il permet de valider l'approche individuelle qui fut la nôtre.

À en croire les chiffres de consommation de viande obtenus par l'approche collective, l'accroissement de l'ingesta annuel par habitant est fabuleuse depuis le début du siècle : de 1 à 5. En fait, les historiens nous apprennent que ces progrès relèvent d'abord du recrutement de nouveaux mangeurs et ensuite de l'accroissement de la ration chez les groupes sociaux déjà habitués à voir du bœuf à leur menu. Notre calcul par les recettes s'est focalisé sur ces derniers.

Pour les privilégiés de toujours, la consommation individuelle de viande aurait subi une lente décroissance jusqu'à une inflexion dans les années 70. Le mécanisme en serait une diminution continue du nombre de plats principaux jusque dans ces années où une réascension est notée. Le constat défaitiste qui désapprouve l'accroissement de la consommation de ce « poison », la viande, est à moduler. Il ne faut pas conclure à l'inverse à une sagesse de nos concitoyens. Ces calculs reposent sur des recettes bourgeoises, sur des menus de restaurant, l'ordinaire n'a pu être capté. Si l'apport carné s'est vu réduit à un repas, la règle des années 70 de la viande à tous les repas a pu compenser le bénéfice ici espéré. Les bouleversements récents liés à la crainte de la contagion de la maladie de Creutsfeld-Jacob ont réduit de façon drastique la place de la viande. Il est trop tôt pour distinguer l'effet phobique de la vache folle d'un phénomène de longue durée mais il semble déjà acquis que la viande n'apparaîtra plus au quotidien sur toutes les tables. Il est curieux de relever que la protéine du prion, responsable potentiel d'une unique atteinte cérébrale en dix ans, a plus d'impact sur les comportements que le cholestérol, coupable attesté de lésions vasculaires innombrables (et donc cérébrales comme cardiaques) depuis une vingtaine d'années.

Les matières grasses nous permettent de vérifier l'existence d'un parallélisme entre individuel et collectif. La consommation moyenne de beurre par habitant a crû d'environ 10 % entre 1950 et 1990 avant de s'infléchir. Aucun phénomène de recrutement d'un autre produit n'est constaté. Le saindoux est oublié, l'huile d'olive demeure marginale. Nos témoins ponctiformes n'appréhendent pas directement le beurre. En revanche, les acides gras saturés en sont un écho. De même les œufs sont loin mais l'évolution des teneurs en cholestérol n'est pas étrangère à l'emploi de leur jaune. Et si le beurre ou l'œuf sont intéressants pour l'historien ou l'économiste, c'est le cholestérol et les acides gras qui interviennent dans l'athérosclérose.

Individuels ou collectifs, ces éléments dessinent tous la même courbe : stabilité au XVIIIe-XIXe siècle, accroissement progressif avec le XXe siècle, accélération après la Seconde Guerre mondiale avant l'ébauche d'une décroissance dont le début varie selon le paramètre étudié et se situe entre 1970 et 1990.

La cohérence entre les deux méthodes se retrouve également en matière de glucide. Nous en avons souligné la concordance historique avec le discours médical.

Enfin, collectif et individuel se retrouvent sur un point : l'éloignement des observations, des indices qui en sont déduits par rapport aux recommandations diététiques émises par la Faculté. Mais lorsque ce consommateur moyen est confronté à son équivalent étranger, il surprend. Des auteurs ont analysé parallèlement la mortalité cardiovasculaire et les habitudes alimentaires en Europe[1]. Ils

1. Cf. bibliographie médicale : P. Ducimétière, J.-L. Richard, 1992.

retrouvent pour ces deux éléments un même gradient décroissant nord-sud. En Allemagne ou en Belgique, la mortalité cardio-vasculaire est élevée, la consommation de bœuf, beurre-fromage également. Nos voisins du Sud sont le reflet de la situation inverse et ont une prédilection pour les fruits, l'huile végétale.

À partir de ces données, il est possible de construire des courbes de mortalité et de consommations alimentaires en fonction de la position géographique. À une exception près : la France, où une sous-mortalité coronarienne est observée (– 34 % chez les hommes ; – 43 % chez les femmes) et contraste avec une surconsommation de denrées dangereuses. Le Français moyen mange plus de bœuf, de poisson, de beurre (+ 100 %), de fromage (+ 77 %) que ne le voudrait son rang à table. En revanche, il boude l'huile végétale et les fruits. Le cholestérol est-il l'ami des Français ou est-ce la surconsommation de vin (+99 % par rapport au calcul de gradient) qui les protège ?

Si le consommateur moyen est une abstraction, il suscite l'interrogation des lipidologues et permet d'échafauder le « paradoxe français ».

III-C-2- Stratégie de masse, stratégie individuelle

Nous l'avons dit : en matière de santé publique, le cholestérol est reconnu comme un ennemi. Le politique s'en mêle et deux stratégies classiques s'opposent : la première dite « de masse », la seconde qualifiée d'« individuelle ».

La « stratégie de masse » part du postulat qui veut que la baisse de la cholestérolémie moyenne d'une population, grâce à une modification des habitudes diététiques, s'associe à une baisse de la mortalité cardio-vasculaire. Elle propose une politique globale alimentaire et entérine implicitement la notion que l'individu n'est qu'un élément de statistique.

La seconde stratégie admet pour point de départ que l'hypercholestérolémie d'un sujet le menace d'une surmortalité cardio-vasculaire, et que la diminution de ce paramètre biologique chez ce quasi-malade réduit ses risques de mourir d'infarctus ou d'accident vasculaire cérébral.

L'intervention du politique en matière de prévention consiste dès lors à choisir entre stratégie de masse impliquant des efforts d'éducation, ou stratégie individuelle, privilégiant le dépistage.

En Amérique et dans les pays nordiques, des programmes d'éducation diététique s'adressant à l'ensemble de leur population sont installés depuis la fin des années 60. Un projet de grande taille, le « North Karelia Project » a débuté en 1972. Il concernait la totalité de la population (environ 20 000 personnes) d'une région de l'est de la Finlande, et dépassait la stricte préoccupation lipidique en s'intéressant également à l'hypertension artérielle et au tabagisme. Cette région pilote est particulière par la qualité de son système de soin, intriqué avec de nombreux intervenants sociaux.

Décroissance de la mortalité des hommes de 35 à 64 ans dans la Carélie du Nord et dans le reste de la Finlande

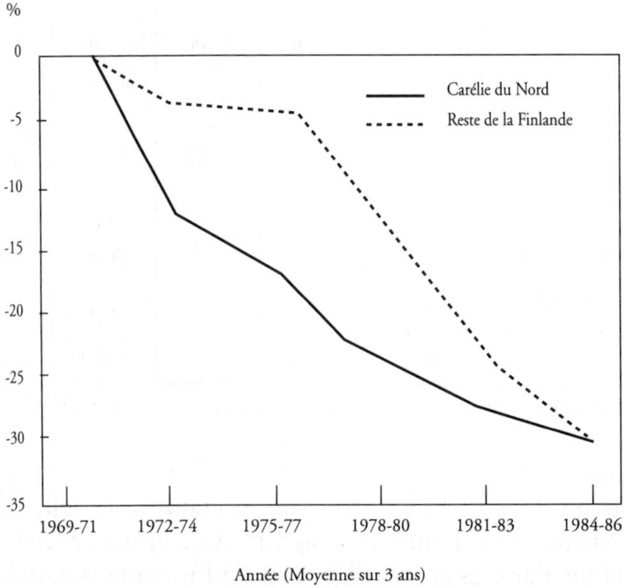

Stratégie de masse :
l'exemple finlandais (d'après Salonen et coll., 1989)

	1972	1977		1982	
Carélie du Nord					
	Moyenne	Moyenne	% de changement depuis 1972	Moyenne	% de changement depuis 1977
Tabac	5,4	4,6	-13,9***	3,5	-22,9*
Cholestérolémie (mmol/l)	7,00	6,61	-5,1***	6,15	-7,0
Pression artérielle Moyenne (mm Mg)	121	115	-5,1***	113	-2,0
N	4 584	4 157		2 159	
Zone de référence					
	1972	1977		1982	
	Moyenne	Moyenne	% de changement depuis 1972	Moyenne	% de changement depuis 1977
Tabac	4,7	4,8	+2,0	4,6	-5,4
Cholestérolémie (mmol/l)	6,85	6,63	-3,3	6,06	8,6**
Pression artérielle Moyenne (mm Mg)	119	117	-1,8	112	-4,4***
N	5 434	5 072		2 002	

* p < 0,005 - ** p < 0,01 - *** p < 0,001 ; N = nombre d'individus

Les promoteurs de ce travail furent heureux. Les facteurs de risque, tabac, cholestérolémie, pression artérielle, diminuèrent de façon hautement significative entre 1972 et 1977 alors que, dans les autres régions de la Finlande, aucun bénéfice substantiel n'était observé. (De 1977 à 1982 seule cette région vit baisser de façon importante son tabagisme, mais l'ensemble de la Finlande réduisit ses autres facteurs de risque.)

La mortalité due aux pathologies cardio-vasculaires s'est réduite de façon plus précoce et plus importante dans la région étudiée, effet particulièrement net durant les cinq premières années.

Devant ces résultats encourageants, les Finlandais ont élargi à l'ensemble de leur pays une succession d'actions dans les domaines du tabagisme, de l'hypertension actuelle, de la nutrition...

Pour évaluer « scientifiquement » l'efficacité de ces stratégies de masse reposant sur la diététique, plusieurs études de prévention primaire furent entreprises. Malgré la méthode plus rigoureuse des groupes parallèles, elles n'ont pas démontré de bénéfice en terme de mortalité, que ce soit dans l'étude d'Oslo ou dans le travail colossal que représente MRFIT (10 000 sujets et pas de vie sauvée ; approche multifactorielle). Le rapprochement de ces deux études, qui paraît d'autant plus décevant que leurs résultats divergent, démontre l'impossibilité de toute extrapolation (prise en compte d'une population globale ou ciblée, hétérogénéité de la réponse à l'éducation). La réduction du cholestérol est plus marquée dans le programme de la Carélie du Nord, celle du tabagisme est équivalente, et la pression artérielle diastolique s'infléchit davantage dans MRFIT.

Aux USA, de nombreux lipidologues et même un président, en l'occurrence Bill Clinton, ont déclaré la guerre au cholestérol. Un militantisme cholestérophobe apparaît dans la société tout entière. Mes collègues cardiologues et leur association, l'AHA (American Heart Association), ont pénétré le domaine de la publicité grand public. Contre d'importantes sommes en dollars, et selon des critères tenus secrets, des produits alimentaires ont reçu l'estampille de l'association, pour indiquer qu'ils étaient dénués de risques cardio-vasculaires. La FDA a fermement insisté pour que l'AHA interrompe, en avril 1990, ces pratiques plus commerciales que scientifiques. Par ailleurs, les cacahuètes des avions sont devenues « Cholesterol free », et MacDonald et Burger King ont dû modifier leurs recettes...

Une telle politique suppose d'influencer toute la société, de modifier les habitudes et les goûts de chacun. Elle veut croire en un lien direct entre la société et l'individu, lequel suivra, discipliné, les enseignements des autorités sanitaires. Naturellement, elle a moins de prise sur les « déviants », amoureux de l'huile d'arachide, du steak bien gras et du beurre. Si, en sus, ces fous fument, sont hypertendus, pauvres ou noirs, malheurs à eux : ces sujets vulnérables échappent à l'approche collective. À l'inverse, cette même sollicitude s'étend à des groupes a priori peu menacés, comme les enfants, les femmes, les vieillards... À côté des laissés-pour-compte, on trouve les traités-pour-rien.

Pour améliorer les performances de ces stratégies de masse, de multiples associations ont été recrutées dans le programme fédéral américain : le « National Cholesterol Education Program » (NCEP). Et les formations professionnelles de médecins (cardiologues, pédiatres, généralistes, gynécologues...) mais également d'infirmières, d'assurances vie, sont mises à contribution.

L'évaluation des bénéfices d'une telle politique, menée à grande échelle, est difficile. Ses effets seront sensibles seulement dans des pays où l'incidence de la pathologie athéroscléreuse est élevée comme les USA ou les pays nordiques. Les partisans de cette méthode voient, dans la décroissance actuelle de la mortalité cardio-vasculaire outre-Atlantique, une démonstration du bien-fondé de leur démarche. Cet argument est également exploité par leurs adversaires qui font débuter cette réduction en 1963 (date où la mortalité fut la plus élevée), soit presque dix ans avant la mise en place des politiques actuelles (1972).

La stratégie de masse implique un discours grand public simplificateur et cette réduction du message conduit à une « diabolisation du cholestérol ». Cette attitude est aujourd'hui jugée excessive par ceux-là même qui l'avaient instaurée et qui affirment qu'on a exagéré le rôle du cholestérol dans les maladies cardiaques, risquant ainsi d'inquiéter inutilement la population (1989, American Council on Science and Health). Trop tard : victimes du succès verront leurs propros occultés ou déformés...

La seconde stratégie dite individuelle a pour préalable d'isoler une population à risque grâce à un dépistage qui n'est pas exempt de difficultés. Définir cette population suppose de déborder les seuls critères lipidiques. Le tabagisme est un élément à la fois plus répandu et plus dangereux que le cholestérol, et l'alcoolisme mérite en France une prise en charge. Un choix pratique s'impose au médecin. À défaut de pouvoir tout traiter, une hiérarchie des risques est nécessaire qui peut amener à négliger le cholestérol...

Se pose ensuite le problème de savoir quand faire ces dépistages (le service militaire ou les examens prénuptiaux surviennent trop tôt dans la vie), et avec quelle fréquence les répéter. Sans oublier que, par définition, le dépistage consiste à rassurer neuf sujets en bonne santé avant d'en découvrir un à risques. Dans le cadre de certaines pathologies, comme le SIDA, le dépistage d'un sujet à risque conduit à un traitement qui apportera un bénéfice à la presque totalité des séropositifs. En revanche, être sujet à risque en matière de dyslipidémie n'est pas le signal d'un infarctus inéluctable. En conséquence, force est d'admettre que, pour un sujet à risque traité et sauvé, d'autres seront astreints à une discipline drastique qui ne les sauvera pas : certains seront toujours victimes d'infarctus et d'autres n'en auraient jamais eu.

Les implications financières résultant du choix entre « stratégie de masse » et « stratégie individuelle » sont considérables. La première est moins onéreuse même si l'évaluation du prix de cette politique n'est guère aisée. Aux campagnes de presse qui supposent d'importants investissements, il faudrait ajouter les coûts d'éducation, de mobilisation de services publics ou privés qui sont inévaluables. Ces dépenses sont essentiellement le fait de l'État. Ce dernier peut exploiter cette stratégie de masse pour justifier une fiscalité lourde : les alcools ou les cigarettes sont des coupables taxés. En revanche, après ces investissements de départ considérables, on enregistre une stabilité des frais liés aux diagnostics et aux traitements ; des structures privées servent de relais, la publicité, la presse grand public, la radio ou la télévision utilisent ces thèmes ; un véritable lobby « Cholesterol free » est créé, à la fois bruyant et intolérant. La stratégie individuelle conduit au contraire à une multiplication des postes de dépenses : les intervenants sont plus nombreux, le quotidien est cher et, pour être efficace à l'échelon d'un pays, un maillage médical serré doit couvrir l'ensemble du territoire. En France, le seul payeur est l'État.

En pratique, de nombreux pays concilient les deux approches. Quelques programmes éducatifs s'associent à une politique de dépistage. L'importance du système social est un élément déterminant. Les carences du système américain participent de son militantisme pour une politique de masse ; notre Sécurité sociale, malgré tout ses défauts, est plus proche des Français et rend encore possible une politique individuelle, malgré les contraintes financières qui régulent le dépistage et conduisent à remettre en cause l'initiation d'une thérapeutique.

Les stratégies de masse ne sont pourtant pas sans efficacité ni espoir en France. En matière d'habitudes alimentaires, même les rites les plus figés peuvent se modifier. Les temps des repas se sont radicalement modifiés en l'espace d'un siècle. Les bouleversements, une fois acquis, sont demeurés stables et la diététique prônée par la puissance publique (pour des raisons médicales ou économiques) a une chance de s'installer de façon durable si un groupe d'individus concernés atteint une taille critique. Les premiers bienfaits de cette stratégie collective peu agressive apparaissent avec une réduction des consommations de beurre, d'œufs, de viandes et une pondération de celle de vin. Cependant, ces bénéfices collectifs ne sont que la somme de prises de conscience individuelle. Le médecin joue ici son rôle.

CHAPITRE IV
PLACE D'UNE DIÉTÉTIQUE HYPOLIPÉMIANTE EN FRANCE

Une fois n'est pas coutume, il existe un cas de figure qu'aucun médecin au monde ne conteste : la nécessité d'astreindre un malade à des soins rigoureux lorsque sa vie est en danger. L'unanimité devient plus relative dans les cas (plus nombreux) où le danger ne peut s'évaluer qu'en termes flous, où la probabilité d'une issue fatale oscille du tout au rien suivant les interprétations des « pro » ou des « anti ». Ainsi en est-il, par exemple, du problème de la prise en charge du cholestérol dans la population générale. À l'inverse de convictions lipidologiques américaines ancrées, peu de nos Français lipidologues, même parmi les acharnés, plaident pour mettre la France au régime. Entre les deux extrêmes du patient sain et du malade avéré, le cas des hypercholestérolémies modérées pose le problème du dogme universel : la mise au régime à perpétuité.

La France, pays des trois cents fromages, est rétive à toute stratégie de masse. Dans le cas du citoyen considéré comme élément d'un pays « malade », la plupart des études de prévention se sont révélées peu probantes. Des travaux énormes confortèrent l'idée que sont sensibles aux discours globaux les populations à forte mortalité cardio-vasculaire (États-Unis, Finlande, Afrique du Sud, Suisse, Australie). L'amélioration du comportement alimentaire de ces populations s'associa à une baisse discrète de la cholestérolémie. À ce titre, la « Stanford Five-City Project » a valeur de modèle : 122 800 sujets issus de deux villes éduquées dans leur ensemble sont comparés à 197 500 personnes de deux villes témoins, « sauvages ». La technique d'analyse fait appel aux sondages[1] et rapporte que le bénéfice en terme de mortalité est peu évident et dépend essentiellement du caractère péjoratif initial de la pathologie cardio-vasculaire.

Aborder l'ensemble de la population française à la manière d'un Dr Knock présente un certain nombre de difficultés. Notre pays est mal placé pour espérer un tableau d'honneur en matière d'efficacité d'une attitude embrassant dans un discours unique la totalité de notre population. Notre mortalité cardio-vasculaire, notre tabagisme, comme notre hypertension artérielle ne sont pas suffisamment sévères pour rendre efficace ce type d'approche préventive et des bénéfices minimes ne seraient obtenus qu'au prix d'efforts colossaux. La pénétration relativement faible de la pathologie cardio-vasculaire limite l'écoute de ses conseils médicaux et suscite une inertie considérable. Par ailleurs observer des bénéfices en terme de mortalité ou de morbidité suppose de conduire une action de façon volontaire durant des décennies, éventualité qui ne correspond guère avec la versatilité de la vie politique française... Certains essayent tout de même de relever le défi : Épernon, charmante ville de 5 000 habitants, s'est transformée en « ville d'étude[2] ».

Malgré ces réticences, quelques aménagements peuvent améliorer la diététique de notre population. Ces propositions sont des déductions d'un schéma intellectuel, leur validité se révélera quasiment impossible à établir. Le premier pas réaliste porte sur l'emploi des corps gras. Le beurre est déjà détrôné et doit composer dans les plus grands restaurants avec les autres corps gras. Quelques industriels concen-

1. Cf. bibliographie médicale : N.N. Farquhar, S.P. Fortmann et *al.*, 1990.
2. Cf. bibliograhpie médicale : E. Bruckert, J. Emmerich et *al.*, 1994.

trent la fabrication et la distribution des huiles. Sous forme de facilités économiques à leur consentir, il serait possible de substituer aux huiles d'arachide les huiles polyinsaturées ou l'huile d'olive, avec un bénéfice certain.

En amont, la scientifisation de l'agriculture améliore les matières premières et les progrès de l'élevage conduisent à produire des bêtes moins grasses. Mais en matière d'habitudes alimentaires rien n'est simple, et surtout pas en France ! Le marché du poisson est un exemple des limites auxquelles se heurte le médecin : les cours s'effondrent, les progrès techniques permettent des arrivages frais, quotidiens, et pourtant le consommateur continue de bouder ce produit. Les cardiologues le conseillent, l'Église le vénère et les écologistes le protègent... Et pourtant le poisson demeure éloigné de nos assiettes...

L'association d'une faible efficacité prévisible, de résistances culturelles, d'une frilosité dans les investissements financiers, a rendu timide en France la stratégie de masse. Notre approche est individuelle.

Nous l'avons dit : le malade en danger de mort doit bénéficier de toutes les méthodes de soin à la disposition du praticien. Cette rigueur s'adresse en prévention primaire aux porteurs des hypercholestérolémies sévères, quels que soient soit ces caractères génétiques ; de même le patient qui a déjà souffert d'une pathologie cardio-vasculaire sera soumis aux protocoles de la prévention secondaire. Il y a urgence à obtenir un cholestérol total à 2g/l et un HDL augmenté ; la diététique à vie se trouve alors au centre de la stratégie médicale.

Troisième cas de figure, sujet de toutes les polémiques : cholestérol modérément augmenté, HDL bas... Le malade qui s'ignore.

Asymptomatique, il est difficile à repérer ; s'il échappe aux examens systématiques (service militaire, bilan gynécologique, bilan d'assurance...), seul son médecin traitant pourra le débusquer, alerté par les facteurs de risque désignés par la Faculté : sexe masculin, tranche d'âge, antécédents familiaux, tabagisme...

Si personne ne remet en cause la nécessité d'identifier ce type de malade, il existe une opposition sur sa prise en charge thérapeutique. Certains, en l'absence de facteurs de risque associés, sont pour l'abstention de tout traitement ; les autres suivent le consensus officiel qui consiste en des recommandations diététiques à vocation universelle.

Nous regrettons que la voie du pragmatisme soit aujourd'hui la moins empruntée car elle est la seule adaptée. Il suffit de considérer les deux exemples suivants : un homme gros de 45 ans avec un diabète non insulinodépendant, un cholestérol total à 2,6 g/l, et une femme mince du même âge avec un cholestérol identique mais fumeuse et phobique de ses kilogrammes.

En début de traitement, la Faculté propose, de part et d'autre de l'Atlantique, des textes proches et pleins de bon sens qui s'adaptent à la diversité des pathologies. Malheureusement, le résultat, supposé acquis, tient rarement compte de l'efficacité réelle du traitement à long terme, que celle-ci soit mise en cause pour des défauts intrinsèques ou tout simplement de non-suivi.

La première étape que nous préconisons est une enquête alimentaire, souvent négligée. Elle permet de relever des cas d'hyperlipidémies secondaires à des déviations du comportement alimentaire. Ces attitudes ne sont pas toujours conscientes. De la même manière que l'alcoolisme chronique procède de la pathologie, certaines habitudes alimentaires peuvent être considérées comme telles : l'omelette quotidienne, la demi-livre de beurre... Le médecin doit révéler au patient les risques, jusqu'alors ignorés, de son alimentation qu'il pourra qualifier d'aberrante car elle se démarque des habitudes françaises et est potentiellement toxique. La réponse appropriée est ici évidente : réduire les excès.

Il arrive aussi que cette enquête ne mette pas en évidence d'attitude à risque ; le patient dyslipidémique mange la même chose que son voisin normolipidémique. La diététique est la première arme thérapeutique chez ce patient à risque. Il est alors indispensable d'en connaître les limites dans les études, d'en évaluer l'intérêt pour le patient, et de prévoir sa faisabilité à long terme. Ces trois étapes conditionnent le bénéfice de la contrainte alimentaire proposée.

Certains scientifiques considérés et se revendiquant comme sceptiques, ont évalué les bénéfices de cette diététique. Dans des essais cliniques, les situations expérimentales, où les patients suivent avec rigueur les protocoles alimentaires, l'effet des recommandations officielles fut évaluée. Menées dans trois pays aussi différents que la France[1], la Hollande[2] et les États-Unis[3 4], ces études concluent à une efficacité peu probante. Certes une chute du cholestérol total et du LDL cholestérol est observée. Mais le HDL cholestérol, dont l'effet protecteur semble plus puissant que le pouvoir délétère du reste de sa famille, a baissé également. Il ne s'agit, bien sûr, que d'un paramètre biologique, suivi durant de brèves durées sur de petits échantillons, et qui n'a pas la force d'une mortalité ou d'une morbidité. Toutefois, cette répercussion d'un régime sur le cholestérol mérite une attention particulière en raison de l'homogénéité de sa réponse.

Les bienfaits individuels de cette diététique doivent être tempérés par la variabilité de la réponse à un régime rigoureux. En dehors de tout problème d'observance, l'observation pragmatique permet d'identifier des sujets « répondeurs » ou « non répondeurs ». Un mécanisme génétique apparaît prédominant, qui relève de situations génétiques très diverses. Nous avons évoqué dans la « part alimentaire » les mécanismes de régulation de l'absorption du cholestérol exogène. Ainsi l'apolipoprotéine E joue un rôle primordial dans la captation des lipoprotéines et intervient dans

1. Cf. bibliographie médicale : F. Fumeron, L. Brigant et *al.*, 1991.
2. Cf. bibliographie médicale : W.V. Dokkum, E.J. Van der Beec et *al.*, 1991.
3. Cf. bibliographie médicale : S. LearnezR Barr, R. Ramakrishnan et *al.*, 1992.
4. Cf. bibliographie médicale : R.A. Clevidence, S.T. Judd et *al.*, 1992.

l'absorption de ce cholestérol et des acides gras saturés. La réponse de l'apo (E) au régime est modulé en fonction de l'isoforme de la protéine, avec une incidence en terme de génétique des populations, mais également selon le sexe. De nombreux autres gènes interviennent dans la réponse lipidique au régime. Le gène de l'apo B, intervenant sur le HDL cholestérol, a également sa réponse modulée par des éléments nutritionnels et peut subir une compression sous l'effet d'une diététique trop bien suivie. En d'autres termes, il peut arriver, si le médecin n'y est pas vigilant, qu'un régime sacrifie le meilleur pour évacuer le pas très bon ; avec un bénéfice nul pour le patient en dépit des astreintes quotidiennes.

Dernière critique fondamentale de la sacro-sainte diététique : le péché de gourmandise. Le médecin sait trop bien ce que le consensus ignore, la principale cause d'inefficacité d'une diète est son défaut d'observance. Malgré une éducation précise, comprise et répétée, après quelques mois ou années de discipline, le patient abandonne progressivement ses bonnes résolutions. Avec ou sans bonne conscience, il rebeurre ses tartines, fait main basse sur les rillettes, fréquente le camembert. L'expérience de cette faiblesse est antérieure au cholestérol ; Montaigne en a fait les frais : « Ceux qui doivent avoir soing de moy pourroyent à bon marché me derrober ce qu'ils pensent m'estre nuisible, car en telles choses, je ne desire jamais ny ne trouve à dire ce que je ne voie pas ; mais aussi de celles qui se présentent, ils perdent leur temps de m'en prescher l'abstinence. Si que, quand je veus jeuner, il me faut mettre à part des soupeurs... ; car si je mets à table, j'oublie ma résolution [1] ». Cet abandon progressif est naturellement fréquent en prévention primaire. Il est difficile d'imposer des contraintes à un sujet jeune et asymptomatique ; contraintes qui perdureront toute sa vie et qui s'évaluent sur un dosage sérique annuel ou bisannuel. Nombre de nos contemporains se soumettent

1. Cf. bibliographie générale : Montaigne, 1962, Livre Troisième, chapitre XIII.

à une discipline alimentaire par phobie de kilos jugés superflus. Malgré les repères simples que sont une balance, un miroir, une ceinture de pantalon, un col de chemise, l'accordéon évoque davantage la silhouette de nos compatriotes que le bal musette et illustre les limites de la méthode.

Proposer à ce malade qui s'ignore l'horizon d'une vie plus longue sous condition d'un régime à perpétuité offre toutes les conditions de l'échec. Certains médicaments appropriés sont pour l'instant utilisés en complément des recommandations diététiques mais aucun n'est présenté comme alternative pure et simple. Pourquoi ? Non pas parce que la preuve a été établie de leur inefficacité, mais parce qu'aucune étude bien faite et prolongée n'a jamais été entreprise prenant en charge les sujets dyslipidémiques par médicaments seuls. Les rares données disponibles sur les traitements médicamenteux en tant que tels sont obtenues par méta-analyse à partir d'études d'observation où ils sont associés à une diététique.

Les interprétations des auteurs de ces articles, souvent très hostiles aux produits, sont des plus complexes. Elles regroupent non seulement plusieurs études mais également plusieurs types de produits. Un article provocateur imputa même à l'ensemble des médicaments hypocholestérolémiants une surmortalité d'origine non coronarienne[1].

En fait l'hétérogénéité des produits rend ce type de conclusion inepte. Si, par définition, des produits hypocholestérolémiants ont une action commune, ils sont tous différents et, si une surmortalité apparaît, elle ne peut guère être rapportée qu'à des effets secondaires très diversifiés et non à leur action hypolipémiante.

Les médicaments peuvent être étudiés de façon isolée ou par famille. Les clofibrates ont subi des attaques frontales[2] qui ne furent pas entièrement convaincantes ; il leur est, en outre, reproché de n'avoir pas tous été évalués en terme de

1. Cf. bibliographie médicale : G.D. Smith, J. Pekkanen, 1992.
2. Cf. bibliographie médicale : M.G. Dunnigan, 1992.

mortalité. Les statines, produits plus modernes, ont également subi les feux de la critique. Là encore elles ne furent jamais évaluées en l'absence de régime. Par ailleurs, les conclusions sont diamétralement opposées selon le médicament et les études, démontrant l'impossibilité d'une certaine généralisation. Ainsi la Lovastatine, produit non commercialisé, s'est associée à une surmortalité coronarienne [1]. La Simvastatine, sa cousine, réduit dans l'étude 4S la morbidité et la mortalité coronarienne après infarctus du myocarde (Scandinavian Simvastatin Survival Study Group). Un troisième membre de cette glorieuse famille, la Pravastatine, diminue franchement, certes chez les Écossais, la mortalité en prévention primaire (étude WOSCOP)...

Notre propos n'est pas d'élever un monument littéraire à la gloire des traitements médicamenteux mais de lutter contre leurs opposants systématiques. De la même façon qu'il nous paraît inutile d'exercer des contraintes sur la masse des sujets non menacés, il ne semble guère réaliste d'opter pour une diététique avec surveillance policière chez tous les sujets à risque. Après une phase initiale où les conseils diététiques doivent être précis et rigoureux, il est indispensable d'évaluer les résultats sur la durée (de 3 à 6 mois). L'absence de résultats signifiants peut relever de causes diverses et si quelques conseils doivent être réitérés pour éviter tout dérapage de comportement, la prescription d'un médicament s'impose pour obtenir une efficacité thérapeutique tout en laissant quelques degrés de liberté aux patients. Cette phase de surveillance peut d'ailleurs être réduite chez certains patients où le contexte social ou psychologique rend l'échec diététique prévisible. Au quinzième jour d'un régime sévère, le médecin a déjà une notion de la capacité génétique d'un patient à répondre à la diététique.

Le lecteur l'aura compris : nous ne sommes pas inconditionnellement en faveur des consensus. Il demeure que, tant qu'à réaliser des études avec l'ambition de les faire

1. Cf. bibliographie médicale : R.H. Bradford, J.L. Shear et *al.*, 1991.

observer universellement, il serait heureux que celles-ci soient menées sans parti pris. En toute logique, puisque la diététique est aujourd'hui considérée comme une valeur cardinale en matière de traitement des dyslipidémies, pourquoi ne pas explorer dans les conditions scientifiques requises toutes les voies pouvant offrir un mieux-vivre au malade ? Une étude mérite encore d'être citée, même si elle ne porte que sur un groupe de 88 individus et semble difficilement pouvoir donner lieu à extrapolation [1]. Elle s'est donné pour mission fantaisiste d'évaluer le risque d'une entorse à un régime suivi. Les sujets, issus de deux profils lipidiques différents, ont été soumis à l'épreuve décisive de festoyer pour Noël et la Nouvelle Année. Le résultat fut pour le moins inattendu. Dans le groupe des hypercholestérolémies pures, l'augmentation de la cholestérolémie s'est faite au bénéfice du bon cholestérol. L'idée rabelaisienne qu'un régime pourrait faire alterner sagesse et bombance dans un souci de plus grande efficacité justifierait à elle seule, selon nous, que des crédits plus que conséquents soient affectés à cette noble tâche.

Participant du même souci, qui est la noblesse de la médecine moderne et consiste non seulement à allonger la vie mais à la rendre belle et bonne, il serait temps de se demander si l'effet d'un comprimé pris avant le repas ne permettrait pas à celui-ci d'être abondant et diversifié à volonté... Pas une étude sérieuse n'a été à ce jour entreprise sur la vertu des seuls médicaments dissociés d'un régime. Peut-être le résultat serait-il décevant, mais s'il ne l'était pas... Précisons que ce type de traitement n'aurait, quant à lui, aucun mal à s'imposer dans notre pays où le goût pour la bonne chère, certes marqué, l'est à peine plus que le goût pour les médicaments. La France n'est pas seulement le pays des meilleurs vins du monde, mais aussi le champion incontesté de la consommation de psychotropes.

Le paradoxe français reposerait donc sur une indistinc-

1. Cf. bibliographie médicale : S. Tonsdad, 1994.

tion entre le « malgré » et le « grâce à ». Notre belle espérance de vie s'explique-t-elle malgré ou grâce à notre excellente cuisine, malgré ou grâce à notre hyperconsommation de psychotropes.. ?

L'auteur s'interroge : gueuletons plus une benzodiazépine égale vieillesse heureuse ?

CONCLUSION

Alimentation et médecine présentent, nous l'avons vu, de nombreux points communs. Le premier, capital, est la tentation millénaire de regrouper la somme des expériences individuelles (allant des préférences gustatives du gourmet à l'idiosyncrasie du malade) dans un réseau de contraintes imposées à une population.

Ces contraintes furent longtemps des avatars du religieux, avant d'accéder au domaine du scientifique ou du social. Aujourd'hui, la tendance à la normalisation universelle en matière de médecine et de santé n'est pas sans nous rappeler un certain droit canonique, un retour qui ferait de la médecine une manière de religion moderne aux certitudes implacables, inspirée par un dieu en forme d'économie. Trinité française non plus sainte mais malsaine que certains milieux nous engagent à louer au nom de la technologie, des statistiques et de la Sécu...

La tendance moderne qui consiste à établir des consensus unicistes, à partir de l'étude de fragments choisis de la population, selon des protocoles incontestables, tend inconsciemment à élever la médecine au rang de science exacte. Or, la raison d'être de notre métier est du côté du pragmatisme. Aucun ordinateur ne peut assurer la guérison d'une pathologie, parce qu'il est impossible d'isoler celle-ci du patient.

La médecine est une équation à deux inconnues qui ne peut se résoudre qu'en les faisant se rencontrer. Le terme objectif détient un faible cœfficient par rapport au terme subjectif et la seule machine capable de soigner une pathologie commune à des individus possédant une infinité de caractéristiques différentes reste le cerveau humain : celui du médecin.

Qu'on parle de savoir, d'expérience ou d'intuition, la guérison d'une maladie se déduit tôt ou tard d'une relation privilégiée entre deux personnes : le patient et le praticien. Prendre en compte le patient comme un individu total et non comme une série de symptômes répertoriés dans une typologie est le fondement même de la médecine ; c'est un travail « tachiste », où se mélangent bon nombre de talents.

Notre ouvrage, qui souffre sans doute et peut-être s'enrichit de digressions picturales, littéraires, culinaires..., a tenté d'apporter au sujet scientifique du cholestérol une information sur ce même mode, le mode tout simplement humain.

Seule cette « humanité », première qualité du praticien, peut assurer aujourd'hui la défense du malade : défense qui commence par établir qu'il n'est pas – ou ne restera pas – bien portant. Seule cette sagesse, trop mal partagée, peut éviter au patient en bonne santé d'être traité comme un malade en devenir, un mourant potentiel : ce malade imaginaire, créature virtuelle née de l'accouplement d'une multitude et d'un protocole.

Parce que la médecine n'est pas une science exacte, aucun consensus ne peut être universel, et aucun malade ne sera jamais « moyen ». Les études globales, pour utiles qu'elles puissent être parfois, doivent rester des outils parmi d'autres à la disposition des soignants. Surtout en matière de cholestérol et surtout en France, où la richesse de la cuisine est une affaire de culture, une question de bonheur et pas de statistiques.

Gâcher une vie alors qu'on n'est même pas sûr qu'elle soit menacée serait non seulement une piteuse définition du progrès mais encore contraire à la mission du médecin. Que la France consomme avec modération, que l'Amérique modère sa consommation, et que le bon vivant demeure bien vivant !

ANNEXES

Annexe 1 : Le pain

Le pain est en marge de notre préoccupation cardio-vasculaire ou lipidique mais, des siècles durant, il a assuré la survie de l'Europe. Une mauvaise récolte de blé et la faim se répandait. Les aléas de son commerce rythment les famines ; très tôt, le cours du blé, son transport, ont été trop importants pour ne pas être soumis au contrôle de l'État. Un envol des prix était synonyme de troubles politiques.

Malheureusement pour notre propos, cette nourriture des pauvres et des riches appartient à un non-dit capital. Sur le métabolisme lipidique il n'est pas un acteur direct. Sa teneur en glucide est élevée, mais sous forme d'amidon ou de fibres. Les sucres simples tout comme les lipides ne représentent que 1 à 2 % chacun de la masse du pain [1].

Le pain est une source calorique majeure. Braudel mentionne la part des céréales dans un tableau évoquant les régimes alimentaires d'autrefois ; elles dépassent pratiquement toujours 50 % de cet apport. Le pain est alors le meilleur utilisateur de ces céréales.

1. Cf. bibliographie générale : J.-J. Bernier, J. Adrian, N. Vidon, 1988.

Composition chimique du pain

	Kcal	Eau/g	Glucides (g) % Amidon % fibres % sucres	Lipides
Pain complet	260	35	81 % 17 % 4 %	1,5
Pain blanc	292	25	91 % 5 %	0,8
Pain de campagne	270	32	42 %	1,0
Pain de mie	263	35	56 25	2,5

en g pour 100 g de pain frais

Dans le cadre de nos préoccupations lipidiques, ces calories apparaissent aux dénominateurs de nos indices et représentent une réduction des indices du risque athérogène. Mais apprécier les consommations de pain par habitant est une gageure ; tout varie, à commencer par la matière première, la céréale qui dépend non seulement du lieu mais aussi du contexte économique du moment. Les substances panifiables sont multiples ; déjà Ézéchiel (4,9) le mentionne : « Prends du blé, des fèves, des lentilles, du millet, de l'épeautre ; mets-les dans un récipient, tu t'en feras du pain. »

Le froment est pour les riches, les pauvres utilisent le seigle, le méteil, et les plus démunis l'orge, l'avoine, le maïs, le seigle et le sarrasin. Progressivement, durant la première moitié du XIXe siècle le froment devient prépondérant. Le pain blanc, né du froment, est synonyme de luxe. Il en existe de multiples variétés, signe de prospérité : le pain blanc salé, le pain mollet enrichi de levure de bière, les petits pains, et aussi des pains à base de blé plus ou moins battus ou d'autres céréales. L'apport céréalier comporte aussi des galettes de sarrasin à l'ouest de la France (Normandie, Bretagne), de seigle dans le centre et des bouillies.

À partir du XIXe siècle donc, le pain blanc se généralise avec l'emploi du froment. Vers 1815 les statistiques officielles laissent supposer une consommation annuelle de 1,48 hectolitre de froment par habitant, cette valeur passe à 2,58 hectolitres vers 1847 alors que les autres céréales panifiables décroissent [1]. Pour compliquer les calculs la part énergie de la consommation est incomplète. À côté des commerces des grains contrôlés par les autorités, se déroulant sur les marchés, s'étendant sur plusieurs pays, existe un commerce local, souvent occulte, dont l'importance croît en période de disette. De la même façon, la fabrication comporte une face découverte : celle de la boulangerie, mais également une face cachée, familiale. Les châteaux, les grandes demeures urbaines conservent un four domestique ; à la campagne le paysan fait son pain. Jusqu'au XVIIIe siècle des moulins à vent sont installés sur les fortifications de Paris pour moudre le blé parisien.

L'approvisionnement en pain est considéré comme une priorité pour la stabilité politique du régime ; la marche des femmes de Paris sur Versailles en 1890, pour réclamer du pain, est restée dans toutes les mémoires. En période de famine, la part du pain augmente dans l'alimentation et sa qualité régresse.

Tous ces éléments rendent difficile l'évaluation de la consommation de pain. Quelques traits semblent néanmoins sûrs. La consommation rurale est supérieure à celle des villes, et celle des pauvres supérieure à celle des riches. On note une plus forte consommation dans le Sud qu'au Nord.

Lorsque la consommation est rapportée à la France entière, les résultats d'études de consommation sont davantage des indices économiques que des témoins de consommation individuelle. Ces études soulignent les disparités avec une consommation de 215 g/j/habitant à la campagne contre les 123 g/j/habitant en ville et même 100 g/j/habitant dans ce Paris riche en célibataires, en femmes, et en cadres supérieurs, faibles consommateurs.

1. Cf. bibliographie générale : Fernand Braudel, 1980.

Évolution de la consommation de pain en France

		1900	1920		1950	1960	1970	1980	1990
France g/j		900	630		325	265	200	175	160
Paris g/j					250	200	160	150	100

Source : Syndicat national de la boulangerie

Les hommes mangent deux fois plus de pain que les femmes (219 g/j/hab. contre 119 g/j/hab. Les personnes âgées sont les plus forts consommateurs avec 244 g/j/hab. Dans cette évolution de consommation, une régression est nette.

Paradoxalement, cette chute s'est associée à une valorisation de l'image du pain, tant du point de vue gastronomique que médical. Les boulangers revendiquent leur titre, certains sont devenus des personnages publics, les plus grands restaurateurs vantent leur fabrication réservée, l'imagination sous couvert de diététique ou d'archaïsme propose des produits originaux : pain au levain, pain au son, baguettes campagnardes... Les médecins redécouvrent également les vertus du pain, en particulier en terme de prévention primaire des cancers coliques. Malgré ce dynamisme, la consommation actuelle est inférieure à la moitié de la consommation observée il y a un siècle.

De notre point de vue lipidique, cette réduction de l'apport calorique lié au pain majore l'importance en matière d'athérogénécité des acides gras saturés et du cholestérol alimentaire. Ainsi, le pain, facteur de résistance culturelle et diététique, s'affaiblit-il devant le beurre.

Annexe 2 : Du collectif à l'individu

L'évaluation de la consommation moyenne par habitant permet d'aborder des notions collectives où interviennent culture, économie, et dont la sanction est schématiquement l'alcoolisme. Dans notre perspective cardio-vasculaire, ces notions ont moins de poids que la stratification des consommations individuelles mais elles ne peuvent pourtant être rangées aux rayons des accessoires en raison de l'abondance des chiffres et du recul historique.

Plusieurs chiffres de consommation sont cités. Le Moyen Age semble être une époque de forte consommation. Le verjus, largement répandu, en utilisait pour sa fabrication. Au XIIIe siècle, à Florence, la consommation était de l'ordre de 260 l/an/habitant, à Pise elle était évaluée à 420 l/an/hab. À côté de ces valeurs extrêmes, apanage de villes riches, la consommation moyenne annuelle en Europe semble se situer entre 120 l et 150 l/an/hab. À la veille de la Révolution, l'*Encyclopédie* de Diderot et d'Alembert évoque 137 l/an/hab. (ce qui est « boire très peu de vin » d'après l'auteur de l'article). Le XVIIIe et le XIXe siècle ont été des périodes où la consommation du vin s'est généralisée. Devenu accessible à presque toutes les bourses, les débits de boissons se sont multipliés à la campagne comme à la ville.

Son prix décroît durant la première moitié du XIXe siècle (1817-1851, il baisse d'environ 30 %) pour pratiquement doubler ensuite avec une discrète disparité en fonction des régions. Par le biais de l'amélioration des moyens de communication, chaque région a un marché national et le goût des consommateurs marque le cours du vin. À la fin du XIXe siècle survient la crise phylloxérique qui entraînera des importations massives. Après une hausse d'environ 35 %, on note une réduction de moitié des prix. Les conséquences économiques dans le monde viticole sont dramatiques. Une attitude protectionniste avec augmentation des droits aux frontières est alors engagée. Malgré ces difficultés, la consommation s'accroît ; entre 1850 et 1880, les calculs démontrent une augmentation de l'ordre de 21 % par habitant.

Ces valeurs semblent bien raisonnables.

Sagesse d'autant plus marquée si l'on a conscience des degrés d'alcoolisation. Là encore, des données nous manquent. Flandrin, dans ces « chroniques de Platine », rapporte une série de titrages relevée dans *Le Moniteur agricole* du 7 janvier 1865. Si certains vins de Provence titrent jusqu'à 17 °C, les grands bourgognes sont entre 11 et 12 °C, les bordeaux oscillent autour de 9 °C et des vins plus ordinaires, les vins de France ou du Cher, sont en dessous de 8 °C.

La chaptalisation, opération qui consiste à enrichir de sucre le moût avant fermentation pour accroître la teneur alcoolique, est récente et s'est généralisée au déclin de la Seconde Guerre mondiale. Il en résulte une élévation et une homogénéisation des titrages alcooliques au-delà des 10 °C voire 11 °C. Si, par amour des chiffres et par dédain des réalités, ces notions sont rapprochées, l'on constate une consommation théorique au XVIIIe-XIXe siècle de 140 l/an d'un vin à 10 °C, c'est-à-dire une consommation quotidienne d'environ 0,4 l de ce vin, nous sommes proches de ce que conseille la diététique moderne.

La généralisation de la consommation de vin est le fait de la Première Guerre mondiale, l'armée proposant à tous les soldats une ration de vin quotidienne. Le paysan découvre, en même temps que la viande, le vin à tous les repas grâce au ministre de la guerre Alexandre Millerand. La ration est de 0,5 l par jour et par homme c'est-à-dire de 182,5 l par an.

À la fin de cette Première Guerre mondiale, les habitudes sont prises. Le monde rural va consommer jusqu'à 20 % de sa production en 1938.

Après la Seconde Guerre mondiale, où les restrictions limitent la consommation théorique à un verre de vin quotidien, la consommation va être stable jusque dans les années 50, avec une consommation annuelle de l'ordre de 190 l/hab., puis subir une longue mais constante décroissance. En raison des progrès techniques, la teneur alcoolique va croître mais, vers 1955, la consommation va diminuer. Avec les années 80, on enregistre des consommations de l'ordre de 133 l/hab., et de 65 l/hab. en 1993. Une redistribution qualitative est également observée. La demande de vins ordinaires, à forte teneur d'alcool, va décroître. Après une augmentation de la demande entre 1950 et 1957, puis une phase stable de 5 ans, ce type de boisson sera de moins en moins consommé à partir de 1962. Les vins de qualité supérieure (VDQS ou AOC) les remplacent pendant une décennie avec une augmentation importante de consommation, puis ils voient également leur performance fléchir.

Cette réduction s'associe malheureusement à un accroissement de la consommation de la bière. L'influence de l'Europe du Nord et des États-Unis est nette. La consommation de bière passe de 52 l/an/hab. en 1960, à 64 l/hab. en 1980 avant de diminuer progressivement jusqu'à un plateau établi depuis 1985 autour de 40 l/an/hab. De notre point de vue, cette mode de la bière est fâcheuse car ce produit ne bénéficie pas de l'effet protecteur vasculaire attribué au vin.

La consommation finale d'alcool pur décroît passant de 25 l/an/hab. en 1970 à 19,6 l/an/hab. en 1985. Cette évolution se fait par une augmentation du nombre d'abstinents dans les deux sexes (la moitié des Français ne boivent jamais de vin contre 39 % en 1980). Les femmes diminuent franchement leur consommation, le nombre de buveuses s'est réduit de 30 % et la quantité bue a baissé d'environ 8 %. La réduction est de 11 % parmi les hommes qui boivent régulièrement, mais chez les buveurs la consommation demeure stable. Le recrutement des consommateurs se fait dans les deux sexes jusqu'à trente ans ; actuellement les buveurs excessifs dans la jeune classe des 18-25 ans se raréfient.

La France demeure la terre du paradoxe. Si c'est le vin qui a subi la plus nette involution, il demeure, avec les deux tiers de la consommation, la principale boisson alcoolisée du premier pays consommateur d'eau minérale du monde (94 l/an/hab.).

Annexe 3 : Les trois âges

Hétérogène en terme génétique, la population française l'est également sur l'espace d'une vie quant à nos préoccupations alimentaires et lipidiques. « Vieillir, c'est s'user »..., cet adage simpliste est faux en de nombreuses matières, et particulièrement dans le domaine de la physiologie alimentaire et de ses liens avec nos chers lipides.

– *Enfants et adolescents*

À ces âges, la problématique alimentaire est spécifique. L'expression du patrimoine génétique change, des besoins liés à la croissance et à la puberté apparaissent. Une culture particulière est observée et son acquis en matière de goûts, de comportements, est censé avoir une importance considérable sur les attitudes de l'âge adulte. Ces différents paramètres ont-ils une concordance ?

Les besoins pour une croissance normale ne sont pas un phénomène monotone mais une succession d'accélérations et de ralentissements. Une régulation des apports s'impose dans une marge étroite.

Lorsque les apports alimentaires ne suivent pas les besoins, ces organismes en formation le signalent. La malnutrition infantile retarde la maturation sexuelle. Certains ont même évoqué des liens directs entre menstruation et alimentation. Si cela est contestable on peut néanmoins rapporter un de leurs arguments qui est le rajeunissement de la survenue des premières règles (12,6 ans actuellement aux USA contre 15,5 ans il y a un siècle).

À l'inverse un apport alimentaire excessif entraîne une obésité. Il ne s'agit plus d'un phénomène marginal mais d'une des pathologies les plus fréquentes en France et plus encore aux USA quelle que soit l'origine sociale de l'enfant. Outre l'inconfort esthétique et ses répercussions psychologiques, la surcharge pondérale de l'enfant s'associe à une plus forte prévalence des hospitalisations, des épisodes d'insuffisance respiratoire, des problèmes orthopédiques fémoraux, et favorise l'obésité à l'âge adulte. Mais l'adolescent, plus que tout autre groupe, ne conçoit pas son alimentation en fonction de ses besoins en protéines, en calcium, vitamines, fer et autres éléments constitutifs.

Notre second intérêt pour l'alimentation des sujets jeunes est lié au développement d'une culture spécifique. Plusieurs éléments physiologiques concourent à favoriser un comportement lié à l'âge. Tout d'abord la croissance, la maturation sexuelle, mais aussi une activité physique importante majorent les besoins. La pratique du sport peut entraîner de très brutales variations métaboliques. En considérant comme métabolisme basal celui évalué lors du sommeil, la pratique à cet âge d'une activité diurne comportant le travail scolaire le multiplie d'un coefficient 1,5 ; si l'on ajoute une activité physique intense (sport), ce facteur multiplicateur peut atteindre 6. Autre élément physiologique souvent mésestimé : la maturation sexuelle. L'émergence de la sensualité et la découverte de la conscience du plaisir sont favorisées par l'imprégnation hormonale.

Dans ce contexte métabolique, les besoins en lipides sont très différents de ceux de l'âge adulte. Excepté pour des pathologies génétiques qui nécessitent une prise en charge précoce adaptée pour respecter la croissance, l'approche hypolipémiante n'a que peu de partisan.

Le même regard sur le bilan lipidique prend évidemment l'âge en compte. Une cholestérolémie importante de l'enfance permet de prédire une hypercholestérolémie de l'adulte jeune[1], mais ne suppose pas un risque coronarien accru. D'autre part une prise en charge diététique n'est pas sans risque. Un régime excessif est source de malnutrition et de problèmes de croissance. L'expérience obtenue avec

1. Cf. bibliographie médicale : R.M. Laiver, W.R. Clarke, 1990.

les enfants diabétiques laisse deviner des dangers psychologiques de frustration. Enfin le bon sens rappelle que la pathologie athéroscléreuse est un problème qui débute chez l'homme adulte et est absente chez l'enfant, et que les études démontrant un bénéfice des traitements hypolipémiants n'ont porté que sur des adultes. Il n'existe en conséquence aucun argument pour traiter chez l'enfant un risque non couru dans cette tranche d'âge.

À ces éléments médicaux s'ajoutent des particularismes sociaux propre à cette classe d'âge qui interviennent sur sa diététique. Regroupés en structures scolaires ou post-scolaires immédiates, les adolescents subissent des facteurs d'uniformisation considérables. Si dans le monde du travail s'entremêlent des individus d'âges différents, de responsabilités différentes, de revenus différents, à l'école ou à l'aube de l'insertion professionnelle, l'adolescent côtoie un groupe le plus souvent constitué d'individus de son âge, de son milieu social, et ayant une expérience proche de la sienne. L'intégration au groupe, la cohérence de ce dernier marginalise de multiples comportements minoritaires qui pourront trouver une place lorsque l'individu se frottera à la société plus hétérogène des adultes.

Une autre particularité de cette période est l'ambivalence de son autonomie. L'adolescence ouvre un nouvel espace de liberté. La précocité de la puberté, l'efficacité des méthodes contraceptives, le discours normalisant le sexe afin d'informer sur le SIDA, la perte du sentiment religieux, conduisent à rajeunir l'expérience sexuelle. Mais de façon simultanée les difficultés d'insertion sociale retardent l'autonomie financière et sociale réelle de l'individu. Ainsi s'organise une compétition entre une autonomie individuelle accrue et une indépendance sociale retardée. Un certain nombre de repères sont perçus comme des normes figées, statiques. L'argent de poche, c'est-à-dire l'argent n'assurant ni le gîte ni la table, devient la liaison entre ces divergences et est utilisé dans des dépenses d'identification (vêtements, fast food, mais aussi disques, livres, sorties...). De ces bouleversements physiologiques, de ces contraintes sociales particulières, est issu le manger caractéristique de cette période de vie.

Plusieurs travaux analysent cette alimentation. Le milieu scolaire permet d'observer des groupes homogènes.

Il semble que l'apport calorique total quotidien soit proche des 2 310 Kcal/24 h recommandés avec une répartition énergétique voisine de celle conseillée avec 51 % de glucides, 35 % de lipides et 14 % de protéines. Derrière ces paramètres biochimiques existent néanmoins quelques curiosités avec une corrélation fortement positive entre les sucres simples provenant des douceurs, et le nombre de collations, et à l'inverse une corrélation négative entre ces en-cas faits de sucre et l'apport calorique du soir. Dans cette population, le repas de milieu de journée est le plus important car à la fois le plus respecté et le plus riche en calories. Celui du réveil est riche quantitativement mais apporte pain et calcium. Son rôle en terme d'équilibre nutritionnel est à souligner.

Nous avons vu l'importance des friandises dans la ration glucidique. Elles associent à un plaisir immédiat un apport énergétique d'utilisation rapide.

D'autre part la jeunesse est la cible élective de l'industrie alimentaire avec en particulier les hamburgers. Ces produits accessibles à ses finances, apportent une satisfaction rapide et sont vendus dans des lieux qui lui sont socialement favorables. En dehors de l'autorité parentale, scolaire, ou professionnelle, les « fast foods » réunissent une population jeune prédominante. En 1988, une enquête des centres d'éducation de la santé du Doubs notent que 42 % des jeunes filles apprécient ces établissements, mais, dans cette population favorable, la fréquentation mensuelle moyenne est de deux par mois ; cela tempère le phénomène chez les futures mères.

La troisième question porte sur la projection de ces habitudes nouvelles lorsque les adolescents du jour seront devenus les adultes de demain. Faut-il souligner que tous les sujets d'âge mûr d'aujourd'hui furent des adolescents, que derrière chaque vieillard a existé un enfant, que notre cuisine actuelle la plus traditionnelle est consommée par d'anciens jeunes gens ? Croire que la jeunesse que nous regardons avec perplexité va révolutionner les mœurs relève de l'égocentrisme ou de la myopie.

Il est difficile de démontrer le lien entre apprentissage et pathologie future. La prévalence des adultes obèses est plus importante chez les ex-adolescents obèses que dans la population générale (Charney E. NEJM 1976) et l'obésité a une prévalence familiale importante. Des mécanismes génétiques comme un apprentissage pathologique peuvent être évoqués et ne doivent pas pour autant amener à surévaluer le poids de l'adolescence dans le comportement alimentaire futur.

Avec l'arrivée dans le monde des adultes, de nouvelles contraintes sociales apparaissent. Les générations se mélangent, les rites de communication incluent des repas plus structurés ; les rapports à l'argent sont bouleversés, les dépenses ne contribuent plus guère à marquer une tranche d'âge mais beaucoup plus à caractériser un niveau social. Les relations au plaisir changent également. Le sexologue Wainberg élabore une loi pragmatique liant avec une corrélation positive l'âge du sujet et l'importance du partenaire pour l'établissement d'une relation. Ainsi, à 25 ans, le rôle du partenaire dans la qualité de la relation n'interviendrait que pour 25 %, à 35 ans il serait de 35 %, à 90 ans le partenaire assurerait 90 % de la stimulation érotique. On veut bien croire son expérience clinique ! Dans ce contexte, si la stimulation pour un plaisir gustatif suit une courbe concordante à celle du sexe, les deux boules de pain encadrant une viande industrielle perdent vite de leur attrait.

De même, l'autre extrémité de la vie répond à des lois alimentaires spécifiques.

– L'âge dit troisième

Les problèmes issus de l'affrontement entre alimentation, pathologie cardio-vasculaire et lipides sont particulièrement intéressants par les nuances et les finesses qu'ils distillent. Le sujet âgé, gros marché pour l'industrie, en est une illustration.

Le médecin se trouve dans une situation inconfortable : les méthodes de savoir modernes reposent sur le grand nombre et les statistiques, or la population âgée se prête mal à ce type d'approche. Le splendide septuagénaire qui visite l'Égypte ou participe à des compétitions sportives n'appartient pas à la même espèce que le vieillard à l'état général délabré, polymédicamenté, porteur de pathologies multiples.

D'autre part la distinction entre prévention primaire et prévention secondaire change. Les progrès de la technologie médicale permettent un long suivi de sujets à riche passé vasculaire, distincts de ceux qui n'ont présenté qu'un antécédent mineur même s'il s'agit d'un infarctus rudimentaire. Cette grande variété de patients qu'observe le médecin n'est pas perçue par l'économiste. Celui-ci constate une augmentation considérable des coûts de la pathologie cardiovasculaire. Les nouveaux médicaments sont certes efficaces, bien tolérés, mais chers. Les techniques d'intervention par angioplastie (ballonnet), les pace-makers, les progrès de la chirurgie, permettent des attitudes thérapeutiques agressives et dispendieuses en faveur de patients toujours plus avancés en âge. Ainsi, le sujet âgé des statistiques n'existe pas et le médecin se doit d'élaborer une approche individuelle, celle qui nous plaît tant.

L'âge entraîne des bouleversements physiologiques qui retentissent sur l'alimentation. Les besoins globaux en calories diminuent. Le tissu adipeux, faible consommateur d'énergie, devient prédominant. L'activité physique décroît, même l'activité métabolique de certains tissus diminue. L'ingesta quotidien s'amenuise. Le plaisir de manger est modifié avec une atrophie des papilles gustatives. Le goût du salé est altéré alors que celui du sucre est préservé. La sécrétion de salive, la perception de la soif diminuent. La stimulation sociale décline, plus de 50 repas par mois sont pris au domicile (ou ce qui en tient lieu). Le vieillard solitaire n'organise souvent plus son rythme de vie quotidien. À l'inverse, une vulnérabilité apparaît sur certains métabolismes. L'instabilité de certaines activités enzymatiques renforce l'importance des apports exogènes. Ainsi les apports de calcium, fluor, vitamines, protéines, acides gras, sont sensibles au sens stratégique du terme.

Le métabolisme lipidique se modifie avec le vieillissement. Dans le métabolisme des acides gras, des enzymes, les « désaturases », permettent de passer d'un acide gras à un autre. Ces activités sont altérées de façon inégale au sein d'une même chaîne métabolique et d'un sujet âgé à l'autre. En dehors des deux acides gras essentiels, en raison des lacunes dans les chaînes métaboliques chez les sujets âgés, d'autres acides gras deviennent essentiels et dépendent des seuls apports tel l'acide arachidonique. L'huile de tournesol est une source d'acide linoléique, les huiles de soja ou de colza peuvent fournir l'acide alphalinolénique.

Dans notre pays, c'est le beurre qui apporte l'acide alphalinolénique, il faut donc, dans le grand âge, avoir de la considération pour lui. De même la viande rouge, le foie, les œufs sont des apports d'acide arachidonique précurseur tant du thromboxane A1 proagrègent par son action sur les plaquettes sanguines que de la prostacycline antiagrégente et vasodilatatrice. Un autre acide gras, devenu essentiel chez le sujet âgé, est l'éicosapentaenoïque qu'on retrouve dans les poissons.

Enfin, dans cette population, se discute l'hypercholestérolémie comme facteur de risque. Le fait est démontré par le suivi de l'étude de Framingham où un lien est trouvé entre une augmentation de 1 % du cholestérol total et un accroissement de 2 à 3 % du taux de survenue d'un accident coronarien dans les deux ans [1]).

Chez le sujet de plus de 65 ans l'augmentation du risque absolu, c'est-à-dire de nouveaux cas, est plus net que chez le sujet jeune. À l'inverse, le risque relatif, c'est-à-dire les

1. Cf. bibliographie médicale : W.P. Castelli, 1988.

nouveaux incidents coronariens par rapport à ceux survenant spontanément, est plus marqué à moins de 65 ans qu'au-delà. Les constatations pronostiques portant sur les lipoprotéines se vérifient dans cette tranche d'âge. Dans l'étude de Framingham, le HDL cholesterol semble le marqueur prédominant, peut-être le plus fiable des paramètres lipidiques. Un taux élevé de LDL cholesterol demeure chez les sujets de plus de 50 ans un élément défavorable. Le risque est défini dans des études de prévention primaire s'intéressant à des sujets sélectionnés exempts de pathologie. À la limite, ne sont pas tant les critères d'inclusion mais plutôt les critères d'exclusion de ces études qui limitent de facto leur application pratique. La démonstration porte sur des patients exempts de toute pathologie, le septuagénaire sportif par exemple.

L'intérêt d'un traitement hypolipémiant dans cette catégorie de malade suppose pour sa démonstration des études de régression. Sous traitement, les paramètres lipidiques doivent s'améliorer et les événements cliniques diminuer de fréquence. Si des études spécifiques des personnes âgées ont démontré la première proposition, aucun travail n'a été probant sur la seconde. Une étude utilisant la diététique a été effectuée à Los Angeles dans l'essai *Los Angeles Domiciliary Trial*. Ce travail porte sur des hommes avec un âge moyen de 67 ans. L'inclusion de la morbidité et la mortalité par cardiopathie ischémique décroît de façon significative sans que la mortalité globale soit améliorée. Mais les données de ce travail sont trop restreintes pour permettre d'en tirer une attitude pratique [1].

Toute vision globale à partir du sujet âgé s'éloigne trop de la réalité. Le but même d'une prise en charge du métabolisme lipidique est très variable. Le jeune septuagénaire peut bénéficier d'une prévention secondaire plutôt que primaire des complications de l'athérosclérose. Souvent, cette

1. Cf. bibliographie médicale : S. Dayton, M. Pearce et *al.*, 1969.

prise en charge médicale appartient au rituel de la lutte contre le vieillissement.

À l'opposé, le sujet âgé porteur de complications artérielles multiples, d'une dyslipidémie franche, de pronostic vital menacé, est une aberration théorique au traitement. Aberration qui est à la fois transgressée et assumée ; en effet peu de thérapeutiques sont efficaces et tout bénéfice clinique potentiel, reposant parfois sur un schéma intellectuel, est à solliciter même si sa comptabilité, autre que financière, est difficile.

À l'inverse, le sujet âgé dyslipidémique, porteur de pathologies associées, intellectuellement altéré, ou non demandeur, ne justifie pas de médicalisation alors abusive. Dans le même esprit, la phobie des masses adipeuses chez la femme jeune est malvenue chez sa grand-mère. En effet, celle-ci, aux ovaires endormis, n'a pour source d'œstrogènes, que la conversion périphérique des hormones surrénaliennes qui se transforment dans le tissu adipeux. Les diètes hypolipémiantes n'ont pas pour finalité de faire fondre les adipocytes et les cures amaigrissantes doivent se définir a priori des buts raisonnables.

En raison des modifications du métabolisme des lipides, en absence de surcharge pondérale une diététique restrictive n'a guère de place chez ce sujet âgé. Dans le cas d'école où un traitement hypocholestérolémiant s'imposerait alors, celui-ci devrait faire appel à des produits intervenant directement sur le métabolisme du cholestérol et être lâche sur le régime.

Notre mangeur français semble une abstraction impossible. Difficilement perçue, cette silhouette fuyante est d'une grande hétérogénéité génétique et présente un profil très variable selon son âge ; sur cette multitude de facettes la médecine tente de coller un visage sans expression... À ces variations physiologiques multiples se juxtaposent une grande diversité de traits sociaux.

Annexe IV : Tableaux de résultat

MASSE
g par plat

		XVIIe-XVIIIe siècle	XIXe siècle	Années 30	Années 60	Années 70	Années 80
Entrée Hors-d'œuvre	n	10	2	5	7	7	9
	m	306	285	214	337	304	309
	SE	± 52	± 155	± 19	± 24	± 51	± 43
Viande	n	10	10	10	10	10	8
	m	318	328	357	411	455	438
	SE	± 34	± 40	± 46	± 60	± 60	± 59
Gibier Volaille	n	9	4	7	6	9	7
	m	364	569	449	503	462	491
	SE	± 23	± 103	± 59	± 85	± 54	± 46
Poisson	n	8	5	10	8	10	10
	m	363	390	351	411	462	494
	SE	± 52	± 72	± 44	± 28	± 47	± 55
Dessert	n	9	7	7	8	10	10
	m	234	309	336	344	244	236
	SE	± 47	± 39	± 66	± 40	± 33	± 44

LIPIDES TOTAUX
g par plat

		XVIIe-XVIIIe siècle	XIXe siècle	Années 30	Années 60	Années 70	Années 80
Potage	n	4	7	10	10	5	10
	m	23,1	14,2	17,8	23,9	40,4*†††	20,3
	SE	± 2,7	± 3,8	± 2,3	± 3,3	± 13,4	± 2,6
Entrée Hors-d'œuvre	n	10	2	5	7	7	9
	m	32,3	45,0	38,0	54,4	45,4	36,8
	SE	± 4,7	± 16,0	± 3,0	± 10,6	± 4,8	± 7,7
Viande	n	10	10	10	10	10	8
	m	31	36,2	48,5	52,5*	64,2**††	52,1*
	SE	± 5,7	± 8,2	± 8,8	± 7,9	± 8,4	± 4,7
Gibier Volaille	n	9	4	7	6	9	7
	m	36,6	61,4	69,0	73,5	57,1	77,7
	SE	± 7,1	± 19,7	± 11,8	± 8,3	± 9,9	± 4,7
Poisson	n	8	5	10	8	10	10
	m	32,3	47,2	39,4	27,3	48,8	42,6
	SE	± 7,4	± 14,6	± 7,5	± 4,6	± 7,9	± 10,2
Dessert	n	9	7	7	8	10	10
	m	25,9	45,6	16,9	29,6	26,1	29,3
	SE	± 4,7	± 10,1	± 7,1	± 4,2	± 4,7	± 7,6

*, ** : P < 0,05, 0,01, 0,001 v. XVIIe-XVIIIe siècle.
†† : P < 0,01 v. XIXe siècle.

CHOLESTÉROL TOTAL
mg par plat

		XVIIe-XVIIIe siècle	XIXe siècle	Années 30	Années 60	Années 70	Années 80
Potage	n	4	7	10	10	5	10
	m	289	124	97	223	281	213
	SE	± 88	± 42	± 20	± 46	± 153	± 51
Entrée Hors-d'œuvre	n	10	2	5	7	7	9
	m	336	376	251	221	465	200
	SE	± 87	± 51	± 32	± 63	± 109	± 57
Viande	n	10	10	10	10	10	8
	m	188	155	234	250†	291*††	308*††
	SE	± 17	± 12	± 34	± 42	± 23	± 2,4
Gibier Volaille	n	9	4	7	6	9	7
	m	165	249	285	228	215	275
	SE	± 31	± 57	± 55	± 58	± 50	± 26
Poisson	n	8	5	10	8	10	10
	m	236	188	230	315	299	262
	SE	± 21	± 21	± 36	± 52	± 38	± 26
Dessert	n	9	7	7	8	10	10
	m	258	398	124	294	296	323
	SE	± 37	± 68	± 63	± 56	± 53	± 116

* : $P < 0{,}05$ v. XVIIe-XVIIIe siècle.
†, †† : $P < 0{,}05$, 0,01 v. XIXe siècle.

NOMBRE DE CALORIES
par plat

		XVIIe-XVIIIe siècle	XIXe siècle	Années 30	Années 60	Années 70	Années 80
Potage	n	4	7	10	10	5	10
	m	424	314	319	389	610	346
	SE	± 45	± 52	± 46	± 61	± 206	± 41
Entrée Hors-d'œuvre	n	10	2	5	7	7	9
	m	495	666	544	733	585	473
	SE	± 58	± 221	± 37	± 128	± 68	± 91
Viande	n	10	10	10	10	10	8
	m	509	557	668*	765*	879**††	767*
	SE	± 64	± 89	± 91	± 79	± 99	± 84
Gibier Volaille	n	9	4	7	6	9	7
	m	578	963	984	1 044	915	1 092
	SE	± 80	± 158	± 165	± 108	± 170	± 158
Poisson	n	8	5	10	8	10	10
	m	520	678	624	522	756	661
	SE	± 72	± 147	± 95	± 70	± 76	± 106
Dessert	n	9	7	7	8	10	10
	m	482††	899**	448††	685	566††	499††
	SE	± 55	± 173	± 85	± 82	± 58	± 82

*, ** : P < 0,05, 0,01, 0,001 v. XVIIe-XVIIIe siècle.
†, †† : P < 0,01 v. XIXe siècle.

ACIDES GRAS SATURÉS
g par plat

		XVIIe-XVIIIe siècle	XIXe siècle	Années 30	Années 60	Années 70	Années 80
Potage	n	4	7	10	10	5	10
	m	9,0	5,4	8,1	11,5	9,9	10,6
	SE	± 1,4	± 1,7	± 1,4	± 2,0	± 2,8	± 1,5
Entrée Hors-d'œuvre	n	10	2	5	7	7	9
	m	16,8	24,5	20,9	19,2	21,1	314,1
	SE	± 2,5	± 9,5	± 2,2	± 4,7	± 3,1	± 2,9
Viande	n	10	10	10	10	10	8
	m	14,2	14,7	22,7	25,8*†	30,8*** †††	24,6*
	SE	± 2,4	± 3,0	± 4,2	± 4,2	± 3,7	± 2,4
Gibier Volaille	n	9	4	7	6	9	7
	m	15,8	20,9	31,8	31,3	28,1	26,2
	SE	± 5,3	± 5,6	± 8,0	± 3,9	± 5,0	± 4,3
Poisson	n	8	5	10	8	10	10
	m	12,8	13,6	17,1	14,9	20,3	19,2
	SE	± 2,3	± 2,7	± 4,0	± 2,8	± 4,9	± 4,1
Dessert	n	9	7	7	8	10	10
	m	10,0	24,4	8,8	15,1	12,3	15,2
	SE	± 2,4	± 5,8	± 3,6	± 2,4	± 2,6	± 4,1

*, *** : P < 0,05, 0,01, 0,001 v. XVIIe-XVIIIe siècle.
††, ††† : P < 0,05, 0,001 v. XIXe siècle.

MENUS

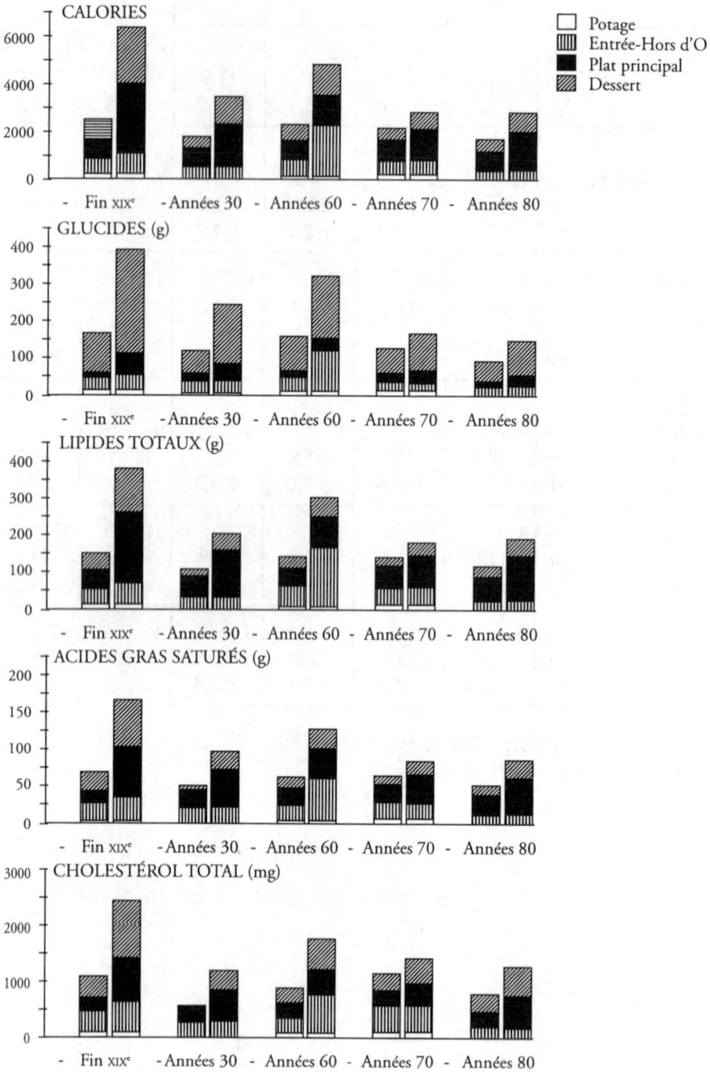
CALORIES
6000
4000
2000
0
- Fin XIXe - Années 30 - Années 60 - Années 70 - Années 80
Potage
Entrée-Hors d'O
Plat principal
Dessert
GLUCIDES (g)
400
300
200
100
0
- Fin XIXe - Années 30 - Années 60 - Années 70 - Années 80
LIPIDES TOTAUX (g)
400
300
200
100
0
- Fin XIXe - Années 30 - Années 60 - Années 70 - Années 80
ACIDES GRAS SATURÉS (g)
200
150
100
50
0
- Fin XIXe - Années 30 - Années 60 - Années 70 - Années 80
CHOLESTÉROL TOTAL (mg)
3000
2000
1000
0
- Fin XIXe - Années 30 - Années 60 - Années 70 - Années 80

RÉGIME DE L'ATHEROMATEUX SELON LOEPER ET GOURAUD

d'après Marcel Lablé « régimes alimentaires » 1910

	CONSEILLÉ	À ÉVITER
LAIT	0,5 à 1 litre	laitages et laits fermentés acides (yoghourt, kefu)
ŒUFS	1 à 2 par jour	
VÉGÉTAUX	pommes de terre, riz, céréales, farine, pain, pâtes alimentaires, cerises, pommes, poires, prunes	légumes verts, oseille, épinards, choux, fraises, figues, épices, fruits acides, citrons, oranges
VIANDES	1 fois par jour seulement en petite quantité : – viandes blanches ou rouges – poissons – volaille	gibier, viandes noires, viandes faisandées, conserves, charcuterie, viandes et poissons fumés, bouillons, extrait de viande, viscères, ris, foie, rognon, cervelle
DIVERS	saler modérément : 5 à 6 g/j. boissons abondantes principalement en dehors des repas : – eau d'Évian – eau de Thonon – eau de la Chateline vin, bière ou cidre en petite quantité	éviter les eaux calcaires : – eau de Vanne – eau de Saint-Galmier – eau de Pougues

STRUCTURE DES MENUS PRÉSENTÉS

	Potages	Entrées ou Hors-d'Œuvres	Plats Principaux				Desserts	Vins	Foie Gras	Salade	Fromage	Champagne	Liqueurs
	nombre	*nombre*	*nombre*	*% viande*	*% gibier ou volaille*	*% poisson*	*nombre*	*nombre*	*fréquence*	*fréquence*	*fréquence*	*fréquence*	*fréquence*
Années 1890 n = 8 menus	0,75 ± 0,31	1,38 ± 0,38	3,88 ± 0,40	41,5 ± 4,0	40,6 ± 5,3	17,9 ± 4,2	2,63 ± 0,53	2,8 ± 0,8	1/8	5/8	4/8	5/6	5/6
Années 1930 n = 13 menus	0,23 ± 0,12	0,92 ± 0,18	2,31 ± 0,24	25,6 ± 9,4	31,4 ± 6,4	42,9 ± 4,2	2,62 ± 0,33	1,6 ± 0,3	0/13	5/13	5/13	6/9	4/7
Années 1960 n = 14 menus	0,36 ± 0,20	2,86 ± 0,88	1,71 ± 0,13	36,1 ± 7,4	26,7 ± 9,4	37,1 ± 5,8	1,86 ± 0,23	1,9 ± 0,1	1/14	8/14	14/14	5/10	4/8
Années 1970 n = 18 menus	0,33 ± 0,11	1,00 ± 0	1,50 ± 0,12	36,5 ± 8,3	27,4 ± 5,2	36,1 ± 3,5	1,39 ± 0,12	2,0 ± 0	0/18	9/18	18/18	8/8	8/8
Années 1980 n = 39 menus	0,026 ± 0,026	0,80 ± 0,09	2,03 ± 0,15	27,2 ± 4,3	24,0 ± 3,8	48,8 ± 3,0	1,70 ± 0,14	1,9 ± 0,1	14/39	4/39	32/39	7/7	5/7

Recommandations diététiques de l'European Arteriosclerosis Society (1994). Régime de l'athéromateux

	Aliments conseillés	Aliments à utiliser avec modération	Aliments à éviter
Céréales	Pain complet céréales « complets » porridge, céréales, pâtes, pain grillé, pain azyme, riz		Croissants, bioches
Produits laitiers	Lait écrémé, fromages maigres « cottage » allégés frais, yaourts allégés blancs d'œuf ou substituts d'œuf	Lait demi-écrémé, fromages pauvres en graisses ou à taux réduit : Brie, camembert, Gouda, Édam, feta, ricotta yaourt à faible teneur en graisses; deux œufs entiers par semaine	Lait entier, lait condensé, crème, imitation de lait, fromages entiers riches en graisses ou yaourts entiers
Soupes	Consommés soupes de légumes		Soupes épaisses, crèmes
Poissons	Blancs et gras (grillés, pochés, fumés) ; éviter la peua (surtout les sardines et petite friture)	Poissons grillés	Œufs de poisson, poissons frits dans des corps gras inadaptés
Coquillages	Huîtres, coquilles Saint Jacques	Moules, langoustes, scampi	Crevettes, calmars
Viandes	Dinde, poulet, veau gibier, lapin, gigot	Bœuf maigre, jambon, bacon, mouton (1 à 2 fois par semaine) saucisse de veau ou de poulet, foie (2 fois/mois)	Canard, oie, viande grasse, saucisse, saucisson, pâtes, peau des volailles
Graisses		Polyinsaturées : tournesol, maïs, noix, monoinsaturées : huile d'olive, margarines allégées (non hydrogénées) issues de ces huiles en particulier les margarines à tartiner allégées	Beurre, saindoux, lard, sauces grasses, arachide, margarine grasse, graisses hydrogénées
Fruis et légumes	Tous les légumes frais ou surgelés avec surtout : haricots verts et secs, lentilles poix. Maïs. Pommes de terre bouillies ou avec la peau. Tous les fruits frais ou secs. Fruits en conserve (non sucrés)	Pommes de terres frites ou grillées dans des huiles conseillées	Pommes de terre grillées ou frites, légumes ou riz frits dans des corps gras non conseillés. Chips ou frites au four. Légumes en conserve salés
Desserts	Sorbet, Jellies, pudding avec du lait écrémé, salades de fruits, meringue		Glaces, puddings, pâtes de fruit, sauces au beurre ou à la crème
Aliments cuisinés		Pâtisseries biscuits à base de margarine ou d'huile insaturées	Pâtisserie de commerce, biscuits, tartes vendues dans le commerce, pudding ou friandises
Confiserie	Nougat, bonbons, loukoums	Pâte d'amandes	Chocolat, caramels, fudge, barres de noix de coco, biscuits au beurre
Noix	Amandes, noix, noisettes	Noix du Brésil, cacahuètes, pistaches	Cajou, noix de coco, noix salées
Boissons	Thé, café filtre ou instantané, eau, boissons allégées	Alcool, chocolat allégés	Boissons chocolatées, Irish coffee, bières, café bouilli
Condiments parfums, épices	Poivre, moutarde, herbes, épices	Sauces de salade pauvre en graisses	Sel supplémentaire, sauces de salade, crème mayonnaise, crème de salade

BIBLIOGRAPHIE GÉNÉRALE

Abraham de la Framboisière N. (1969) *Les œuvres Éd. Lyon, P. Bailly.*

Adelon (1812) *Dictionnaire des Sciences médicales par une société de médecins et chirurgiens.* CLF Panckonke ed.

Ali Bab (1986) *Les Recettes culinaires françaises, les recettes de cuisine, pâtisserie, conserves des maîtres contemporains les plus réputés : cuisine régionale, cuisine étrangère.* Nouvelle édition, Paris, Flammarion.

Andral (1834) *Encyclopédie des sciences médicales.* Bruxelles.

Anonyme – *Le Ménagier de Paris.* Slatkine.

Apfelbaum M. (1992) *Vivre avec son cholestérol.* Paris, Rocher.

Apfeldorfer (1994) *Traité de l'alimentation et du corps. Flammarion.*

Apicius (1974) *L'Art culinaire.* Texte établi par Jacques André, Paris, Les Belles Lettres.

Ariès P. (1977) *L'Homme devant la mort.* Paris, Seuil, Tome 1.

Armelagos G., Farb P. (1985), *Anthropologie des coutumes alimentaires.* Paris, Denoël.

Aron J.-P. (1973) *Le Mangeur du XIXe siècle.* Paris, Laffont.

Aymard M., Grignon C., Sablan F. (1993) *Le temps de man-*

ger : alimentation, emplois du temps et rythmes sociaux. Paris, INRA, Maison des Sciences de l'Homme.

Baillet A. (1992) *La Vie de Monsieur Descartes*. Paris, La Table Ronde.

Bardinet T. (1995) *Les papyrus médicaux de l'Égypte pharaonique*. Paris, Fayard, Penser la médecine.

Bernard C. (1984) *Introduction à l'étude de la médecine expérimentale*. Paris, Flammarion, Champs 137.

Bernier J.-J., Adrian J., Vidon N. (1988) *Les Aliments dans le tube digestif*. Paris, Doin.

Bernutz *Nouveau dictionnaire de médecine et chirurgie pratique*. J.B. Baillière et Fils.

Bouchardot (1875) *La glycosurie ou diabète sucré : son traitement hygiénique*, Paris.

Bouchet E., Despes A. (1877) *Dictionnaire de médecine et de thérapeutique médicale et chirurgicale*. Librairie Germer-Baillière et Cie, Paris.

Bourre J.-M. (1991) *Les bonnes graisses*. Paris, Odile Jacob.

Braudel F. (1980) *Civilisation matérielle, économie et capitalisme XVe-XVIIIe siècles*. Paris, Armand Colin (2e édition). Vol. 1 : *Les Structures du quotidien*. Vol. 2 : *Les Jeux de l'échange*. Vol. 3 : *Le Temps du monde*.

Brillat-Savarin J.-A. (1982) *Physiologie du goût*. Paris, Flammarion, Champs 109.

Casanova di Seingalt G. G. (1993) *Histoire de ma vie*. Éd. Francis Lacassin, Paris, Laffont, Bouquins.

Chaunu P. (1978) *La mort à Paris : XVIe, XVIIe, XVIIIe siècles*. Paris, Fayard, Nouvelles études historiques.

Courtine R. J. (1976) *Balzac à table*. Paris, Laffont.

Darmon P. (1981) *Le Mythe de la procréation à l'âge baroque*. Paris, Seuil, Points Histoire 48.

Delort R. (1982) *La Vie au Moyen Âge*. Paris, Seuil, Points Histoire 62.

Demois R. (1983) *Aliment et cuisine*. N° spécial de *La Revue*

du XVIIIe siècle. Paris, Société française d'étude du XVIIIe siècle, Garnier.
Descartes R. (1937) *Œuvres et lettres ; Discours de la méthode*. Paris, Gallimard, Bibliothèque de la Pléiade.
– (1953), *Œuvres et lettres*. Textes présentés par André Bridoux, Paris, Gallimard, La Pléiade.

Éliade M. (1988) *Le sacré et le profane*. Paris, Gallimard, Folio Essais 82.
Elias N. (1989) *La civilisation des mœurs*. Traduit de l'allemand par Pierre Kamnitzer, Paris, Pocket, Agora 49.
– (1990) *La Dynamique de l'Occident*. Traduit de l'allemand par Pierre Kamnitzer, Paris, Pocket, Agora 80.

Fischler C. (1990) *L'Homnivore : le goût, la cuisine et le corps*. Paris, Odile Jacob.
Flandrin J.-L. (1992) *Chronique de platine : pour une gastronomie historique*. Paris, Odile Jacob.
Forest-Divonne (de la) M., Maillard I. (1987) *Festins de France*, Herscher.

Goody J. (1984) *Cuisines, cuisine et classes*. Paris, Centre Georges Pompidou, Centre de création industrielle, Coll. Alors.
Gorny P. (1985) *Histoire illustrée de la cardiologie de la préhistoire à nos jours*. Dacosta, Histoire de la médecine.
Grmek M. D. (1995) *Histoire de la pensée médicale en Occident*. Le Seuil, vol. 1.

Hippocrate De Cos (1994) *De l'art médical*. Traduit du grec ancien par Émile Littré, éd. Danielle Gourevitch, Paris, L.G.F., Le Livre de poche 704.

Institut national de la statistique et des études économiques (1993 et 1994), Paris, *Données sociales*.

Jacotot B. (1993) *L'huile d'olive, de la gastronomie à la santé.* Artulen.

La Gourmandise : délices d'un péché (1993) sous la dir. de Catherine N'Diaye, Paris, Autrement, Mutations 140.

La Santé des Parisiens (1993), Albin Michel. 1993.

Lable M. (1986) *Régimes alimentaires*, J.B. Baillière, Palis.

Lebrun F. (1983) *Médecins, saints et sorciers aux XVIIe et XVIIIe siècles : se soigner autrefois.* Paris, Messidor-Temps actuel.

– (1983), *Se soigner autrefois.* Paris, Seuil, Points Histoire 193.

Le Long M. (1649) *Le régime de santé de l'escole de Salerme*, traduit et commenté par Michel Le Long, Docteur en Médecine. 4e édition, Paris.

Le Ménagier de Paris : traité de morale et d'économie domestique composé vers 1393 par un bourgeois de Paris (1982) Paris, Slatkine, 2 vol.

Le Nouveau Petit Robert (1993) Paris, Dictionnaires Le Robert.

Le Roy Ladurie E. (1990) *Histoire du climat depuis l'an mil.* Paris, Flammarion, 2 t., Champs 108 et 122.

Lemery N. (1750), *Pharmacopée universelle.* Paris.

– (1697), *Traité des aliments*, Paris.

Lévi-Strauss C. (1972) *Le cru et le cuit.* Paris, Plon. Fait partie de *Mythologies*, vol. 1.

Lichtenthaeler C. (1978) *Histoire de la médecine.* Paris, Fayard.

Marrou H.-I. (1985) *L'Église de l'Antiquité tardive : 303-604.* Paris, Seuil, Points Histoire 81.

Mennell S. (1987) *Français et Anglais à table du Moyen Âge à nos jours.* Traduit de l'anglais par Thierry Détienne et Jeannie Cartier, Paris, Flammarion.

Meyer P. (1982) *L'Homme et le sel.* Paris, Fayard.

Molière (1994), *Le Bourgeois gentilhomme.* Paris, Bordas, Classiques Bordas.

– (1994), *Dom Juan ou le Festin de pierre*. Paris, Bordas, Classiques Bordas.
– (1994), *Le Malade imaginaire*. Paris, Bordas, Classiques Bordas.
– (1994), *Tartuffe*. Paris, Bordas, Classiques Bordas.
– (1978), *Monsieur de Pourceaugnac*. Paris, Gallimard, Folio 996.
– (1991), *Œuvres complètes*. Paris, Gallimard, La Pléiade.
Montaigne M. de (1962) *Œuvres complètes*. Paris, Gallimard, Bibliothèque de la Pléïade.
Mordacq P. (1989) *Le menu, une histoire illustrée de 1751 à nos jours*. Paris, R. Lafont.
Morin E. (1994) *Sociologie*. Nouvelle édition revue et augmentée, Paris, Seuil, Points Essais 276.
Mougeot P.B.A. (1994) *La Papille chatouilleuse : essai sur les saveurs*. Marseille, Jeanne Laffitte.
Moulin L. (1989) *Les Liturgies de la Table*. Paris, Albin Michel.

Naudin J.-B., Borrel A., Senderens A. (1991) *Proust, La cuisine retrouvée*. Paris, Chêne.
Nourritures d'enfance : souvenirs aigres-doux, sous la dir. de Claude Danziger, Paris, Autrement, Mutations 129, 1992.
Nourritures : plaisirs et angoisses de la fourchette, Paris, Autrement, Mutations H. S. 108, 1989.

Ost H. (1982) L'art et la Table, *Avanti*.

Petrone (1970) *Satiricon*. éd. Alfred Ernout, Paris, Belles Lettres.
Poulet J., Sournia J.-C., Martiny M. (1977) *Histoire de la médecine*. Paris, Sté française d'études professionnelles médicales et scientifiques, Laffont-Tehou.

Rabelais F. (1994) *Gargantua*. Éd. Gérard Defaux, Paris, L.G.F., Le Livre de poche 701.

– (1994) *Pantagruel*. Éd. Gérard Defaux, Paris, L.G.F., Le Livre de poche 700.
– (1995) *Le Tiers Livre*. Éd. Jean Céard, Paris, L.G.F., Le Livre de poche 711.
Renan E. (1887-1891) *Œuvres complètes*. Vol. 6, Histoire du peuple d'Israël, Paris, Calmann-Lévy.
Revel J.-F. (1995) *Un Festin en paroles : histoire littéraire de la sensibilité gastronomique de l'Antiquité à nos jours*. Éd. revue et argumentée, Paris, Plon.
Rey A. dir. (1992) *Le Dictionnaire historique de la langue française : mille ans de langue française*. Paris, Le Robert.
Romi (1993) *Histoire de festins insolites et de la goinfrerie*, préf. Cavanna, Artulen.
Rullière R., Heymans G., Chevalier P. (1981) *Histoire de la médecine*. Paris, Masson.

Sade (1987) *Histoire de Juliette en les Prospérité du vice*. Éd. par J.-J. Pauvert et A. Lebrun, Paris, Jean-Jacques Pauvert, Œuvres complètes 9.
Sand C. (1991) *À la table de George Sand* Paris, Flammarion.
Skrabanek P., McCormick J. (1992) *Idées fausses en médecine*, traduit de l'anglais par Yves Morin, Paris, Odile Jacob.
Snellen H.A. (1984) *History of Cardiology*. Donker Academic Publications (1984).
Société Française (1993) *Données sociales*.
Société Française (1994) *Données sociales*.
Sournia J.-C. (1986) *Histoire de l'alcoolisme*. Paris, Flammarion.

This H. (1993) *Les secrets de la casserole*. Paris, Belin.

Toussaint-Samat M. (1987) *Histoire naturelle et morale de la nourriture*. Paris, Bordas, Cultures.

Vigarello G. (1993) *Le Sain et le malsain : santé et mieux-être depuis le Moyen Âge*. Paris, Seuil, L'Univers historique.
Voltaire (1967) *Dictionnaire philosophique*. Garnier, Paris.
– (1973) *Lettres philosophiques*. Garnier, classiques Garnier.

BIBLIOGRAPHIE MÉDICALE

LIVRES ET PÉRIODIQUES

Cholestérol et prévention primaire, À qui s'adresse les régimes de prévention cardio-vasculaire, Unaformec, 1990.

Jacotot B., Le Parco J.C. (1992) *Nutrition et alimentation.*, Paris, Masson, Abrégés.

La Révolution lipidologique (1990) Projection n° 3, Édition de Santé.

Luc G., Lecerf J.M., Bard J.M. et *al.* (1991) *Cholestérol et athérosclérose.* Paris, Masson, Abrégés.

Margelisch O. (27 novembre 1992) *La Ration lipidique dans la cuisine française du XVIIe siècle à nos jours.* Thèse en Médecine, Pitié-Salpétrière.

Randoin L., Le Gallic P. (1975) *Table de composition des aliments.* J. Lanore-H. Laurens.

Soucis, Fuchman, Kraut (1979) *Food composition and nutrition tables.* Medpharm Scientific Publishers-CRC Press.

ARTICLES MÉDICAUX

Anti A. (1993) *The effect of coffee on serum lipids and its clinical considerations. Cardiovascular risks factors. 4* : 238-243.

Aratzenius et *al.* (March 28, 1985) *Leiden intervention trial – lipoproteins and the progression of coronary atherosclerosis.* N.E.J.M. 312 (13) : 805-811.

Archives of Internal Medecine (Janvier 1988), 148.

Atherosclerosis (1993) vol. 100 : 91-102.

Ayman D. (1934) *Heredity in arteriolar (essential) Hypertension.* Arch Intern Med. 53 : 792.

Barritt D.W., Jordan S.C. (1960) *Anticoagulant drugs in the treatment of pulmonary embolism : a controled trial.* Lancet ; 1 : 1309-1312.

Blankenhorn D.H., Nession S.A. et *al.* (1987) *Beneficial effects of combined colestipol niacin therapy on coronary atherosclerosis and coronary venons bypass grafts. Cholesterol Lowering Atherosclerosis Study.* JAMA. 257 : 3233-3240.

Bradford R.H, Shear J.L. et *al.* (1991) *Expanded clinical evaluation of lovastatin (Excel) study results : efficacy in modifying plasma lipoproteins and adverse event profile in 8245 patients with moderate hypercholesterolemia.* Arch. Intern. Med. 151 : 43-49.

Bright R. (1836) *Tabular view of the morbid appearances in 100 cases connected with albuminous urine.* Guy's Hospital Report. 7 : 380-400.

Bronte-Stewart B., Keys A., Brock J.-F. (1955) *Serum cholesterol diet and coronary heart disease and inter-racial survey in the Cape peninsular.* Lancet. 26 : 1103-1107.

Brown M.S., Goldstein J-L. (1986) *A receptor mediated pathway for cholesterol homeostasis*, Science, 232 : 34-47.

Bruckert E., Emmerich J. et *al.* (1994) *Influence d'une campagne sur les facteurs de risque cardio-vasculaire dans une ville française*. Revue d'Épidémiologie et de Santé Publique. 42 : 128-137.

Burr (1986) Brit. J. Nutr. 56 (1) : 81-86.

Cast *Cardiac Arrhthmia Suppression Trial Investigators. Preliminary Report : effect of encaïnide and flecaïnide on mortality in a randomized trial of arrgthmia suppression after myocardial infartion*, N.E.J.M., 1989, 10 : 406-412.

Castelli W.P. (1984) *Epidemiology of coronary heart disease.* The Framingham study, Am. J. Med. 27 : 4-12.

Castelli W.P. *Cholesterol and lipids in the risks of coronary artery disease. the Framingham heart study* – Can J. Cardiol 1988 (Suppl. A 5A – 10 A).

Charney E., Goodman H.C. et coll. *Chilhood antecedents of adult obesity. Do chubby infants become obese adults ?* N.E.J.M. 1976, 295, 6-9.

Chambless L.E. et coll. (1990) *The association of corneal arcus with coronary heart disease and cardiovascular disease mortality in the lipid research clinics mortality follow up study.* Am J. Public heath. Vol. 80 n° 10 : 1200-1204).

Clevidence R.A., Judd S.T., et *al.* (1992) *Plasmalipid and lipoprotein concentrations of men consuming a low fat, high fiber diet.* Am. J. Clin. Nutr. **55** : 689-694.

Cohen M.V. Byrne M.J. et *al.* (1991) *Montefiore Medical Center : Low rate of treatement of hypercholesterolémia by cardiologists in patients with suspected and proven coronary artery disease* Circulation ; 83 : 1294-1304.

Colloque de Tours (1979) *Discours et pratiques alimentaires à la Renaissance.* Maisonneuve et Larose.

Collins, R., Peto R. et *al.* (1990) *Blood pressure artery disease : short term reduction in blood pressure : overview of randomised trials in their epidemiological context.* Lancet 335 : 827-838.

Committee of Principal Investigators, W.H.O (1980) *Cooperative trial on primary prevention of ischaemic heart disease using clofibrate to lower serum cholesterol : mortality follow up.* Lancet 2 : 379-385.

Dacosta R., Philbert G. (1670) *Toutes les œuvres charitables de Philbert, Escuyer Docteur Régent en la Faculté de Médecine de Paris.* Pierre Le Mercier, Paris.

Dayton S., Pearce M. et *al.* (1969) *A Controlled clinical trial of a diet high in insatured fat in preventing complication of atheriosclerosis circulation.* Suppl. II, II-1, II-63.

Dehmer G.-J., Popma M.J. et *al.* (1988) *Reduction in the rate of early restenosis after coronary angioplasty by a diet supplemented with n-3 fatty acids.* N.E.J.M. 319 : 733-740.

Delambre (1868) *Dictionnaire encyclopédique des sciences médicales.* Victor Masson et fils, Paris.

Dokkum W.V., Van der Beec E.J. et *al.* (1991) *Dutch dietary guidelines ; impact on blood lipids, blood pressure, body composition and urinary mineral excretion of Dutch middle-aged men.* Eur. J. Clin. Nutr. **45** : 431-439.

Doll R., Peto R. et *al.* (1976) *Mortality in relation to smoking : 20 years observation on male british doctors* – Br Med. J. 2 : 1525-1536.

Ducimetière P., Richard J-L. (1992) *Dietary lipids and coronary heart disease : is there a French paradox ?* Nutr. Metab. Cardiovasc. Dis. 2 : 195-201

Dunnigan M.G. (1992) *Should clofibrate still be prescribed ?* Br. Med. J. 305 : 379-380.

Erb W. (1911) *Münich Med Wschr.* 2 : 2487.

Espinel C.H. (1994) *Caravagg io's, Il amore dormiente ; a sleeping cupid with juvenile rheumatoïd arthritis.* Lancet 24.12. (vol. 344) : 1750.

Ettinger et *al.* (1983) *Holiday Heart Syndrom : Alcohol associated cardiac rythm disorder.* Am Heart J. 25 : 555-562.

Every et *al.* (1993) *The association between on site cardiac catheterization facilities and the use of coronary angiography after acuite myocardial infarction.* N.E.J.M., 329 : 546-551.

Farquhar N.W., Fortmann S.P. et *al.* (1990) *Effects of community wide education on cardiovascular disease risk factors.* The Stanford Five-City Project. JAMA. 264 : 359-365.

Frick M.H., Elo O. et *al.* (1987) *Helsinki Heart Study : primary prevention trial with gemfibrozil in middle-aged med with dyslipidemia.* N.E.J.M., 317 : 1237-1245.

Fruchart J.C. (1988) *Les récepteurs des lipoprotéines plasmatiques et leur régulation.* Médecine et Science 31-39.

Fumeron F., Brigant L. et *al.* (1991) *Lowering of the HDL-2 cholesterol and LPA-1 particle levels by increasing the P/S ratio.* Am. J. Clin. Nutr. 53 : 655-659.

Genest J.J., Martin-Munley S.S. et *al.* (1992) *Familial Lipoprotein disorders in patients with premature coronary artery disease.* Circulation, 85 : 2025-2033.

Goldbourt U. et *al.* (1978) *Disappearing differences between Yemenite born and other Israeli : factor fancy.* Harfuah, 94 : 1.

Grobbee D., Rimm E.B. (1990) *Coffee, caffeine and cardiovascular disease in men* N.E.J.M. 10-11 323 (13) : 1026-1032.

Gardner C.D., Kraemer H.C. (1995) *Monounsatured versus polyinsatured dietary fat and serum lipids. A meta-analysis. Arteriosclerosis, thrombosis, and vascular biology.* 15 (11) : 1917-1927.

Guesnet P., Alessandri J-M. et *al.* (1992) *Acides gras alimentaires et lipémie chez l'homme : les équilibres à respecter* STV 2 (4) : 89-94.

Hamilton V.H., Macicot F.-É. et *al.* (1995) : *Cost effectiveness of HMG Co A reductase inhibitors to prevent coronary heart disease. Estimating the benefits of increasing HDL-C.* JAMA 273 : 1030-1038.

Harvey W. (1953) *Exercitationes duae de circulatione sanguinis ad Johannem Riolanum filium.* Traduction française in *Biologie médicale* 42.

Haskell W.L., Camargo Jr et *al.* (1984) *The effect of cessation and resumption of moderate alcohol intake on serum high density lipoprotein subfractions.* N.E.J.M. 310 : 805-810.

Hegsted et *al.* (nov. 1965) American Journal of clinical Nutrition 17 : 281-295.

Hobbs H.H., Brown M.S. et *al.* (1987) *Deletion in the gene for the low-density-lipoprotein receptor in a majority of French Canadians with familial hypercholesterolemia.* NEJM 317 : 734-737.

Hypertension Detection and Follow-up Program HDFP (1988) JAMA ; 259 : 2113-2122.

Janeway A. (1913) *A clinical study of hypertensive cardiovascular disease.* Arch. Intern. Med. Chicago. 12 : 755.

Kagan A., Yano K., Reed D.M. (1989) *Alcohol and the U-Shaped curve.* Lancet 224-225.

Kaiser (1974) *Permanente épidémiologie study for myocardial infarction.* Intern Med, 81 : 294-301.

Kannel W-B., Castell W-P., Mac Namara P. (1968) *Cigarette smoking and risk of coronary heart disease.* The Framingham study – Nat cancer Inst Mon. 28 : 9-19.

Keys A., Anderson J.-T., Grande F. (1965) *Serum cholesterol response to changes in diet. Particular satured fatty acids in the diet.* Metabolism 14 : 747-87.

Keys, A. (1970) *Seven countries – a multivariate analysis of death and coronary heart disease.* Circulation 41 (4 suppl. 1) : 186-198.

Keys, A., Kimura et *al.* (1958). *Lessons from serum cholesterol studies in Japon-Hawaï and Los Angeles.* Ann. Intern. Med. 48 (1) : 83-94.

Klatsky A.L., Armstrong M.A, Friedman G.D. (1989) *Alcool use and subsequent cerebrovascular disease hospitalization.* Stroke, 20 (6) : 741-746.

Landolfi R., Steiner M. (1984) *Ethanol raises prostacyclin in vivo and in vitro.* Blood 64 (3) : 679-682.

Lang, T., Degoulet, P. et *al.* (1987) *Relationship between alcohol consumption and hypertension prevalence and control in a French population*. J. Chron. Dis. 40 : 713-720.

Langes R.D., Criqui M.H., Reed D.M., (1992) *Honolulu Heart Program*. Circulation 85 : (3) 910-5.

Laporte R.E., Cresanta J.L., et Kuller L.H. (1980) *The relationship of alcohol consumption to atherosclerotic heart disease*. Prev. Med. 9 : 22-40.

Law M.R., Frost C-D., Wald, N.J. (1991) *By how much does dietary salt reduction lower blood pressure ?* Brit. Med. J. 302 : 815-818.

Lawer R.M. et Clarke W.R. (1990) *Use of cholesterol measurements in childhood for the prediction of adult hypercholesterolemia*. J. Am. Med Assoc. 12-19, 264 (23) : 3034-3058.

Learnez R., Barr S., Ramakrishnan R. et *al.* (1992) *Reducing total dietary fat without reducing saturated fatty acids does not significantly lower total plasma cholesterol concentration in normal males*. Am. J. Clin. Nutr. 55 : 675-681.

Lesko S.H., Rosenberg L., Shapiro S. (1993) *A case-control study of baldness in relation to myocardial infarction in men*. JAMA. 269 : 998-1003.

Lipid Research Clinics Program (1984) *The Lipid Research Clinics Coronary Primary Prevention Trial*. JAMA 1984 ; 251, 351-364.

Lopez-Miranda J., Ordioviaz J.M. et *al.* (1994) *Effect of apolipoprotein E phenotype one diet induced lowering of plasma low density lipoprotein cholesterol*. Journal of Lipid Research. 36 : 1965-1975.

Lynn L.A., Kinssinges J.F. (1992) *Coronary precautions : should caffeine be restricted in patients after myocardial infarction*. Heart and Lung – 21 (4) : 365-371 ; Jul-aug.

MacMahon S., Collins R. et *al.* (1990) *Blood pressure, stroke, and coronary artery disease. Prolonged differences in blood pressure ; prospective observational studies corrected for the regression dilution bias*. Lancet. 335 : 765-774.

Malpighi M. (1958) *De pulmonibus observationes anatomicae.*

De pulmonibus epistula altera. Traduction italienne in Milan, L. Belloni, 1958.

Marenberg R.E., Risch N. et *al. Genetic susceptibility to death from coronary heart disease in a study of twins*. N.E.J.M. (14 avr. 1994) Vol. 330 (17) : 1041.

Margetts B.M., Jackson A.A. (27 nov 93) *Interactions between people's diet and their smoking habits ;the dietary and nutritionnal survey of british adults*. NEJM 307 : 1381-1384.

Marmot M.G., Shipley M.Z., More et Thomas B.J. (1981) *Alcohol and Mortality ; a U-Shaped Curve*. Lancet. I : 580-583.

Medical Research Council Working Party (MRC), MRC trial of treatment of mild hypertension : principal results (1985) Br. Med. J. 291 : 97-104.

Medical Research Council (1992) *Principal results*. Br Med J 304 : 405-412.

Muller C., Kugelsang K. (4 juin 1994) *Take two glasses of wine and see me in the morning*. Lancet. 343 : 1428-1429.

Multicenter Diltiazem Postinfarction Trial Research Group. M.D.P.I.T *The effect of diltiazem on mortality and reinfarction after myocardial infraction*. N.E.J.M. 1988 ; 319 : 385-392.

National Heart, Lung and Blood Institute (1988) *Report of the National Cholesterol Education Program Expert lawel on detection, evaluation and treatment of High Cholesterol in Adults*. Arcl Intern Med 148 (1) : 36-69.

Ness. R.B., Harris T. et *al.* (1993) *Number of pregnancies and the subsequent risk of cardiovascular disease*. N.E.J.M., 328 : 1528-1533.

Okayama A., Ueshima J. et *al.* (1993) *Changes in total serum cholesterol and other risk factors for cardiovascular disease in Japan, 1980-1989*. Intern. J. Epidemiol. 22 (6) : 1038-1047.

Poiseuille J.-L.M. (1828) *Recherches sur la force du cœur aortique*. Thèse, Paris, Didot le Jeune.

Puchois P., Alaupovic P., Fruchart J.C. (1985) *Mise au point sur les classifications des lipoprotéines plasmatiques*. Ann. Biol. Clin 43 (6) : 831-840.

Pyorala K. (1979) *Relationship of glucose tolerance and plasma insulin to the incidence of coronary heart disease : results of two population studies in Finland*. Diabetes Care 2 : 131-141.

Pyorala K., Welborn T.A., Wearne K. (1979) *Coronary heart*. Diabetes Care 2 : 154-160.

Ravnskov V. (1992) *Cholesterol lowering trials in coronary heart disease : frequency of citation and outcome*. Br. Med. J. 305 : 15-19.

Reis G-J., Sipperly M.E. et *al.* (1989) *Randomised trial of fisch oil for prevention of restenosis after coronary angioplasty*. Lancet : 177-181.

Richard et *al.* (1989) *Who Monica Project Risk Factor*. Intern. Journal of Epidemiology, Vol. 18 n° 3 Suppl. I : 546-555. *Ecological analysis of association between mortality and major risk factors of cardiovascular disease. Monica Project*. Journal of Epidemiology, 3 : 505-516.

Riva-Rocci S. (1981) *Un nuovo sfigmomanometro*. Gazz. Med. Torino 1896 : 47.

Robertson T.L. (1977) *Epidemiologic studies of coronary heart disease and stroke in Japanese men living in Japan, Hawaï and California. Coronary heart disease risk factors in Japan and Hawaï*. Am. J. Card. 39 : 244-249.

Scandinavian Simvastatin Survival Study (1994) *Randomised trial of cholesterol lowering in 4 444 patients with coronary heart disease*. Lancet, 344 : 183-189.

Shaper A.G., Wannamethee G., Walker M., (1988) *Alcohol and mortality in British men, explaining the U-shaped curve*. Lancet I (8623) : 1267-1273.

Shepherd J., Cobbe S.M. et *al.* (1995) (étude WOSCOP)

Prevention of coronary heart disease with pravastatin in men with hypercholesterolemia. The West of Scotland Coronary Prevention Study Group. NEJM vol. 333, 1301-1307.

Small, D., Oliva, C., Terayah, A. (10 janvier 1991) *Chemistry in the kitchen, making ground meat more healthful.* NEJM vol. 324, n° 2.

Smith G.D., Pekkanen J. (1992) *Should there be a moratorium on the use of cholesterol-lowering drugs ?* Br. Med. J. 304 : 431-4.

St-Léger A.S., Cochrane A.L., Moore F. (1979) *Factors associated with cardiac mortality in developed countries with particular reference to the consumption of wine.* Lancet : 1017-1020.

Stampf M.J., Colditz G.A., Willet W.C., Speizer F.E., Hennekens C.H. (1988) *A prospection study of moderate alcohol consumption and the risk of coronary disease and stroke in women.* N.E.J.M. 319 : 267-273.

Tonsdad, S. (1994) *Responsiveness to dietary indulgence among patients with primary hypercholesterolemia.* Nutr. Metab. Cardiovasc. Dis. 4 : 159-162.

Tosteson Anna A. et *al. Circulation*, 1997, 95 : 24-30.

Tosteson Anna N.A., Milton C., Weinstein M., Hunink G.M., Murray A. Mitteleman, Lawrence W., Goldman A., Goldman P. (1997) *Cost-effectiveness of population wide educational approaches to reduce serum cholesterol levels.* Circulation **95** : 24-30.

Trevisan M., Krogh. V. et *al.* (1990) *Consumption of olive oil, butter, and vegetable oils and coronary heart disease risk factors.* JAMA vol. 263 n° 5. Feb. 2 : 688-692.

Vallin J. et Meslé F. Causes de décès en France de 1925 à 1978, Travaux et document, N° 115, PUF.

Van Dusseelorp M., Smits P. et *al.* (1989). *Effect of decafeinated versus regular coffee on blood pressure, hypertension.* 14 : 563-9.

Vol S., Doctoriarena A. et *al. Comportements alimentaires*

des adultes en France. Données épidémiologiques (27 juin 1992) La presse Médicale 21, n° 24 : 1105-1110.

Walker A. (1980) *The epidemiology of ischaemic heart disease in the different ethnic population in Johannesburg*. South Africa Medical J. 57 : 748-752.

Waller (1887) *A Demonstration in man of electro motive changes accompanying the heart beat*, Londres, Journal of Physiology.

Warshafsky S., Kamer M.S., Sivak, S.L. (1993) *Effect of garlic on total serum cholesterol*. Ann. Intern. Med., 119 (7) : 599-605.

Western Electric Study (Jan. 8, 1981) *Diet, serum Cholesterol, and death from coronary heart disease*. N.E.J.M., vol. 304 n° 2 : 65-70.

Witteman J.C.M., Willett, W.C. et *al.* (1989) : *A prospective study of nutritional factors and hypertension among U.S. women*. Circulation 80 : 1320-1327.

World Heath Organisation Committee of Principal Investigators *A cooperative trial in the primary prevention of ischaemic heart disease using clofibrate*. Heart J., 1978, 40, 1069-1118.

World Heath Organisation. Committee of Principal Investigators, *A cooperative trial on primary prevention of ischaemic heart disease using clofibrate to lower serum cholesterol ; Mortality follow-up*. Lancet, 1980, 2, 375-380).

OUVRAGE RÉALISÉ
PAR L'INSTITUT SYNTHÉLABO
POUR LE PROGRÈS DE LA CONNAISSANCE
REPRODUIT ET ACHEVÉ D'IMPRIMER EN
JANVIER MIL NEUF CENT QUATRE-VINGT DIX-HUIT
PAR L'IMPRIMERIE «LA SOURCE D'OR» 63200 MARSAT
POUR LE COMPTE
DES EMPÊCHEURS DE PENSER EN ROND

Premier tirage : 7 000 exemplaires

DÉPÔT LÉGAL
1ère ÉDITION : JANVIER 1998

(Imprimé en France)